BORDERLINE
EIN JAHR MIT OHNE LOLA

Für meine beste Freundin

Agneta Melzer

BORDERLINE
EIN JAHR MIT OHNE LOLA

Die Geschichte einer
besonderen Freundschaft

SCHWARZKOPF & SCHWARZKOPF

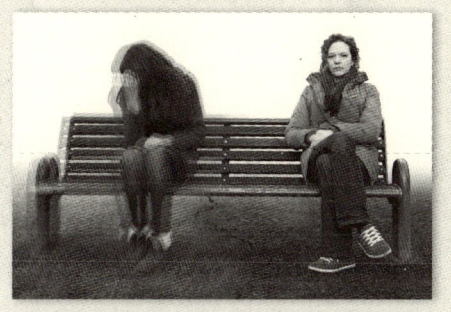

VORWORT

Die ist doch nicht wirklich krank, sondern will sich nur in den Mittelpunkt stellen.« – »Ihm fehlt doch gar nichts, der ist bloß faul und undiszipliniert.« – »Mir geht es auch nicht immer gut, trotzdem lasse ich mich nicht so gehen.« – »Früher gab es so etwas nicht!«

Über die Borderline-Persönlichkeitsstörung, auch emotional instabile Persönlichkeitsstörung genannt, gibt es viele Vorurteile. Wenige kennen sich damit aus, aber eine Meinung ist trotzdem schnell parat. Wer offen zu seiner Krankheit steht, sieht sich oft dem Unverständnis seiner Mitmenschen ausgesetzt. Es wird pauschalisiert, und ehe man sich versieht, werden Betroffene mit psychisch Kranken wie Amy Winehouse oder Kurt Cobain, die vielleicht unter ganz anderen Störungen litten, in einen Topf geworfen. Freunde, Familienmitglieder oder Arbeitskollegen denken dagegen oft, dass die Erkrankten übertreiben oder sich auf ihren Problemen ausruhen möchten. Denn schließlich hat man in seinem Bekanntenkreis doch keine »Verrückten«!

Da die Borderline-Persönlichkeitsstörung eine komplizierte Diagnose ist, können sich viele Menschen weniger darunter vorstellen als unter anderen psychischen Krankheiten. Man hat eine Idee davon, dass Depressive extrem niedergeschlagen sind. Dass Burn-out-Patienten ausgebrannt sind. Oder was es mit Magersucht auf sich hat. Aber Borderliner? Sind das nicht die, die sich die Arme aufritzen? Und Drogen nehmen? Die stammen doch aus völlig kaputten Verhältnissen, oder?

Kurz gesagt: Was genau es mit der Krankheit auf sich hat, wissen die wenigsten. »Borderline-Störungen gelten als seelisches Grenzgebiet zwischen Psychose, Neurose und Persönlichkeitsstörung. Eine allseits anerkannte Definition ist schwierig«, heißt es auf der Website *www.psychosoziale-gesundheit.net*. Und genauso wenig wie eine eindeutige Definition gibt es eine vollständige Liste der typischen Symptome. Zu den Letzteren gehören häufig, aber auf keinen Fall immer, Impulsivität und Instabilität in der Beziehung zu anderen Menschen und zu sich selbst, starke Stimmungsschwankungen, selbstzerstörerisches Verhalten und ein Hang zu Drogen. Das klingt nach einem Teenager in der schlimmsten Pubertätsphase – und ein bisschen fühlen sich viele Borderliner auch so. Ihre Emotionen können denen von »gesunden« Menschen zwar ähnlich sein, sind aber um ein Vielfaches verstärkt. Viele schwanken zwischen extremer Fröhlichkeit und Traurigkeit, sind außergewöhnlich sensibel. Natürlich erlebt fast jeder Mensch im Laufe seines Lebens Phasen mit starken Stimmungsschwankungen, aber für Borderliner ist das der anstrengende Normalfall.

Schätzungen, wie viele Menschen in Deutschland von der Borderline-Persönlichkeitsstörung betroffen sind, schwanken stark. Manche Studien kommen auf unter zwei, andere auf über zehn Prozent. Das liegt zum einen daran, dass längst nicht jede erkrankte Person therapeutisch behandelt und somit erfasst wird, zum anderen daran, dass es bei psychischen Krankheiten, gerade wenn sie derart schwer zu definieren sind, auch Fehldiagnosen und unvollständige Diagnosen gibt. Nicht selten haben die Betroffenen etwa zusätzlich noch ADHS (das Aufmerksamkeitsdefizits-Hyperaktivitäts-Syndrom) oder eine Depression, was eine schnelle Diagnose oder Behandlung verhindern oder erschweren kann.

Auch bei meiner besten Freundin Lola war die Diagnose lange nicht vollständig. Sie war zwar schon mit 15 Jahren zum ersten Mal wegen Depressionen in Behandlung, aber diese Diagnose passte längst nicht immer zu ihrem Verhalten. Hüpft eine Frau mit Depressionen ausgelassen auf Partys umher und verdreht dabei allen Männern den Kopf? Schwer vorstellbar. Bevor sie die Diagnose »Borderline« bekam, erwischten ich und ihre anderen Freunde uns immer wieder bei dem Gedanken: »Sie ist zwar in Therapie, aber allzu schlecht kann es ihr nicht gehen.« Und automatisch wunderten wir uns: »Heute feiert sie, als gäbe es kein

Morgen, und morgen wird sie sich wieder nicht bei mir melden. Geht es ihr wirklich schlecht? Oder hat sie schlicht vergessen, dass wir verabredet waren?«

Nein. Lola vergisst so etwas nicht. Heute weiß ich, dass sie manchmal einfach nicht anders kann. Auf Partys mag ihr fröhliches Ich die Oberhand haben, aber wenn sie zu Hause ist, tritt die depressive Seite umso heftiger zutage. Und dann kostet es sie zu viel Kraft, ans Telefon zu gehen. Oder auch nur eine SMS zu beantworten.

1

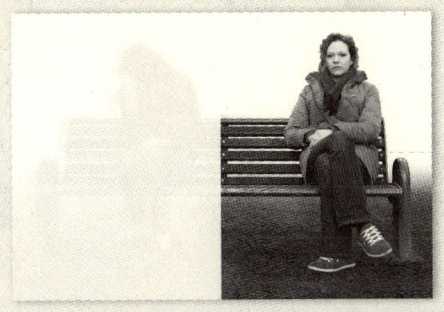

DIESMAL NICHT

Sie kam nicht. Sie ging auch nicht an ihr Handy. Das war nichts Ungewöhnliches, aber diesmal wurde es mir zu viel. Immer auf Lola zu warten. Immer für sie da zu sein – und sie dann nicht erreichen zu können, wenn ich selbst einmal etwas auf dem Herzen hatte. Denn Lola ging nur selten ans Telefon. Nicht, weil ich ihr nicht wichtig war, sondern weil sie nicht konnte – das wusste ich. Normalerweise reichte mir dieses Wissen, um ihr nicht böse zu sein. Diesmal nicht. Denn Lola hatte mich in den vergangenen Monaten bereits mehrmals auf die Probe gestellt. Indem sie mich morgens um fünf anrief zum Beispiel, sodass ich senkrecht im Bett stand vor Schreck – dabei wollte sie mir überhaupt nicht mitteilen, dass sie gerade im Begriff war, vom Dach zu springen, sondern lediglich, dass sie sich mit ihrem Exfreund gestritten hatte. Ein anderes Mal hatte sie schlicht vergessen, sich zu melden, während ich fürchtete, dass sie sich etwas angetan haben könnte. Ich schwankte bei Lola immer zwischen Ärger über ihre Unzuverlässigkeit und Sorge, dass es ihr nicht gut ging.

In diesem Moment überwog der Ärger. Wir wollten eigentlich bei mir zu Hause gemütlich Kaffee trinken, und nun wartete ich bereits seit einer Stunde darauf, dass es an der Tür klingelte.

»Mein Kaffee wird kalt. Und ich muss in einer Stunde schon wieder los. Hab ich nicht auch ein Recht darauf, dass meine beste Freundin sich ab und zu mal an Verabredungen hält?«

»Natürlich hast du das! Aber du musst damit zurechtkommen. Du bist stärker als sie, das weißt du. Sei ihr nicht böse, sie braucht dich doch.«

»Musst du sie eigentlich immer verteidigen?«

Jetzt war ich auch noch sauer auf Nils. Mein Freund war ein wundervoller Mann, ich hatte wirklich Glück mit ihm. Aber wenn es um Lola ging, stand er immer auf der falschen Seite, fand ich. Die beiden waren sozusagen Seelenverwandte. Eigentlich schön, wenn sich die beste Freundin so gut mit dem Freund versteht, aber manchmal auch unerträglich – zum Beispiel dann, wenn ich gerade seine Unterstützung brauchte.

»Ich verteidige sie doch gar nicht.« Nils schaute hilflos drein.

»Ich sage doch nicht, dass sie im Recht ist, sondern nur, dass sie es bestimmt nicht mit Absicht getan hat.«

»Das ist mir verdammt noch mal klar! Ich habe aber manchmal keine Lust mehr, mit so einer Psychotussi befreundet zu sein! Wer macht schon etwas Ätzendes mit Absicht? Du machst ja auch immer alles aus Versehen, keiner hat an irgendetwas Schuld, und ich bin mal wieder die Dumme!«

Ich nahm meinen Kaffee und flüchtete aus dem Wohnzimmer in die Küche. Ich war ungerecht, das wusste ich. Nils musste es oft ausbaden, wenn ich auf Lola sauer war. Das lag in der Natur der Sache: Einem psychisch kranken Menschen zu sagen, dass er gerade furchtbar nervt, kostet ziemliche Überwindung, und so suchte ich mir ein anderes Ventil für meinen Ärger. Zwar bin ich eigentlich eine Freundin offener Worte – aber bei Lola eben immer im Schongang.

Leider war ich in letzter Zeit häufiger sauer auf sie. Das war bis vor einigen Monaten nicht so gewesen, obwohl Lola schon lange psychische Probleme hatte. Eigentlich schon immer. Behauptete sie zumindest. Der erste Schultag beispielsweise, für mich damals ein Freudenfest – endlich war ich groß –, war schlimm für sie gewesen, einige größere Kinder hatten sie in die Toilette gesperrt. An schöne Ereignisse in ihrer Schulzeit erinnerte sie sich nicht, obwohl es die sicherlich gegeben hatte.

Als Teenie, mit 15, ging Lola zum ersten Mal zum Psychologen. Diagnose: Depression. Damals waren wir noch gar nicht miteinander befreundet, ich kannte sie nur als das Mädchen vom Tennistraining. Eins der coolen Mädchen, die rauchten und sich nicht unbedingt mit mir – zweifelhafte Outfits, missglückte Lockenfrisur – beschäftigen wollten. Wir wohnten zwar nicht weit voneinander entfernt, lebten aber in verschiedenen Welten.

Als ich meine Haare in den Griff bekam, meinen Kleidungs-stil änderte und anfing, auf Partys zu gehen, freundeten wir uns an. Von psychischen Problemen war gar keine Rede, es gab ja auch viel Wichtigeres zu besprechen: Jungs zum Beispiel, den neuesten Klatsch und die Frage, was eigentlich nach dem Abi kommen sollte.

Ich war mir da sehr sicher: Ich wollte Journalistin werden. Lola hingegen hatte keine Ahnung. Sie wollte sich gern mit Sprache be-fassen, das wusste sie, aber ein Beruf war das ja noch lange nicht. Irgendwann schrieb sie sich in Hamburg für Germanistik ein. Ein großer Fehler. Denn sie fand sich an der unübersichtlichen und vor allem anonymen Universität nicht zurecht. Nach dem zweiten Semester hatte sie ihren ersten richtigen Zusammenbruch. Lola ging wochenlang nicht mehr aus dem Haus, lag im Bett und starrte die Decke an. Sie war komplett abgetaucht, keiner konnte sie mehr erreichen – mit Ausnahme ihrer Mutter und mir. Wir hatten ein Zeichen vereinbart: einmal auf dem Handy anklingeln, dann noch einmal auf dem Festnetz anrufen. Dadurch wusste Lola auch ohne Rufnummernübertragung, wer am Telefon war, und raffte sich auf, den Hörer abzunehmen oder zumindest zurückzurufen.

*

Zurückrufen war das Stichwort. Einmal mehr schaute ich auf mein Handy, obwohl ich genau wusste, dass dort kein Anruf in Abwesenheit aufblinken würde. Ich trank meinen Kaffee und wurde immer wütender.

Damals, bei ihrem ersten Zusammenbruch, hatte sich Lola Antidepressiva verschreiben lassen und die Uni, das Fach und vor allem die Stadt gewechselt. Geisteswissenschaften an einer Massenuni zu studieren war keine gute Idee gewesen. Für jemanden wie sie waren verschulte Fächer mit kleinen Jahrgängen und festen Zeitplänen einfach besser. Also landete sie in Berlin – in einer Kleinstadt zu wohnen kam für sie nicht infrage –, studierte aber Europäische Medienwissenschaften an der übersichtlichen Fachhochschule Potsdam. Entsprechend ging es ihr wieder viel besser. Lola schrieb gute Noten, schaffte ihren Abschluss in Regelstudienzeit. Die Bachelorarbeit gab sie zwar in letzter Minute ab, aber pünktlich. Alles schien seinen Gang zu nehmen. Auch die Antidepressiva setzte sie wieder ab.

Doch nach der Abschlussprüfung im Sommer passierte nichts. Gar nichts. Keine Bewerbung, keine Weiterbildung, kein Master. Nicht einmal ein popeliger 400-Euro-Job oder ein Praktikum, um ein wenig »in die Arbeitswelt hineinzuschnuppern«, wie es so schön heißt. Lola war 26, hatte keine Berufserfahrung vorzuweisen und »nur« einen Bachelor. Sie hätte mit voller Kraft loslegen müssen, aber sie tat es nicht. Bis in den Herbst hinein.

Dass das ein Problem war, merkte sie zwar selbst, und sie versuchte auch zunächst, mit Aktionismus gegen die kommende Depression anzugehen. Meldete sich bei ihrer Psychologin, ließ sich wieder Medikamente verschreiben, suchte nach Jobs. Aber ohne Erfolg: Sie schickte die Bewerbungen nicht ab und verfiel schließlich in völlige Apathie.

Abgesehen von einem Aushilfsjob bei ihrem Vater in der Firma hatte Lola noch nie in ihrem Leben gearbeitet. Und sie hatte offenbar auch nicht vor, jetzt damit zu beginnen. Stattdessen: jedes Wochenende Partys, Alkohol, Flirts. Mit ihren langen braunen Haaren, ihren noch viel längeren Beinen und ihrer beachtlichen Oberweite war Lola ein Männermagnet. Ich versuchte, mich herauszuhalten, denn so hatte unsere Freundschaft bisher immer gut funktioniert. Wer Lola zu häufig oder zu energisch mit »Du musst«-Sätzen kam, der konnte damit rechnen, dass sie bald nicht mehr ans Telefon ging. Nicht aus Trotz, sondern weil sie wusste, dass die anderen recht hatten – und damit nicht umgehen konnte. Die Vorwürfe stressten sie, aber sie war nicht in der Lage, etwas zu ändern.

Ich nahm Lola so, wie sie war, und verurteilte weder die Männergeschichten noch ihre vermeintliche Faulheit. Erstere fand ich sogar sehr unterhaltsam, wenn auch nicht in jedem Fall nachahmenswert. Und was die Faulheit betraf, wusste ich, dass es ihr selbst in Wirklichkeit am schlechtesten damit ging. Es war ja nicht so, dass sie nicht arbeiten wollte. Ihr war immer wichtig gewesen, eine unabhängige Frau zu sein, sie war so erzogen worden und bestand darauf. Als Hausfrau an der Seite eines berufstätigen Mannes konnte man sie sich beim besten Willen nicht vorstellen.

Doch all das in der Theorie zu wissen, war eine Sache. Dabei zuzusehen, wie meine beste Freundin seit einem halben Jahr absolut nichts Sinnvolles mehr auf die Reihe bekam, eine andere. Es kam der Winter, es kam der Frühling, nichts. Ich begann, mir ernsthafte Sorgen zu machen. Ich war immer ein sehr zielstrebiger Mensch gewesen, hatte neben meinem Studium gearbeitet und Praktika gemacht, war im Ausland gewesen, wusste, was ich wollte – ich war also in dieser Hinsicht das ziemliche Gegenteil von Lola. Ihre Lethargie machte mir zu schaffen, obwohl ich mir die ganze Zeit gebetsmühlenartig vorhielt: »Die Frau ist krank, sie kann nicht anders.« Rational konnte ich das zwar zur Kenntnis nehmen, aber auf der emotionalen Ebene wurde ich immer unruhiger. Ich fing an, mich zu fragen, wie sie überhaupt jemals einen Job finden sollte, mit dieser stetig wachsenden Lücke im Lebenslauf. Welcher Arbeitgeber würde sich darüber schon freuen? Und, schlimmer noch: War sie überhaupt fähig, einen richtigen, stressigen Vollzeitjob zu beginnen? Immerhin waren viele psychisch Kranke dauerhaft arbeitsunfähig und lebten von Hartz IV – dass es ihr auch so gehen könnte, wollte ich mir lieber gar nicht ausmalen. Arbeitslos zu sein würde sie erst recht fertigmachen, denn die einzigen Phasen, in denen Lola bisher immer stabil gewesen war, waren die, in denen sie eine feste Aufgabe und einen geregelten Tagesablauf hatte.

*

Ich schaute auf die Uhr. Anderthalb Stunden war sie nun schon zu spät und immer noch gab es kein Lebenszeichen. Meinen Kaffee hatte ich ausgetrunken. Um irgendetwas zu tun, fing ich an, das Wohnzimmer aufzuräumen, doch wirklich ablenken konnte mich das nicht. Ich ärgerte mich über mich selbst und darüber, dass ich es nicht mehr schaffte, mich aus Lolas Schwierigkeiten herauszuhalten.

Es hatte damit angefangen, dass ich ihr drei Monate zuvor, im Winter, wider besseres Wissen bei einigen Bewerbungsschreiben geholfen hatte. Einen ganzen Nachmittag hatten wir damit verbracht, passende Unternehmen zu finden, auch das Anschreiben hatten wir zusammen formuliert. Das war äußerst dumm von mir gewesen. Denn als Lola die Bewerbungen wieder einmal nicht abschickte, wurde ich wütend. Hatte ich am Wochenende nichts Besseres zu tun, als Bewerbungen für die Mülltonne zu schreiben? Ich versuchte, meinen Ärger zu verbergen, denn ich wollte Lola, die ein furchtbar schlechtes Gewissen hatte, nicht noch unglücklicher machen.

Einen Monat später tauchte sie komplett unter und reagierte so lange nicht auf meine Kontaktversuche, dass ich es mit der Angst zu tun bekam. Was, wenn sie doch auf die Idee gekommen war, sich etwas anzutun? Eigentlich konnte ich mir das beim besten Willen nicht vorstellen, aber andererseits: Wenn jemand so etwas wirklich vorhat, setzt er seine Umgebung doch nicht davon in Kenntnis. Ich war hin- und hergerissen. Ich wollte nicht überängstlich sein, aber der Gedanke ließ mich nicht los. Schließlich stellte ich ihr per SMS ein Ultimatum: Wenn sie sich nicht sofort zurückmeldete, würde ich persönlich bei ihren Eltern vorbeifahren, bei denen sie gerade zu Besuch war. Als sie trotzdem nichts von sich hören ließ, rief ich in meiner Verzweiflung meine Eltern an, die nur einen Katzensprung entfernt wohnten. Sie liefen sofort los und klingelten bei Lola. Diese öffnete die Tür und grinste, als wäre nichts passiert. Wie begeistert meine Eltern waren, kann man sich denken.

In ihrer Ratlosigkeit hatten Lolas Eltern und ihre Psychologin schon mal einen Klinikaufenthalt in Betracht gezogen. Als sie mir das erzählte, war ich geschockt. Lola war doch nicht verrückt, sie musste einfach nur aus dieser Phase herauskommen! Ich hatte eigentlich gehofft, dass ihr neuer Freund ihr dabei helfen würde. Seit sie ihn kennengelernt hatte, schwärmte sie von morgens bis abends von ihm, dem gut aussehenden Brasilianer João. Das Äußere war Lola bei Männern immer sehr wichtig und João kam tatsächlich wie ein Model daher.

Seine Familie lebte in San Francisco, aber er war für ein paar Monate nach Deutschland gekommen. Einfach so. Er liebte es, um die Welt zu reisen und mal hier, mal da zu arbeiten. Als Projektmanager im Bereich Catering fand er immer schnell Jobs.

Dass João Lola aus der Depression helfen könnte, war leider ein typischer Denkfehler von jemandem, der so eine Krankheit noch nie hatte. Statt aktiver zu werden und Bewerbungen zu schreiben, wurde Lolas Verhalten immer widersprüchlicher. Ihre glückliche Verliebtheit stand in krassem Widerspruch zu der Trägheit, die sie in allen anderen Bereichen ihres Lebens an den Tag legte. Es war, als würde sie die Bodenhaftung verlieren, seit sie João kannte. Auf den ersten Blick konnte man zwar denken, es ginge ihr besser, aber auf den zweiten wirkte sie wie ein unreifer, verknallter Teenager. Sie sprach von nichts und niemand anderem als von ihm, aber die Frage, wann sie seinen durchtrainierten Oberkörper wiedersehen würde, half nun mal nicht bei der Jobsuche.

*

Inzwischen hatte ich die komplette Wohnung aufgeräumt und konnte mich kaum noch beherrschen. Dieses Mal konnte ich nicht einfach tun, als wäre nichts geschehen. Lola hatte mich noch nie komplett versetzt. Ohne SMS, ohne irgendwas. Normalerweise kam wenigstens im Laufe der nächsten Stunde eine Entschuldigungsnachricht, diesmal nicht.

Ich verstand es nicht. So benahm sich Lola oft bei anderen, aber nicht bei mir. War ich jetzt nicht mehr die Ausnahme? Oder war vielleicht doch etwas Schlimmes passiert? Erst neulich hatte sie erzählt, sie hätte auf dem Balkon gesessen und mit dem Gedanken gespielt, herunterzuspringen, sich dann aber dagegen entschieden. Als wäre es eine lustige Anekdote. »Das wäre ja auch schön doof von mir«, hatte sie gesagt, »ich glaube nämlich nicht an ein Leben nach dem Tod.«

Meine Sorge wurde größer. Sie wäre nicht die erste depressive Person, die sich etwas angetan hätte. Und hinterher würden alle ihre Freunde dasitzen und sich fragen, ob sie nicht irgendwas hätten tun können, um es zu verhindern ... War das jetzt übertrieben? Wurde ich langsam paranoid? Ich tippte wütend eine SMS:

Sag mal, spinnst du? Ist es jetzt schon zu viel für dich, mir abzusagen, oder was?

Und wartete.

Ups, hab verschlafen, sorry.

Eine Antwort, immerhin. Allerdings erst am nächsten Morgen. Verschlafen? Von vier Uhr nachmittags bis elf Uhr morgens?

Na klasse. Und ich mach mir Sorgen! Ganz ehrlich, ich hab keine Lust mehr auf deine Unzuverlässigkeit. Wie soll man denn so mit dir befreundet sein?

Mein Handy blieb wieder stumm. Keine SMS. Aber einen Tag später kam eine Facebook-Nachricht:

Du hast ja recht und ich schäme mich in Grund und Boden. Ich denke, es bringt wohl nichts, dir zu sagen, dass ich anrufen wollte und dann einfach eingeschlafen bin, weil ich völlig hinüber war von Freitagabend. Auch wenn das die Wahrheit ist, ist es natürlich bescheuert von mir. Es tut mir unglaublich leid, ich fühl mich ganz fürchterlich schlecht, weil es ja jetzt schon das zweite Mal in kurzer Zeit ist, dass ich mich so blöd verhalte. Ich hoffe, dass du nicht mehr allzu böse bist und meine Entschuldigung akzeptieren kannst. Ich will dich nicht verlieren durch mein Verhalten.

Die doofe Lola

PS: Sehen wir uns Montag?

Sehen wir uns am Montag? Ganz so einfach war das nicht. Lola hatte meinen Geduldsvorrat aufgebraucht. Wenn man permanent Verständnis dafür haben muss, dass jemand aufgrund einer psychischen Krankheit nicht für einen da sein kann, wird man dünnhäutig. Und dazu, dass dieser Jemand nun glaubte, sich einfach ins Bett legen und schlafen zu können, während wir eigentlich verabredet waren, fiel mir nichts mehr ein. Ich hatte keine Lust und keine Kraft mehr. Mir wurde klar, wie einseitig unsere Freundschaft mittlerweile war. Wollte ich das noch? Nahm Lola die Situation überhaupt noch ernst? Und mich und meine Gefühle? Da saß ich nun seit Monaten und hatte in regelmäßigen Abständen panische Angst um sie – und alles, was sie machte, war »Äh, sorry« zu schreiben. Langsam wurde mir das zu nervenaufreibend. Ich wollte, dass es aufhörte. Frustriert klickte ich auf »Antworten«.

Mein Montag ist mittlerweile verplant. Ehrlich gesagt muss ich mich aber auch erst mal von deiner Aktion erholen. Du hast dich entschuldigt, auch wortreich, aber das hätte einfach nicht schon wieder passieren dürfen. Da bin ich schon, um mal das blöde Wort zu gebrauchen, enttäuscht. In meiner Rechnung war das auch bereits die dritte Aktion in kurzer Zeit. Dir scheint nicht ganz klar zu sein, dass man sich bei dir immer gleich Sorgen macht, ob etwas Ernstes passiert ist.

Du kannst jetzt nichts Weiteres mehr dazu sagen, das ist mir klar, aber ich bräuchte irgendein Zeichen, um zu sehen, dass du dieses Mal auch wirklich begriffen hast, dass das so nicht geht.

Wenn Lola ein schlechtes Gewissen hatte, war ihre Lösung häufig, sich tot zu stellen. Daher: keine Reaktion auf meine Facebook-Nachricht. Den ganzen Tag nicht. Und am nächsten Tag. Lola antwortete einfach nicht.

Was mache ich denn jetzt? Sie wird sich doch niemals von selbst bei mir melden!

Vielleicht doch. Warte doch noch ein bisschen ab.

Ach, sei doch nicht so naiv! Wir wissen beide ganz genau, dass sie das nicht tun wird.

Ich saß auf der Arbeit und konnte mich nicht konzentrieren, also schrieb ich ratlose SMS an Nils. Seine ebenso ratlosen Antworten brachten mich auf die Palme. Konnte er nicht zur Abwechslung mal etwas Hilfreiches sagen?

Na, entweder du wartest, oder du schreibst ihr noch mal. Das sind die beiden Möglichkeiten. Du musst dich schon entscheiden!, lautete seine nächste Nachricht.

Das stimmte, machte die Sache aber auch nicht einfacher. Vielmehr hörte es sich nach Pest und Cholera an. Ich fand kein bisschen, dass ich mich melden musste, jeder anderen Freundin hätte ich ab diesem Punkt nicht mehr geantwortet. Aber Lola war eben nicht wie jede andere Freundin, und Warten ist nicht meine Stärke. Nach einigem Zögern schrieb ich ihr schließlich doch eine neue Nachricht:

Lass uns mal telefonieren, dieses Hin-und-her-Geschreibe bringt ja nichts.

Okay, wie wäre es denn mit Donnerstag?

Immerhin, eine Antwort. Ich schöpfte Hoffnung. *Da kann ich nicht. Ich kann Mittwoch und Montag nächste Woche anbieten, aber Donnerstag geht nicht.*

Keine Reaktion. Ich rief sie an. Schrieb eine SMS. Nichts. Keine Antwort mehr.

Lola war abgetaucht.

2

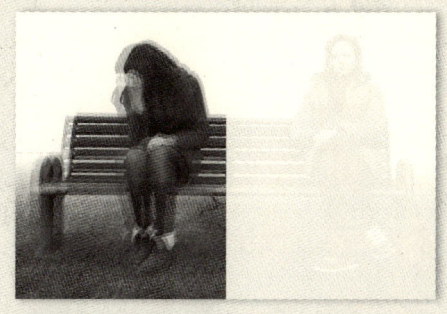

NUR EIN ANRUF

Das war der Zeitpunkt, an dem mir ganz tief in der hintersten Ecke meines Bewusstseins klar wurde, dass nun endgültig nichts mehr ging. Leider aber auch nur dort. Agneta war immer die gewesen, bei der ich mich melden konnte, auch wenn es mir noch so schlecht ging. Während meiner großen Depression vor ein paar Jahren, kurz bevor ich mein Germanistik-Studium abgebrochen hatte, war ich wochenlang nicht aus dem Bett gekommen. Nur mit meiner Mitbewohnerin und meinen Eltern hatte ich Kontakt gehabt – und mit Agneta. Wir hatten ein Klingelzeichen vereinbart, und wenn sie angerufen hatte, war ich mit letzter Kraft ans Telefon gegangen.

Agneta war die Einzige, die mir nie etwas vorwarf, die niemals sauer oder enttäuscht war. Wir stritten uns nie. Sie war die Einzige, bei der ich bis dahin das Gefühl gehabt hatte, alles richtig zu machen. Klar, in letzter Zeit war manches nicht ideal gelaufen. Beispielsweise, als ihre Eltern bei mir geklingelt hatten, um zu schauen, ob ich noch lebte. Die ganze Situation war mir so unangenehm gewesen! Ich hatte mich natürlich sofort bei Agneta gemeldet und sie beruhigt. Was für ein Glück, dass sie nicht nachtragend war!

Und nun hatte ich sie versetzt. Ihre wütende SMS machte mich hilflos. Ich wusste nicht, was ich antworten sollte. Das Einzige, was ich denken konnte, war: ›Jetzt habe ich auch bei Agneta versagt.‹

In gewisser Weise hatte ich tatsächlich verschlafen. Aber nicht so, wie gesunde Menschen verschlafen. Man konnte sich meinen Zustand eher wie ein tranceartiges Dahindämmern vorstellen. Ich nannte es den »komatösen Vermeidungsschlaf«. Dabei war ich weder wach noch vollkommen weggetreten. SMS-Geräusche oder Telefonklingeln kamen zwar in einem Teil meines Gehirns an, hatten aber keine Auswirkung. Wie ein Wecker, den man in einen Traum einbaut und der diffus stört, ohne dass man begreift, dass man aufstehen muss. Genau wie damals, als ich

Agnetas Anrufe ignoriert hatte, bis ihre Eltern vor der Tür standen.

Jetzt, einige Wochen später, lag ich im Bett und dachte: ›Ich muss aufstehen. Ich muss mich mit Agneta treffen, wir sind zum Kaffee verabredet.‹ Aber ich konnte nicht. Ich konnte einfach nicht. Ich hatte eine riesengroße Sperre im Kopf. Als ich ihr schließlich mit letzter Kraft antwortete, dass ich verschlafen hätte, war ich sogar stolz auf mich, weil ich es geschafft hatte, eine SMS zu schreiben. Und dann schrieb sie eine weitere wütende Nachricht. Das war furchtbar schlimm, aber zugleich verstand ich es nicht. Ich bekam keinen richtigen Zugang zu der Situation. Was genau war denn jetzt so dramatisch? Wieso machten sich die Leute dauernd Sorgen um mich? Verschlafen hatte ich doch schon häufiger, und auch, dass ich mich manchmal nicht meldete, war nichts Neues. Wieso taten denn jetzt plötzlich alle so, als wäre das schlimm?

Das Problem war, dass ich nicht mitbekam, dass ich immer weiter in eine Parallelwelt abdriftete. Und die hieß João. Als ich ihn vor ein paar Monaten um fünf Uhr morgens in einer Bar getroffen und um eine Zigarette angeschnorrt hatte, war ich am Ende: Ich merkte gerade, wie die Depression über mir zusammenschlug, und hatte ihr nichts entgegenzusetzen.

Es war anders als bei meinem schlimmen depressiven Schub fünf Jahre zuvor. Damals hatte ich eine alles verschlingende Hilflosigkeit in mir gespürt, doch dieses Mal fühlte es sich eher an wie eine große Welle der Panik. Denn zusätzlich zum Selbsthass und zu der Kraftlosigkeit kam die verzweifelte Frage: Was soll aus mir werden? Mein Studium hatte ich im Sommer beendet, bis dahin war alles gut gewesen. Gut allerdings nur, soweit mir das möglich war. Ich hatte nicht das Gefühl, irgendetwas Brauchbares gelernt zu haben, fit für die Berufswelt zu sein. Außerdem hatte ich nie die Kraft gehabt, mir einen Nebenjob zu suchen oder wenigstens ein Praktikum zu machen. Und was ich mit meinem Studienabschluss anfangen wollte, war mir sowieso nicht klar. Europäische Medienwissenschaften – ja und? Das war noch lange kein Beruf.

Entsprechend groß war das Loch, in das ich nach der Bachelorarbeit fiel. Noch mal etwas Neues zu beginnen, kam nicht infrage; weder wollte ich das, noch hätten meine Eltern es bezahlen mögen. Aber Bewerbungen zu schreiben, zu Vorstellungsgesprächen zu gehen und dann zu arbeiten, das entzog sich meiner Vorstellungskraft. Wo sollte ich mich denn bewerben? Bis dato hatte ich diese Fragen verdrängt oder war über vage Überlegungen nicht hinausgekommen. PR würde mir Spaß machen, denn das hatte mit Klatsch und Tratsch zu tun, wie ich dachte. Allerdings auch damit, auf wildfremde, erwachsene Menschen zuzugehen, zu networken, im Zweifel sogar Neukunden an Land zu ziehen. Erwachsene! Worüber sollte man denn mit denen sprechen? Wie sollte ich kleine Lola denen etwas verkaufen?

Natürlich war mir klar, dass das albern klang für eine 26-Jährige – immerhin galt jemand in meinem Alter gemeinhin als erwachsen. Ich aber fühlte mich gar nicht so. Zwischen mir und den »echten« Erwachsenen, da lagen doch Welten.

Und dann das Formulieren von Bewerbungen. Darin hatte man zu verkünden, dass man unfassbar toll und ideal geeignet sei, genau diesen Job zu übernehmen. Ich war aber nicht geeignet. Nicht einmal gekellnert hatte ich während des Studiums. Jeder, der meinen Lebenslauf las, würde sofort erkennen, dass ich gar keine Erfahrung hatte. Also machte es keinen Sinn, die Bewerbungen überhaupt abzuschicken.

Dass das ein Teufelskreis war, lag auf der Hand. Die Panik wurde immer größer. Würde ich ein Sozialfall werden, wie ich es mit 16 Jahren in einem selbstgehässigen Brief an mein älteres Ich vorausgesagt hatte? *Du Versagerin*, hatte ich damals geschrieben, *du kannst doch ohnehin nichts, kein Wunder, dass du nicht im Leben klarkommst. Wahrscheinlich bleibst du immer arbeitslos und wohnst in Wilhelmsburg im Plattenbau.*

Diese Gedanken gingen mir nicht mehr aus dem Kopf, wenn ich nachts im Bett lag und nicht einschlafen konnte. Aber sie feuerten mich nicht an, am nächsten Tag umso eifriger nach freien Stellen zu suchen, wie es vielleicht bei gesunden Menschen der Fall gewesen wäre. Sie lähmten mich. Es gab keine Stelle für mich, also musste ich auch gar nicht erst danach fahnden. Drei Monate vergingen so, es wurde immer schlimmer. Und dann kam der Winter – die Jahreszeit, in der meine Depression besonders deutlich zutage trat.

In diese verzweifelte Stimmung war João hineingeplatzt, mitten im düstersten November, um fünf Uhr morgens. Volle, dunkle Locken, lässige Lederjacke. Er hatte mich mit seinen dunkelbraunen Augen angesehen, gelächelt und mir eine Zigarette gegeben. Wir waren sofort unzertrennlich. Er fand mich so heiß und so großartig. Ich sagte ihm nicht, dass ich depressiv war, und er hielt mich für die selbstbewusste, vor Lebenslust sprühende Frau, die ich in seiner Gegenwart auch war. Ich verliebte mich sofort. Nicht nur, aber auch wegen des Bildes, das er von mir hatte. Bei ihm konnte ich so tun, als wäre alles gut, als wäre ich gesund, mutig und stark – während gleichzeitig mein richtiges Leben den Bach runterging. Ich schrieb weiterhin keine Bewerbungen und ab dem neuen Jahr zahlten mir meine Eltern nichts mehr außer meiner Miete, sodass mein Konto immer leerer wurde. Ich meldete mich immer seltener bei meinen Freunden. Ich trank zu viel.

Doch ich hatte meine Parallelwelt und in der war ich die heiße Freundin vom noch heißeren João. Einem Brasilianer! Der in San Francisco aufgewachsen war! Ich fand das exotisch und aufregend. Nachts hatten wir die ganze Zeit Sex, tagsüber sprachen wir stundenlang darüber, wie toll wir einander fanden – bis er schließlich, im März, nach San Francisco zurückging. Seitdem führten wir sehnsüchtige Telefonate, die meist ausschließlich davon handelten, wie sehr wir uns vermissten. Nicht sehr tiefsinnig, aber das war egal. Ich hatte das Gefühl, dass wir innerlich miteinander verbunden waren, dass er mich ohne Worte verstand, auf eine Weise, die mir neu war. »Du hast einen genauso großen, tiefen See aus Traurigkeit in dir wie ich«, flüsterte ich ihm einmal ins Ohr, und er war beeindruckt. Und so war es auch.

Als er ging, hörte ich auf, mit meiner Psychologin zu sprechen. Ihr waren meine Männergeschichten schon immer suspekt gewesen und von ihren Bedenken und Mahnungen wollte ich nichts mehr hören. Im Übrigen hatte ich nicht den Eindruck, dass mich die Sitzungen weiterbrachten. Ich war bereits seit Jahren bei ihr und besser ging es mir nicht. Eigentlich hatte ich mir nur deshalb keinen neuen Therapeuten gesucht, weil ich keine Lust hatte, meine Lebensgeschichte noch einmal von vorn zu erzählen.

Eine Woche nach Joãos Rückflug setzte ich sogar meine Antidepressiva ab. Eine Nebenwirkung der Tabletten war, dass ich beim Sex weniger spürte, und das wollte ich nicht, denn ich hatte vor, João nach San Francisco hinterherzureisen. Dort, so nahm ich an, würden wir aus dem Bett gar nicht mehr herauskommen.

Die meisten hielten meine Idee, nach San Francisco zu gehen, für mehr oder weniger bekloppt. Besonders meine Freundin Lina war überhaupt nicht angetan. Ich nahm an, dass sie eifersüchtig war. Agneta hingegen fand den San-Francisco-Plan gut. Sie meinte schlicht, dass ich es immer bereuen würde, wenn ich hierbliebe. Auch da nahm sie mich so, wie ich war.

Und jetzt war sie ernsthaft sauer auf mich. Schrieb, ich hätte ihr Vertrauen erschüttert und sie bräuchte Abstand. Ein gesunder Mensch würde vielleicht sagen: »Für mich brach eine Welt zusammen.« Aber so war es nicht, dazu war ich bereits zu sehr mit meinem Paralleluniversum verwachsen. Und in diesem Universum konnte ich mir nicht nur ausmalen, wie schön es mit João in San Francisco werden würde, sondern ich hatte auch bereits mit Agneta gesprochen und sie war gar nicht mehr böse auf mich. In meinen Gedanken hatte sich schon alles auf wunderbare Weise geklärt. Das hört sich nach einem naiven Tagtraum an und so ähnlich war es auch, aber viel intensiver. Zwischen der Realität und meiner Traumwelt zu unterscheiden wurde immer schwerer für mich.

Andererseits war ich zwar krank, aber nicht verrückt. Ein Teil meines Hirns wusste ganz genau, dass nichts geklärt war. Und dass ich Agneta unbedingt eine SMS schicken musste, um mich mit ihr zu einem Telefontermin zu verabreden. Sie war doch auf mich zugekommen, ich musste ihr nur antworten! Ich musste doch nur das Handy nehmen, einschalten und 160 Zeichen tippen …

Aber das konnte ich nicht, denn in der unerträglichen Realität hatte mich die Depression inzwischen so sehr überrollt, dass ich nicht mehr handlungsfähig war. Mein Handy war grundsätzlich auf lautlos gestellt, ein Festnetztelefon hatte ich nicht. Mich bei Anrufen in Abwesenheit zurückzumelden, schaffte ich nur bei meiner Mutter. Ich lag auf dem Bett, rauchte und schlief meinen komatösen Vermeidungsschlaf. Ich konnte kaum klare Gedanken fassen. Selbst auf die Toilette zu gehen war ein Akt, ich raffte mich erst auf, wenn ich mir schon fast in die Hose machte. Einkaufen war noch anstrengender. Wenn ich Hunger hatte, stand ich in der Küche und überlegte krampfhaft, wie ich aus den vereinzelten Resten eine Mahlzeit zustande bringen sollte. Immerhin war ich dadurch schön schlank geworden, das würde João bestimmt gefallen, wenn ich erst in San Francisco war.

So verging erst eine Woche, dann zwei, dann vier, dann sechs. Während des ganzen Frühlings sprach ich nur mit wenigen anderen Menschen. Ich wohnte zwar in einer WG, aber meine Mitbewohnerin ließ mich so weit wie möglich in Ruhe. Sie wusste nicht, was sie an meiner Stimmung hätte ändern können.

Ganz anders als Lina.

Lina war die Einzige, die ich noch regelmäßig traf, aber nur, weil sie einfach keine Ruhe gab. Sie zwang mich, jeden Tag das Haus zu verlassen, weil sie hoffte, es würde mir helfen. In Wirklichkeit kostete es mich nur Kraft.

Weil sie selbst viel zu tun hatte – Lina hatte sich im Gegensatz zu mir zu einem Masterstudium entschieden und jobbte auch noch nebenher – begann ich, ihr Leben mitzuleben. Ich holte sie von ihrer Uni ab und ging mit ihr in die Mensa, aber nicht, weil ich wollte, sondern eher, weil sie für mich in gewisser Weise eine Autoritätsperson geworden war. Es fühlte sich an, als wäre sie meine Mutter, und daher benahm ich mich wie ein bockiger Teenager, nur viel schlimmer.

»Sag mal Lola, wie stellst du dir das eigentlich vor mit San Francisco?«

»Das wird super. Wenn João und ich erst mal miteinander im Bett liegen …«

»Ja, aber du kannst nicht den ganzen Tag Sex haben.«

»Warum denn nicht?«

»Weil du arbeiten musst? Um Geld zu verdienen?«

»Ach, das wird sich schon zeigen.«

»Aber zumindest er muss doch arbeiten …«

»Wo wir gerade von Geld reden. Ich müsste Zigaretten kaufen gehen. Kommst du mit? Schau mal, der Typ neben dem Automaten, der sieht ganz schön fertig aus …«

Ich redete meistens über irgendeinen Quatsch. Bloß nichts Ernstes. Wenn Lina darauf bestand, mit mir über meine Probleme zu sprechen, sagte ich: »Nerv mich nicht.« Auch über meinen akuten Geldmangel wollte ich nicht reden – dabei hätte ich dringend etwas dagegen tun müssen, schließlich war ein Flug nach San Francisco teuer. Doch woher das Geld dafür kommen sollte, damit wollte ich mich nicht beschäftigen.

Auf Agneta sprach Lina mich ebenfalls dauernd an – meine Reaktion war jedes Mal: »Ich möchte nicht darüber sprechen.«

»Du erzählst gar nicht mehr von ihr.«

»…«

»Wieso willst du mir denn nicht sagen, was passiert ist?«

»Lina …«

»Du erzählst mir doch sonst immer alles. Habt ihr euch gestritten?«

»Ich will wirklich nicht darüber reden. Wirklich nicht!«

Ich wollte nicht nur nicht darüber reden, ich konnte auch nicht. Ich hatte Angst, mir einzugestehen, dass ich gerade meine wichtigste Freundschaft gegen die Wand fuhr – und fast genauso viel Angst vor der Reaktion der anderen. Ich dachte: ›Wenn ich zugebe, dass ich jetzt sogar bei Agneta verkackt habe, gehen bei Lina oder meiner Mutter endgültig die Alarmglocken an.‹

Meine Mutter war inzwischen sowieso verrückt vor Sorge. Sie rief ununterbrochen an und hin und wieder riss ich mich zusammen und rief zurück. Wie ich es schaffte, zumindest für sie noch dieses Restchen Kraft aufzubringen, wusste ich nicht. Vermutlich überwog auch hier die Angst – meine Eltern überlegten ernsthaft, ob sie kommen und mich nach Hamburg holen sollten. Hätte ich von dem Vorfall mit Agneta erzählt – sie hätten mich sofort ins Auto gesteckt und nach Hause gebracht.

Wahrscheinlich wäre das sogar das Beste gewesen. Jedenfalls besser als Linas gut gemeinter, aber schädlicher Aktionismus. Nur: Hätte ich aufgegeben und wäre ich freiwillig zu meinen Eltern gegangen, wäre meine ganze USA-João-Traumblase zerplatzt. Das konnte ich nicht zulassen.

Also lag ich von morgens bis abends, tagein, tagaus, bewegungsunfähig auf dem Bett, lief mehr oder weniger artig Lina hinterher, chattete mit João – und wusste: Ich muss Agneta schreiben. Jeden Tag. Aber jeden Tag dachte ich: ›Heute ist es besonders schlimm, heute kann ich nicht. Morgen ist ein neuer Tag, da versuche ich es.‹

Und der nächste Tag war wieder ganz genau so schlimm wie der davor.

Das ging so lange, bis sieben Wochen nach Agnetas wütender SMS mein Handy klingelte. Ein Anruf von ihr. Während ich noch überlegte, was ich tun sollte, ging das altersschwache Gerät aus.

Ärgerlich steckte ich das Ladekabel hinein und stellte das Handy wieder an – schon bekam ich eine SMS:

Jetzt drückst du mich auch noch weg? Alles klar, das ist deutlich genug.

Ich hatte sie nicht weggedrückt. Das war das Handy! Ich nahm alle Kraft zusammen, um ihr zu antworten:

Du hast total recht damit, sauer zu sein, und ich bin der blödeste Spacken der Welt, aber ich drück dich doch nicht weg!

Am nächsten Tag schrieb mir Nils eine SMS. Ob wir nicht mal telefonieren sollten. Ich war aufgeregt und hatte Angst. Nicht davor, dass Nils böse wäre, er ist nie böse. Aber davor, was er mir erzählen würde. Trotzdem stimmte ich zu und wenig später klingelte das Telefon. Ich ließ es viele Male klingeln, dann schaffte ich es, abzuheben.

»Ach Lola, nun ruf sie endlich an.« Nils versuchte, mir gut zuzureden. »Oder schreib ihr wenigstens eine Nachricht. Du weißt doch, dass Agneta nicht nachtragend ist. Sie will einfach nur mit dir sprechen. So geht das nicht weiter, ich kann das nicht mehr mit ansehen ...«

Dass sie nicht nachtragend war, wusste ich. Eigentlich. Aber ich konnte trotzdem nichts gegen meine Angst tun. Und gegen meine Kraftlosigkeit. Wie sollte ich jemanden anrufen, bei dem ich mich schon seit sieben Wochen hätte melden müssen? Denn die Hürde wurde ja nicht kleiner, sondern größer. Mit jedem Tag, der verstrich, wuchs mein Selbsthass. Ich hätte schon gestern anrufen müssen. Vorgestern. Vor einer Woche.

»Ich werde sie anrufen. Bald.«

Und dann erzählte er es.

»Lola. Du musst dich bei ihr melden. Sie ... sie hat mir einen Heiratsantrag gemacht. Ganz plötzlich.«

»Was?!«

»Sie ist mit einem gelben Jutebeutel in der Hand vor mir niedergekniet und hat mir einen Antrag gemacht.«

»Was denn für ein Jutebeutel?«

»Da waren M&M's drin, bedruckt mit ›Will you marry me?‹. Eigentlich wollte sie damit einen Kuchen backen, aber dann hat sie mir den Beutel in die Hand gedrückt. Einfach so.«

Ich konnte nicht anders, ich musste lachen. »Wieso hat sie das gemacht?«

»Ich hatte Angst, sie könnte Zweifel haben. Ich dachte, der Antrag kommt an unserem Jahrestag, aber er kam nicht. Und als ich sie gefragt habe, ob sie mich überhaupt noch heiraten will, ist sie aufgesprungen, ins Schlafzimmer gelaufen und kam mit dem Beutel wieder. Ich habe fast geweint, sie sowieso. Lola, du musst sie anrufen. Du sollst doch Trauzeugin sein!«

Agneta war verlobt! Sie hatte vor Jahren ein Schere-Stein-Papier-Spiel gegen Nils verloren, bei dem es darum ging, wer von beiden den Antrag machen sollte, wenn es so weit war. Und jetzt war es so weit! Aber ich hatte ihr nicht geholfen. Wir hatten nicht alles haarklein durchexerziert, unterschiedliche Varianten besprochen und uns Nils' Reaktion ausgemalt. Agneta hatte mich nicht direkt danach angerufen, um zu erzählen, wie es gelaufen war. Ich war einfach. Nicht. Dabei gewesen.

Das war das Allerschlimmste. Dass ich ihre Trauzeugin werden sollte, stand schon lange fest. Und nun war ich in diesem entscheidenden Moment nicht für sie da gewesen. Was für eine tolle Trauzeugin! Vielleicht würde ich nie wieder dabei sein – dieser Gedanke kam mir jetzt zum ersten Mal.

Ich musste mich bei ihr melden. Nils hatte recht, Agneta war kein nachtragender Mensch. Sie machte sich bloß Sorgen um mich.

Nur: Ich hatte keine Ahnung, was ich ihr schreiben sollte. Außer »Ich bin krank und ich habe Angst« gab es nichts zu sagen. Sie wusste schließlich, was mit mir los war, und ich auch. Ich hätte so gern eine bessere Begründung für mein Verhalten gehabt. Eine logische Erklärung, die nichts mit dieser ätzenden Krankheit zu tun hatte. Denn mit der wollte ich mich am liebsten gar nicht mehr beschäftigen.

Ich habe nicht eine Sekunde daran gezweifelt, dass Agneta mir verzeihen würde. Das Problem war ein anderes: Ich konnte mir selbst nicht verzeihen.

3

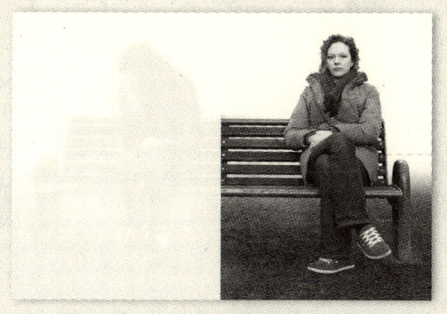

M&M'S
IM JUTEBEUTEL

Sind die Leute hier alle unter 18, oder kommt mir das nur so vor?«

»Ja, schlimm oder? Sind wir seit dem letzten Mal so viel älter geworden?«

Ein Samstagabend im Juni, mit meinen Mädels in unserem Lieblingsclub – eigentlich eine vielversprechende Konstellation. Aber Stimmung wollte trotzdem nicht so recht aufkommen. Lag es daran, dass die Frauen um uns herum alle wirkten, als wären sie zehn Jahre jünger? Oder daran, dass sie sich umgekehrt offenbar fragten, was wir alten Schachteln in ihrem Club zu suchen hatten? Jedenfalls war dies aus ihren Blicken zu lesen. Vielleicht waren wir auch bloß zu nüchtern?

Eine überschminkte Blondine mit seltsamem Glitzertop musterte uns, sah dann ihre Freundin an und verdrehte die Augen. »Sollen wir noch einen Drink holen?«, fragte ich Sanni und Luisa. Beide nickten schweigend. Also zur Bar und neues Bier bestellen. Doch auch das wollte nicht recht helfen.

Zumindest nicht bei mir. Sanni und Luisa dagegen schienen sich langsam an die Situation zu gewöhnen, jedenfalls tanzten sie gerade zu Lady Gagas *Pokerface*. Ich versuchte es ebenfalls, aber irgendwie war ich nicht bei Laune. Wenn ich gut drauf bin, tanze ich sogar auf den Tischen, aber an diesem Abend hielt ich mich stattdessen krampfhaft am Tisch fest. Was war los mit mir? Das ging so nicht weiter. Energisch nahm ich ein paar Schlucke und versuchte erneut, mich in die Musik einzufühlen.

Das blieb nicht ohne Folgen: Ein Typ – kleiner als ich, schmierige Frisur, seltsame Weste, insgesamt ziemlich unbrauchbar – wurde auf mich aufmerksam. Dazu war ich wirklich nicht in Stimmung. Ich bewegte mich ein Stückchen weg, er hinterher. Von der Tanzfläche herunter, er hinterher. Ich stieg – dann doch – auf den Bartresen, um ihm zu entkommen. Er hinterher. Mir wurde es zu viel. »Sehe ich aus, als hätte ich Lust, mit dir zu tanzen?«

»Nur ein Song?«

»Herrje. Von mir aus. Ein Song.«

Es schien das kleinere Übel zu sein. Nach dem Lied flüchtete ich vom Tresen – und fiel dabei fast auf den nächsten eigenartigen Mann. Dieser fühlte sich ebenfalls direkt angesprochen. Im Gegensatz zu dem ersten war er dummerweise wesentlich größer und breiter als ich. Als er mir, ohne ein Wort zu sagen, an den Hintern grapschte, schubste ich ihn wütend gegen die Bar. Doch statt sich zu beschweren, starrte er mich nur glasig an. Seine Augen schienen einen anderen Film zu sehen. Offenbar merkte er gar nichts mehr. Mir wurde unwohl. Was der genommen haben mochte?

Genug für einen Abend, mir reichte es. »Leute, ich glaube, das wars bei mir. Ich bin irgendwie müde.« Sanni und Luisa schauten mich erstaunt an.

»Müde? Du? Um drei Uhr? Jetzt geht es doch erst los! Du wirst tatsächlich alt!«

»Sehr witzig. Keine Ahnung, das Publikum geht mir heute auf die Nerven. Ist wohl einfach nicht mein Tag.«

Nun sahen die beiden besorgt aus. So kannten sie mich gar nicht. »Alles okay? Ist irgendwas passiert? Sollen wir vielleicht dem Türsteher Bescheid sagen, dass er den aufdringlichen Typen rauswirft?«

»Welchen der vielen? Ach, vergesst es. Ich verschwinde einfach. Habt ihr noch viel Spaß.«

Doch der seltsame Kerl, der mich angegrapscht hatte, ging mir nicht aus dem Kopf. Was, wenn er mitbekam, dass ich alleine abhaute? Also lieber nicht sofort in die Bahn, sondern noch ein bisschen auf dem Kiez bleiben. Nur so lange, bis ich sicher war, dass keiner hinter mir herlief. Vielleicht einfach eine Portion Pommes kaufen.

Ich ging die Reeperbahn hinauf zum Hamburger Berg, einer Straße mit vielen kleinen, verranzten Kaschemmen. Das war jedoch in meiner seltsamen Verfassung eine ganz dumme Idee. Der Hamburger Berg, dort war ich immer mit Lola feiern gewesen. Entsprechend wurde ihre Abwesenheit plötzlich dreimal so schmerzhaft. Hunger hatte ich jetzt auch nicht mehr. Stattdessen lief ich die Straße auf und ab in der Hoffnung, jemanden zu treffen, den ich kannte und der mich ablenken würde. Sonst ist das auf dem Hamburger Berg häufig der Fall – diesmal natürlich nicht.

Feiern ohne Lola, das fühlte sich schal an. Weil ein entscheidender Aspekt fehlte. Vermutlich fühlte ich mich deshalb schon den ganzen Abend so unwohl.

Wenn man unglücklich ist, kann eine feiernde Menschenmasse der einsamste Ort der Welt sein. Alle haben Spaß, alle sind in großen, lachenden Gruppen unterwegs. Händchenhaltende Paare, Jungs, die Mädels hinterherschauen, Mädels, die sich über die Aufmerksamkeit freuen. Freundinnen, die einander in den Arm nehmen. Nur man selbst ist nicht dabei. Ich konnte die Tränen nicht mehr zurückhalten. Mitten in der feiernden Partymenge. Schnell verkroch ich mich auf eine unbeleuchtete Treppenstufe. Dort versuchte ich, meine Gedanken zu sortieren.

Eigentlich hatte ich mich damit abgefunden, dass unsere Freundschaft zu Ende war. Lola hatte ja nicht auf meine Kontaktversuche reagiert. Was konnte ich also noch tun? Extra zu ihr nach Berlin fahren? Was, wenn sie die Tür nicht aufmachen würde?

Das Schlimmste war meine Machtlosigkeit. Da Lola einer Konfrontation derart konsequent aus dem Weg ging, hatte ich niemanden, den ich hysterisch ankreischen oder an den Schultern packen und schütteln konnte. Es machte mich verrückt. Ich fühlte mich mal hilflos, mal schlicht nervös-kribblig, mal wütend, mal traurig und mal resigniert.

Ich hatte versucht, mich gedanklich von Lola zu verabschieden. Nun merkte ich, wie schwierig das war. Ich hatte diverse gute Freunde, die mir sehr wichtig waren, darum ging es nicht. Aber Lola war etwas Besonderes. Mit Lola konnte man über wirklich jedes Thema sprechen, stundenlang, von der Überbevölkerung der Welt bis zu Sexspielzeugen, von Promiklatsch bis zum Zweiten

Weltkrieg. Sie hörte wunderbar zu. Sie beobachtete unglaublich genau. Sie merkte Dinge an mir, die ich noch nicht einmal selbst bemerkt hatte. Sie hatte eine wundervolle Art, humorvoll über ihr nicht immer lustiges Leben zu sprechen. Wenn man sie besser kennenlernte, merkte man, wie sensibel sie in Wirklichkeit war. Fast zerbrechlich. Im einen Moment konnte sie in amüsant-boshafter Weise über eine schlecht gekleidete Frau oder die ganze Welt herziehen, im nächsten war sie ein unsicheres Mädchen, das man in den Arm nehmen wollte. Sie war wie meine unglückliche zweite Hälfte. Und nun war sie weg. Das war es: Ich fühlte mich unvollständig ohne sie.

Diese Erkenntnis war zugleich schmerzhaft und erhellend. Aber praktisch gesehen brachte sie mich trotzdem nicht recht weiter. Ich wollte Lola als Freundin behalten. Weil sie mir wichtig war. Weil sie etwas Besonderes war. Weil ohne sie in meinem Leben etwas fehlte. Aber dazu musste ich ihr verzeihen. Und wie sollte ich ihr verzeihen, wenn wir uns gar nicht aussprachen? So gab sie mir ja nicht einmal die Chance dazu. Zudem war ich ja durchaus immer noch genervt von ihrem Verhalten oder eher gesagt Nichtverhalten. So genervt, dass ich am liebsten auf das Auto eingetreten hätte, das vor dem nach Urin müffelnden Hauseingang stand, in den ich mich zurückgezogen hatte. Ich hatte einfach keine Kraft mehr, ihr hinterherzurennen. Das Dumme war nur: Ich war mir sicher, dass sie sich von selbst nicht melden würde.

Vermutlich sollte ich einfach nach Hause und ins Bett gehen und nicht mehr über Lola nachdenken. Denn es gab ja ein anderes, ebenfalls wichtiges und viel schöneres Thema: Ich hatte Nils endlich einen Heiratsantrag gemacht. Wenn auch etwas anders als geplant.

Dass ich ihn machen musste und nicht er, war seit Jahren klar. Wir hatten das geklärt, wie wir es immer tun: mit Schere-Stein-Papier. So regelten wir alles in unserer Beziehung: Wer macht den Abwasch? Wer muss aufstehen und das vergessene Licht im

Wohnzimmer ausstellen? Den Antrag machen wollte keiner von uns, also hatten wir auch darum gespielt. Dummerweise hatte ich verloren, dabei gewinne ich eigentlich immer. Weil Nils fast immer Stein nimmt.

Als es nun ernst wurde, hatte ich wochenlang gegrübelt. Wie macht man einem Mann einen Heiratsantrag? Man kann sich ja schlecht mit Ring in der Hand vor ihm hinknien. Mal abgesehen davon, dass wir gar keine Verlobungsringe wollten, hätte es auch seltsam ausgesehen, einem Mann einen Ring zu überreichen. Wie denn auch? In einer Schmuckschachtel? So übertrieben und kitschig wollten wir es gar nicht haben. Aber schön und originell sollte der Antrag natürlich schon sein.

Schwierige Aufgabe. Geradezu unmöglich. Vor allem, wenn die Person fehlt, mit der man so etwas normalerweise bespricht: die beste Freundin. Natürlich, meine anderen Mädels halfen mir bei vielen Aspekten, etwa der Frage nach dem Zeitpunkt. Aber Lola kannte Nils am besten. Sie hätte bestimmt eine Idee gehabt, die romantisch, aber nicht schmalzig war.

So war ich dann umso glücklicher, als ich im Internet die Möglichkeit fand, M&M's bedrucken zu lassen. Nils' Lieblingssüßigkeit! Ich wollte sie auf einen Kuchen mit Schokoglasur kleben – originell und süß, aber auch lustig. Ich bestellte die eine Hälfte mit »Will you« und die andere Hälfte mit »marry me«, in rosa und lila. Ein deutsches »Willst Du mich heiraten« wäre mir zwar lieber gewesen, passte aber nicht auf die Schokolinsen.

Blieb nur noch eine Frage: Wann sollte ich den Kuchen überreichen? Unseren Jahrestag fand ich zu vorhersehbar. Außerdem war der schon reserviert – wir hatten nämlich beschlossen, dass wir ein Jahr später heiraten wollten, ebenfalls am Jahrestag, weil er da auf Pfingsten fiel. Wenn ich den Antrag am selben Datum machte, würde der Überraschungseffekt komplett fehlen. Also entschied ich mich für den Jahrestag unseres ersten Dates drei Wochen früher.

Damit überschätzte ich jedoch die Fähigkeiten des M&M-Versands: Der Tag nahte, doch von meiner Süßigkeiten-Lieferung weit und breit keine Spur. Also neu überlegen. Die nächste Möglichkeit schien ein Kurzurlaub zu sein, den wir für Juni geplant hatten, zwei Wochen nach dem Jahrestag. Romantisch am See den Kuchen übergeben, das hätte doch was. In der Zwischenzeit traf dankenswerterweise auch meine Lieferung ein. Ich versteckte sie in einem gelben Jutebeutel in meinem Schrank und dachte, jetzt könnte ich das Wochenende am See in Ruhe abwarten.

Eins jedoch hatte ich bei der Planung gar nicht in Betracht gezogen: dass ich Nils mit meinem Zögern total nervös machte. Womöglich hätte Lola mich darauf aufmerksam gemacht. Wenn sie da gewesen wäre. So jedoch saßen wir eines Abends zu zweit auf dem Sofa und schauten unsere Lieblingsserie *How I met your mother*. Gerade kniete Marshall, einer der Hauptcharaktere, nach vielen Jahren Beziehung vor seiner Freundin Lilly nieder. Ich dachte an nichts Böses, Nils offenbar schon.

»Hmm.«

»Was denn?«

»Naja. Unser Jahrestag ist ja jetzt vorbei.«

»Und?« Ich schaute Nils verwirrt an.

»Du hast mir gar keinen Antrag gemacht.«

»Bitte?«

»Darauf hatte ich eigentlich den ganzen Tag gewartet. Willst du mich denn überhaupt noch heiraten?«

Ich war vollkommen entgeistert. Nils war sonst immer so entspannt. In allen Lebenslagen. Er konnte doch nicht ernsthaft daran zweifeln …

Ich sprang auf und holte die M&M's. Keine Sekunde sollte Nils denken, dass ich seinetwegen gezögert hatte. Mit dem gelben Beutel in der Hand kniete ich vor ihm nieder und stellte die Frage. Dabei musste ich weinen, aber gleichzeitig auch lachen. Dieser Antrag war nun wirklich nicht feierlich. Aber wenigstens war er originell und nicht kitschig. Den Kuchen würde ich später immer noch backen können. Nils hatte ebenfalls Tränen in den Augen und sagte lachend »Ja«. Dann lagen wir uns in den Armen, er küsste mich und ich dachte nichts mehr.

Diese Geschichte hätte ich Lola gern selbst erzählt. Das hatte nun Nils übernommen. Und noch schlimmer: Selbst nachdem er versucht hatte, sie zu einem Anruf zu überreden, hatte sie sich nicht bei mir gemeldet. Obwohl sie nun wusste, dass ich verlobt war. Vor dem Gespräch der beiden hatte ich die ganze Zeit zwischen »Die kann mich mal« und »Oh je, es muss ihr wirklich richtig schlecht gehen« geschwankt – danach schlug das Pendel eindeutig in Richtung »Die kann mich mal« aus.

Aber jetzt saß ich alleine und weinend an einem Samstagabend auf einer versifften Kieztreppe herum. Und stellte fest, dass ich meine Entscheidung noch einmal überdenken musste.

Am nächsten Morgen war mir die Situation schon klarer. Ich wollte nicht auf Lola als Freundin verzichten. Sie würde sich aber von selbst nicht melden. Also musste ich noch einen Versuch starten. Und zwar einen, der zündete. Aber wie?

»Was mach ich denn nur mit ihr?«

»Musst du wissen.«

»Natürlich muss ich das wissen, wer denn sonst.« Ich starrte Nils genervt an. Wieso nur musste er immer so herumfloskeln, wenn es um ernste Themen ging?

»Jetzt mal im Ernst. Sie antwortet nicht auf SMS, sie geht nicht ans Telefon, sie schreibt nicht bei Facebook zurück. Wie soll ich sie denn erreichen?«

»Keine Ahnung.«

»Super. Du bist eine großartige Hilfe.«

»Ich habe einfach keine Idee! Woher soll ich denn wissen, wie man Lola erreichen kann?«

»Du hast es immerhin geschafft, mit ihr zu telefonieren, ich nicht.«

»Ja aber …«

»Ach, vergiss es.«

»Tut mir leid.«

»Du verstehst das Problem überhaupt nicht!«

Schon wieder wurde ich wütend auf Nils, obwohl er eigentlich nichts falsch gemacht hatte. Aber Lola war nun einmal nicht greifbar.

»Natürlich verstehe ich das Problem.« Nun wurde Nils ebenfalls wütend. »Aber ich weiß nicht, was man da machen soll. Wir haben doch schon so oft darüber geredet!«

Er hatte recht. Wir hatten schon so oft darüber geredet. Zu oft. Vielleicht sollte ich mir woanders Rat suchen. Ich griff zum Telefon.

»Luisa? Ich brauche mal dringend deine Hilfe.«

»Ah, da kann es eigentlich nur um Lola gehen.«

Ich musste lächeln. Luisa war meine langjährigste Freundin und kannte die Problematik daher sehr genau. Außerdem wusste sie, dass ich nur sehr ungern um Rat fragte. Nur dann, wenn ich nicht mehr weiterkam. Und das war nun einmal meistens bei Lola der Fall.

»Natürlich, worum denn sonst. Ich habe noch einmal über alles nachgedacht. Naja, um ehrlich zu sein, hatte ich gestern Nacht einen peinlichen Nervenzusammenbruch auf dem Kiez. Ich habe heulend auf einer Treppe gesessen. Ich hoffe bloß, dass das keiner gesehen hat.«

»Was? Oh Gott, wir hätten dich nicht allein gehen lassen sollen!«

»Ach Quatsch, ist ja nicht eure Schuld. Jedenfalls bin ich zu dem Schluss gekommen, dass ich Lola nicht als Freundin verlieren will. Und nun frage ich mich, wie um alles in der Welt ich zu ihr durchdringen soll. Wenn ich in einer SMS oder E-Mail unseren Streit erwähne – ein Streit war es ja eigentlich nicht mal – dann ist sie verschreckt und liest nicht mehr weiter.«

»Richtig. Vielleicht lässt du ihn also einfach beiseite.«

»Ich soll so tun, als wäre nichts gewesen?«

»Das könnte klappen. Einen Versuch ist es wert. Vielleicht stellst du ihr stattdessen irgendeine blöde Frage zum Thema Hochzeitsplanung?«

Das war eine gute Idee. Fragen zur Hochzeitsplanung hatte ich schließlich genug. Tausende, um ehrlich zu sein. Je mehr ich mich damit beschäftigte, desto mehr Fragen tauchten auf. Wen sollten wir einladen? Wie groß sollte die Party werden? Wo sollten wir feiern? Nicht in der Kirche, so viel stand fest – religiös waren wir beide nicht. Aber wo dann? Sollten wir einen professionellen DJ engagieren? Wie konnten wir es vermeiden, dass wohlmeinende Gäste alberne Spielchen planten oder kitschige Friedenstauben steigen ließen? Wie sexy durfte ein Brautkleid sein? Das Brautkleid. Das konnte der Aufhänger für eine Facebook-Nachricht an Lola sein.

Bei aller gewollten Oberflächlichkeit sollte die Nachricht aber zeigen, dass ich immer noch an einer Freundschaft interessiert war. Lola sollte ja schließlich den Mut fassen, mir zu antworten. Am besten wäre es, wenn ich unauffällig deutlich machte, dass ich sie natürlich trotz allem, was passiert war, zur Hochzeit einladen wollte.

Hi Lola,
sag mal, findest du es okay, ein Second-Hand-Kleid zur Hochzeit zu tragen? Ich finde die Idee eigentlich gar nicht schlecht, habe aber gehört, dass das in manchen Ländern Unglück bringt, das ist natürlich nichts für meine abergläubische Ader … Und wohin soll ich eigentlich deine Hochzeitseinladung schicken?
Greets, Agneta.

Jetzt hieß es mal wieder: warten. Zwei Tage blickte ich immer wieder in meinen Facebook-Account. Nichts. Dann jedoch fiel ich fast vom Schreibtischstuhl: Ich hatte tatsächlich eine Nachricht!

Hey,
also ich finde die Idee mit dem Secondhand-Kleid total gut.
Ich finde, das hat sogar was – dann hat das Kleid schon eine
Geschichte. Es sollte natürlich von einer Frau sein, die nicht ge-
schieden ist. Gibt es einen Markt für gebrauchte Brautkleider?
Was für eins willst du denn?

Lolagrüße

Sie hatte wirklich geantwortet. Das hatte ich gar nicht zu hoffen gewagt.

Ich war bereits so gewöhnt an ihr Schweigen, dass ich mich darauf eingestellt hatte, dass ohnehin nichts passieren würde. Nun aber: eine Antwort. Ich war so enthusiastisch, dass ich sofort zurückschrieb:

Ja, das ist natürlich die Frage – wie kriegt man raus, ob das Paar
noch glücklich ist? Meine Schwägerin hatte ein Secondhand-Kleid,
aber die wusste, dass ihre Vorbesitzerin es gar nicht getragen hatte,
weil sie Kortison nehmen musste und dann vor der Hochzeit zehn
Kilo zugenommen hat. Die Arme. Naja, immerhin lag es nicht
daran, dass die Hochzeit abgesagt wurde. Zugegebenermaßen
dachte ich auch deswegen an Second Hand, weil die Dinger neu
ganz schön teuer sind.
… und wo soll ich nun die Einladung hinschicken? Einfach an
deine Eltern? Ich habe Angst, dass sie verloren geht, wenn ich sie
in ein paar Monaten an deine temporäre San-Francisco-Adresse
schicke.

Wieder hatte ich schnell eine Antwort, diesmal sogar schon einen Tag später.

Habe gerade mal gegoogelt. Das ist wirklich krass, wie teuer Brautkleider sind. Hast du eigentlich einen Dress-Code für die Damen wie Lilly Becker? ;-)

Ja, die Einladung an meine Eltern zu schicken ist wohl das Beste. Zumal ich meine San-Francisco-Adresse noch gar nicht weiß. Ich weiß nur, dass João und ich da zusammen in einem Zimmer leben ... wie das wohl wird ... ... man weiß es nicht. Habt ihr eigentlich schon eine Location gefunden?

Ich war unendlich erleichtert. Ich hatte einen Zugang zu ihr gefunden. Natürlich war das ein äußerst oberflächlicher Dialog in Anbetracht dessen, dass wir fast drei Monate keinen Kontakt gehabt hatten, aber es war immerhin ein Dialog. Alles andere würde sich finden, da war ich mir nun ganz sicher. Gut, dass Lola ohnehin erst einmal nach San Francisco ging. So konnte ein bisschen Zeit verstreichen und in ein paar Monaten konnten wir neu anfangen.

In den kommenden Tagen schrieben wir weiter über die Hochzeit hin und her. Die Nachrichten wurden länger und entspannter, wenngleich sie auf dieser seltsamen, unverbindlichen Ebene blieben. Lola antwortete jeden Tag. Als einmal längere Zeit nichts zu hören war und ich schon wieder ein wenig nervös wurde, kam wenige Tage später eine kurze Nachricht:

Hey, wollt nur kurz Bescheid sagen, dass ich total im Umzugsstress bin. Längere Antwort also erst später ... ich dreh durch ... also, bis bald, Lola ohne Heim.

Sie sagte Bescheid, dass sie keine Zeit hatte. Sie hatte etwas gelernt.

Dachte ich. Doch das war es dann erst einmal. Die nächsten zwei Monate sollte ich nichts mehr von Lola hören. Warum? Das wusste ich nicht. War sie bereits in San Francisco? Wie lief es mit João? Keinen Schimmer.

Es war zum Wahnsinnigwerden. Als würde man bergsteigen und an einem besonders glitschigen Hang Halt suchen: Immer, wenn man gerade dachte, man hätte eine Stelle gefunden, an der man beruhigt zugreifen konnte, rutschte man doch wieder ab.

Trotzdem, der vermasselte Kiez-Abend war mir eine Lehre. Ich wollte Lola als Freundin behalten, und dafür musste ich wohl oder übel lernen, noch geduldiger zu sein. Und um ehrlich zu sein: Ich fand, das war mir verdammt noch mal zuzumuten. Ich hatte so viel Glück im Leben, bei mir lief immer alles rund. Da konnte ich auch für eine Freundin da sein, bei der die Dinge etwas anders lagen. Auch, wenn das meine ohnehin schwach ausgeprägte Geduld manchmal derart strapazierte, dass ich dachte, ich würde gleich die Wände hochlaufen.

4

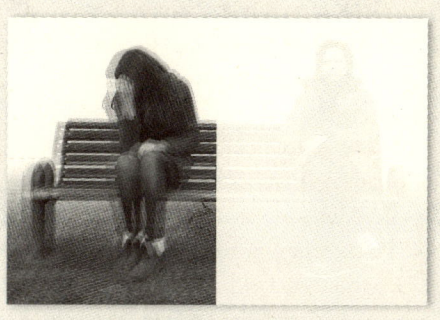

PER SMS

Ich war depressiv, ich war pleite – und nun war ich auch noch wohnungslos. Inzwischen war ich derart fest an meine Parallelwelt gekettet, dass ich tatsächlich nicht mehr zwischen Wahrheit und Fiktion unterscheiden konnte. Und so war meiner Meinung nach alles für meinen Umzug geklärt gewesen: Ich wollte meine Sachen bei Freunden unterstellen, nur die wichtigsten Dinge mit nach San Francisco nehmen. Meine Freunde würden mir beim Umzug helfen, eine Woche später ging mein Flug.

Soweit die Theorie.

Erst einen Tag vor dem Umzug bemerkte ich: Ich hatte überhaupt gar nichts geregelt. Ich hatte mit niemandem gesprochen. Ich hatte niemanden gefragt, ob ich Kartons bei ihm lagern könnte oder ob er mir beim Tragen zur Hand ginge. Ich hatte keinen Umzugswagen organisiert. Und meine Mitbewohnerin war stinksauer, weil ich nicht mit ihr besprochen hatte, wie es mit der WG weitergehen sollte.

Einen Tag vorher.

Panisch begann ich, meine Telefonkontakte durchzugehen. Wer könnte mir so kurzfristig helfen? Woher bekam man eigentlich einen Umzugswagen? Um so etwas hatte ich mich noch nie gekümmert. Wer sollte ihn fahren? Brauchte man dafür einen besonderen Führerschein? Wer hatte einen leeren Keller? Was sollte ich bloß machen?

Daniel. Mein Exfreund. Er könnte mir helfen. Wir waren freundschaftlich auseinandergegangen und verstanden uns immer noch gut.

Ich wählte seine Nummer.

»Hi Daniel, ich habe eine ganz dringende Bitte. Ich weiß gar nicht, wie ich das jetzt erklären soll.«

»Was ist denn los, Lola?«

»Ich, äh, ich muss aus meiner WG ausziehen und ich bräuchte irgendwie noch ein bisschen Hilfe?«

»Klar, ist doch kein Problem. Wann denn?«

»Morgen.«

»Morgen???«

Pause in der Leitung.

»Ich weiß, das ist etwas kurzfristig, aber …«

»Lola, ich muss morgen arbeiten. Wie stellst du dir das denn vor?«

»Daniel, bitte, ich brauche jemanden, der den Transporter fährt.«

»Oh Mann, Mädel … okay, lass uns überlegen, wie wir das hinbekommen.«

Nächstes Telefonat. Lina reagierte ebenfalls nicht begeistert. »Hättest du das nicht früher sagen können?«

»Doch. Auf jeden Fall. Aber ich habe irgendwie nicht dran gedacht.«

»Ich helf dir ja immer gern, aber morgen war ich eigentlich schon verplant. Du hättest dich wirklich eher drum kümmern müssen.«

»Weiß ich doch!«

»Naja, wir schauen mal, aber gut finde ich das nicht.«

Transporter gab es bei uns in Friedrichshain so kurzfristig natürlich auch nicht mehr. Stattdessen musste ich bis in den Wedding. Also kaufte ich ein Tagesticket – eine Monatskarte konnte ich mir schon lange nicht mehr leisten – und fuhr mit Bus und Bahn durch ganz Berlin, um den Autoschlüssel abzuholen und ihn Daniel auf die Arbeit zu bringen. Er würde den Transporter spätabends zu mir fahren. Was ich ohne ihn gemacht hätte, darüber dachte ich lieber gar nicht nach.

Nächstes Problem: Ich hatte noch gar nicht richtig gepackt. Wie eine Furie wühlte ich mich durch meine Sachen. Winterkleidung? Braucht in San Francisco doch kein Mensch, konnte ich also meiner Mitbewohnerin schenken. Der Kunstdruck, der immer an meiner Wand gehangen hatte? Wenn ich erst bei João war, wollte ich ohnehin nichts anderes als ihn anschauen. Das hässliche Sparschwein, an dem ich grundlos hing und das bisher jeden meiner Umzüge überlebt hatte? Weg damit. Die durchgelesenen Krimis, die kleine Vase, die alte Lampe? Weg, weg, weg. Fünf blaue Müllsäcke füllten sich in Windeseile. Was sollte ich denn mit all dem Zeug, wenn João und ich uns hatten? Dass ich mit jedem Stück, das ich wegwarf, auch einen Teil von mir selbst zurückließ, war mir in diesem Moment egal. Lina kam vorbei, um die Müllsäcke zum Recyclinghof zu bringen, und verschwand dann so schnell wie möglich wieder.

Am Ende waren sechs mickrige Umzugskartons alles, was ich noch besaß. Doch vor lauter Panik war mir die Tragweite meiner Wegwerfaktion gar nicht klar. Was es noch alles zu tun gab! Als Daniel kam, den kümmerlichen Stapel und meinen Gesichtsausdruck sah, spürte er, dass hier etwas ganz und gar nicht stimmte. Er nahm mich in den Arm. Wie gut das tat!

»Du weißt, dass ich immer für dich da bin, oder?«

»Ja. Danke.«

»Meld dich mal aus San Francisco. Ich würde gern hören, dass es dir dort gut geht.«

»Mach ich.«

Würde ich natürlich nicht machen. Das wusste er und meinem Unterbewusstsein war es ebenfalls klar.

»Wenn der Typ irgendwie ätzend zu dir ist ...«

»Quatsch.«

»Aber wenn ... sag mir Bescheid. Ich komm und hol dich.«

Ich spürte einen Kloß im Hals. Warum sagte er das? Wenn ich erst in San Francisco wäre, dann würde alles perfekt sein. João war perfekt. Er würde mich niemals schlecht behandeln.

»Das ist lieb von dir«, brachte ich schließlich heraus. »Ich werde dich vermissen. Aber ich komme ja wieder.«

Ich überlegte. Ich mutete Daniel schon so viel zu, konnte ich ihn um noch einen Gefallen bitten? Dann gab ich mir einen Ruck: »Sag mal ... mein Flug geht ja erst in einer Woche ...«

»Ja, du kannst bis dahin bei mir schlafen.«

»Daniel, du bist einfach großartig.«

»Das mag ja sein, aber ich hab eine Frage.«

Oh je. Was würde jetzt kommen?

»Wohin sollen wir deine Kartons denn eigentlich fahren?«

»Äh … ja … das … ist wirklich eine hervorragende Frage. Ich dachte … vielleicht Lina?«

»Das hast du auch noch nicht geklärt?«

»Nicht so richtig.« Ich sah resigniert auf den kleinen Stapel. »Eigentlich gar nicht. Ich habe mich vorhin nicht getraut, sie zu fragen. Ich rufe sie gleich mal an.«

Lina reagierte zwar genervt, ließ sich aber breitschlagen, die Kartons zu nehmen. Warum ich das nicht schon früher geklärt hatte, fragte sie nicht einmal mehr. Damit gab es nur noch eine Sache zu regeln: das Geld. Ich hatte nichts mehr auf dem Konto. Dabei hatte ich in den letzten Wochen äußerst sparsam gelebt. Ich hatte mich nur noch von Toast mit Käse und Nudeln mit Tomatensoße ernährt. Ich war zu Fuß gegangen, statt Bahn zu fahren. Manchmal eine Stunde lang. Gekauft hatte ich ohnehin nur das Nötigste.

Meine Eltern hatten vor einigen Monaten aufgehört, mir Unterhalt zu überweisen, und hatten nur noch meine Miete gezahlt. Mein Bruder und ich hatten einen Bausparvertrag, doch meinen hatte ich fast komplett geplündert. Immerhin hatte ich den Flug nach San Francisco bezahlen können. Mit einem leeren Konto würde ich in den USA allerdings nicht weit kommen – ganz abgesehen davon, dass man bei der Einreise mit einem Finanznachweis zeigen musste, dass man den Amerikanern nicht auf der Tasche liegen würde.

Schließlich überwand ich mich und fragte meine Mutter, ob sie mir 1.000 Euro leihen könnte. Wenn ich in den USA erst einen Job hätte, würde ich es auch sofort zurückzahlen. Meine Mutter fing an zu weinen und fragte nichts mehr. Ja, sie würde mir das

Geld geben, und nun wollte sie kein Wort mehr hören. Das war mir recht, denn ich wusste nicht, was ich noch sagen sollte. Ich wusste, dass sie sich vermutlich schreckliche Sorgen machte, aber das konnte ich nicht ändern.

Je näher der Tag meiner Abreise rückte, desto aufgeregter wurde ich. Schließlich war es so weit. Lina und ihr Freund Pete kamen mit mir zum Flughafen. Sie sagten wenig, aber das bemerkte ich kaum. Gleich würde ich in den Flieger steigen. Und zu João fliegen. João. Nach San Francisco. Alles würde perfekt werden, wenn ich erst mal bei ihm war. Wundervoll. Wie im Traum. Vor lauter Aufregung konnte ich Lina kaum zuhören, als sie mir noch ein paar besorgte Sätze mit auf den Weg gab. Vermutlich merkte sie das, denn ihr Tonfall wurde zunehmend genervt. Ihre Worte zogen an mir vorbei. João. Seine glatte Haut. Seine unglaublichen braunen Augen. Seine Stimme. Oh, diese Stimme! Wie er die schönsten Sätze ganz zärtlich hauchen konnte. Seine Hände. Sein Mund.

»Ihren Pass bitte.«

Ich schrak zusammen. Stimmt, ich stand vor dem Schalter und musste einchecken. Gehorsam reichte ich meinen Pass über den Tresen. João …

»Lola, ich muss dann jetzt los.«

»Was? Ja. Ach Lina.«

Ich umarmte sie. Sie fühlte sich steif an.

»Lola, du kannst mich jederzeit anrufen. Jederzeit.«

»Klar.«

»Melde dich, wenn du da bist.«

»Klar.«

Lina seufzte und wandte sich ab.

»Ich hoffe wirklich, dass das kein Fehler ist«, murmelte sie.

»Lina, er ist der Mann meines Lebens. Es wird großartig.«

»Wenn du meinst. Tschüss Lola!«

»Tschüss!«

Ich nahm mein Handgepäck und ging zum Gate. Einige Bücher hatte ich eingepackt und einen großen Block. Für Agneta. Im Flieger würde ich ganz viel Zeit haben, um ihr einen wunderbaren, langen Brief zu schreiben, der alles erklärte. Den würde ich direkt nach meiner Ankunft in den Briefkasten werfen. Sie würde verstehen. Und dann wäre alles gut, und ich könnte mit João unbeschwert San Francisco genießen.

Doch im Flugzeug konnte ich mich nicht konzentrieren. Wieder einmal brachte ich keine Zeile zu Papier. Meine Nervosität wurde immer schlimmer. Ich bekam Bauchschmerzen. Das war keine gute Aufregung mehr. Doch wie konnte das sein? Ich würde doch João wiedersehen. Alles würde toll werden.

Dass ich so schnell wie möglich einen Job finden musste, um nicht sofort wieder pleite zu sein, versuchte ich beiseitezuschieben. Dabei würde das nicht einfach werden.

Schon in Deutschland war ich nicht in der Lage gewesen, Bewerbungen zu schreiben, weil ich solche Angst vor der Reaktion der Firmen hatte. Nun würden die Vorstellungsgespräche auf Englisch sein. Ein großes Problem, da mein Englisch nicht perfekt war. Aber damit beschäftigte ich mich nicht. Wenn João und ich erst zusammen waren, dann würde sich alles andere schon finden. Ganz sicher. Schließlich waren wir füreinander bestimmt.

San Francisco kam unter dem Flugzeug in Sicht. Ich hielt es kaum noch aus. Gleich würden wir uns in den Armen liegen. In einem anderen Land, auf einem anderen Kontinent. Ich war weit weg von allen Menschen, die mir wichtig waren. Von allen bis auf einen. Aber er war der wichtigste.

Ich holte meinen Koffer und verließ das Terminal. Da stand er. Und sah perfekt aus. Wie immer. Seine dunklen Locken. Die lässige Jeans. Das weiße T-Shirt, das seine braune Haut betonte. Als er mich sah, schossen ihm vor Freude Tränen in die Augen. »Da bist du ja. Endlich.«

Ich konnte nicht antworten und nahm ihn in die Arme. Der Geruch. Wie sehr hatte ich mich danach gesehnt. Doch die Glückseligkeit, die ich erwartet hatte, wollte in mir nicht aufkommen. Lag es an den Tränen in seinen Augen? Seine starken Gefühle überforderten mich.

Er wuchtete meinen Koffer ins Auto und wir fuhren zu ihm. Der Himmel war strahlend blau. Die Stadt war genauso schön, wie ich sie mir vorgestellt hatte. Die Wolkenkratzer! Alles war so anders als im ewig dreckigen Berlin.

Wir hielten vor einem großen Holzhaus mit einer Veranda. Genau wie im Film. João wohnte in einer Art Riesen-WG mit neun Rucksackreisenden und Aussteigern, die für ein paar Monate oder länger in San Francisco haltmachten. Sie waren alle sehr freundlich. Ein bisschen zu freundlich in diesem Moment. Denn sie löcherten mich mit Fragen. Ich aber wollte gerade nicht über Deutschland sprechen, ich wollte mit João in seinem Zimmer verschwinden. Sofort. Ich zog ihn weg, auf sein Bett. Endlich gehörte er wieder mir.

*

Irgendetwas war falsch. Das merkte ich bereits beim Sex. Aber was? Er roch wie immer. Küsste mich wie immer. War liebevoll wie immer. Lag es vielleicht daran, dass ich nicht duschen gegangen war, bevor wir im Bett landeten? Wir hatten uns tausendmal am Telefon und in E-Mails ausgemalt, wie unser Wiedersehen sein würde, und die Dusche war zu einem Running Gag zwischen uns geworden: »Wir werden übereinander herfallen – aber nein, erst will ich für dich ganz sauber sein.«

Und nun war ich nicht duschen gegangen. Und der Sex hatte sich … nicht richtig angefühlt. Ich konnte mich nicht so fallen lassen wie sonst. Ob das zusammenhing? Sex mit ihm war immer überwältigend gewesen. Als würden wir zu einer Person verschmelzen, so sehr stimmte alles. In Deutschland. Hier nicht? Das würde sich bestimmt geben, versuchte ich mir einzureden.

»Willst du einen Kaffee?«

»Ja. Gern.«

João machte zwei Tassen, und wir setzten uns in die Hängematte im Garten. Eine Hängematte, die an Palmen hing, man hörte das Meer rauschen. Die Sonne schien, die Vögel zwitscherten, mein Traummann brachte mir einen Kaffee.

Unerträglich. Viel zu viel. So etwas gab es im echten Leben nicht. Mir schnürte sich der Hals zu. Auf einmal funktionierte das alles nicht mehr. Meine Parallelwelt – die Blase, in der ich die letzten Monate verbracht hatte – platzte plötzlich und ohne jede Vorwarnung. Jetzt, wo mein Traum Realität geworden war, konnte ich ihn auf einmal nicht mehr leben. Die Erkenntnis kam so unvermittelt, dass sie mir fast die Sprache verschlug.

Trotzdem versuchte ich zu lächeln. Vielleicht reagierte ich über. Anders konnte es nicht sein.

»Meine Lola. Ich bin so froh, dass du da bist.« Er legte mir den Kopf auf die Brust. Ich streichelte seinen Arm. Was für ein wundervoller, muskulöser Arm. Was für ein perfekter Körper. Was für ein unglaublicher Mann. Wieso liebte er denn ausgerechnet mich? Er konnte doch jede haben. Jede. Nicht so eine depressive Psychotante wie mich, die nicht einmal in der Lage war, ihrer besten Freundin einen Entschuldigungsbrief zu schreiben.

João richtete sich auf und schaute mir in die Augen. Was für unglaubliche Augen er hatte. Es kam mir vor, als könnte er tief in mich hineinsehen. Ich fühlte mich so verstanden. Aber das war nicht unbedingt ein gutes Gefühl. Konnte er sehen, dass ich gar nicht so glücklich war wie er?

»Weißt du eigentlich, dass ich dich bedingungslos liebe?«, hauchte er.

Was für ein Satz. Das konnte er nicht meinen. Er kannte mich doch gar nicht. Er wusste nicht, dass ich die letzten Wochen fast durchgehend im Bett verbracht hatte. Er wusste nicht, dass ich nicht in der Lage war, einen Job zu finden. Er wusste nicht, dass ich so etwas wie ihn nicht verdient hatte. Er wusste gar nichts über mich. Bei ihm war ich ja immer fröhlich, verliebt, cool. Hatte ihm etwas vorgespielt. Er war so begeistert von mir. Nein, nicht von mir. Von einer Person, die ich gar nicht war. Zumindest in diesem Moment nicht. Wenn er wüsste, wie ich wirklich war, würde er mich nicht mehr bedingungslos lieben. Wie konnte er nur so etwas sagen? In dieser Hängematte, unter Palmen und blauem Himmel? Was sollte diese ganze Glückseligkeit? Die Welt war kein schöner Ort, war ihm das denn nicht klar?

In mir stieg Hass auf. Hass auf die Situation. Auf die ganze Perfektheit. Und auf ihn. Gleichzeitig wusste ich: Ich musste etwas antworten. Sofort. So einen Satz konnte man nicht unkommentiert stehen lassen. Das war unfair. Ich musste »Ich dich auch« sagen. Oder »Ich bin so glücklich«. Oder ihn wenigstens küssen.

Ich konnte nicht. Der Hass. Er ging nicht weg.

Und dann sagte ich: »Gerade jetzt habe ich ein riesiges Bedürfnis, dich zu verletzen.«

João starrte mich an. Er antwortete nichts. Wenn die versäumte Dusche nicht der Anfang vom Ende war, dann dieser Satz. Den ich sofort danach bereute. João war doch auch so emotional und ich sah den Schmerz in seinen Augen. Aber ich konnte die Worte nicht mehr zurücknehmen.

Ein paar Tage später hatten wir unseren ersten Streit.

»Lola, was ist denn bloß los?«

»Was soll sein?«

»Ich weiß es ja nicht!« João lief vor mir auf und ab. »Du verheimlichst mir etwas.«

»Ich verheimliche dir nichts. João, komm her, es ist alles hervorragend.«

»Quatsch. Das glaube ich dir nicht. Ich kann es doch in deinen Augen sehen.«

»Ich weiß wirklich nicht, was du meinst.«

Das war gelogen. Und zwar unglaublich schlecht gelogen. Natürlich verheimlichte ich ihm etwas. Ich war – mal wieder – furchtbar enttäuscht von mir, weil ich es nicht geschafft hatte, wie geplant einen Brief an Agneta zu schreiben. Dabei war sie auf mich zugegangen. Das bedeutete mir so viel. Aber ich konnte es ihr nicht zeigen. Ich war die schlechteste Freundin der Welt.

João hingegen bedeuteten seine Freunde alles. Wie sollte ich ihm bloß beibringen, dass ich unfähig war, Freundschaften zu pflegen? Wenn ich ihm die Wahrheit sagte, würde er erkennen, wie wenig ich in Wirklichkeit wert war. Er würde mich nicht mehr lieben. Diesen Gedanken konnte ich nicht ertragen, also versuchte ich, ihn zu verdrängen. Offenbar erfolglos. Denn João merkte, dass es mir nicht gut ging. Wieso nur musste er immer alles mitbekommen?

Na gut, wenn ich ehrlich war, dann war es nicht besonders schwer zu bemerken. Denn ich hatte sein Zimmer bisher kaum verlassen. Und gerade war ich in Tränen ausgebrochen, ohne einen Grund zu nennen.

»Ich verstehe dich nicht. Wieso verkriechst du dich denn in diesem Zimmer? Die anderen denken schon, du magst sie nicht.«

»Aber das stimmt doch gar nicht.«

»Jessica fand es jedenfalls ziemlich seltsam, dass du ihr gestern nicht geantwortet hast.«

»Ich habe gar nicht mitbekommen, dass sie mich angesprochen hat.«

»Mann, Lola, jetzt hör doch mal auf! Willst du mir nicht einfach sagen, was das Problem ist? Wir sind zusammen, wir sind in San Francisco, ich freu mich so, dass du da bist – du musst dich doch einfach nur entspannen. Und glücklich sein. Mit mir!«

Ich fing erneut an zu weinen.

»Verdammt, heul doch nicht immerzu, was ist denn das neuerdings mit dir!« João schrie jetzt fast. Und dann, leiser: »Ich hab das Gefühl, ich kenn dich eigentlich gar nicht.«

»Ich weiß nicht, was ich dazu jetzt sagen soll, João.« Ein Teil von mir konnte nicht glauben, was für Worte gerade aus meinem Mund kamen. »Ich weiß nicht, was ich sagen soll« – dieser Satz war bei meinen früheren Beziehungen immer vom Mann gekommen. Sie markierten zuverlässig den Zeitpunkt, an dem ich in die Luft ging. Und zwar zu Recht, wie ich fand. Denn man konnte eigentlich immer etwas sagen. Irgendwas. Erklären, was in einem vorging.

Aber in diesem Moment war mein Gehirn vollkommen leer. Ich konnte mich nicht konzentrieren. Ich wusste nicht, was er hören wollte. Was ich antworten sollte. Was gepasst hätte und was nicht. Ich wusste gar nichts mehr. War sein Vorwurf berechtigt? Wie führte man überhaupt ein Streitgespräch?

Schwere Depressionen verringern die Gedächtnisleistung und die Konzentrationsfähigkeit, das wusste ich. War das der Grund, warum ich überhaupt nichts mehr verstand? Nicht ihn, nicht mich, nicht die Situation. Er kannte mich nicht? In diesem Moment begriff ich überhaupt nicht, was er damit sagen wollte. Aber es klang schlimm. Vielleicht bereute er bereits, dass ich nach San Francisco gekommen war. Und wenn, dann hatte er ja auch recht. Ich weinte heftiger und fing schließlich an, ihn anzuschreien. »Du bist viel zu gut für mich!«

»Quatsch, was soll denn das heißen? Ich bin gar nicht so toll. Ich tu doch auch nur so cool. Und du bist total großartig. Ich liebe es, wie du bist, das weißt du doch! Du bist die Frau mit dem Bohemian-Street-Style, so ist sonst keine!«

Wollte er mich zum Lächeln bringen? Meinte er das so? Oder machte er sich über mich lustig? Ich wusste es nicht mehr. Bohemian-Street-Style, das hatte er schon häufiger gesagt und ich hatte es immer süß gefunden. Jetzt nicht. Jetzt hatte ich einfach nur noch Angst. Davor, ihn zu verlieren.

»Du musst doch einfach nur glücklich sein!«

»Ich versuche es.«

Doch die Angst wurde in den nächsten Wochen mein dauernder Begleiter. Sie schnürte mir das Herz ein. Sie ging niemals weg. Ich traute mich immer noch kaum aus dem Zimmer. Joãos Mitbewohner hatten zwar verstanden, dass ich das nicht aus Arroganz tat, aber nun sprachen sie mich aus Rücksicht kaum noch an, was auch nicht gut war. Ich hatte morgens Angst, mittags und abends. Tagsüber war João auf der Arbeit. Er hatte wieder bei dem Cateringservice angefangen, bei dem er auch schon vor seinem Deutschlandaufenthalt tätig gewesen war. Wenn er wiederkam, hatte ich erst recht Angst. Davor, dass er fragen würde, wann ich mir denn einen Job suchen würde. Was ich den ganzen Tag gemacht hatte. Und davor, dass ich nichts antworten konnte.

Ich vergaß alles, was ich jemals über Beziehungen, über Männer und Frauen gewusst hatte. Ich bekam nicht mehr mit, dass João mich nur aus Unsicherheit und Überforderung anfuhr. Und das tat er immer häufiger. Ich ließ es mir gefallen, manchmal weinend, manchmal wortlos, manchmal jammernd, und sah ihn dabei hilflos an. Mit dem »bestürzten Blick«, wie er es nannte. Meine Tränen machten alles noch schlimmer. Ein Teufelskreis.

Ich war so voller Panik, dass ich im Supermarkt darauf achtete, exakt dasselbe einzukaufen, was er zuvor von seinem Einkauf mitgebracht hatte. Ich traute mich nicht, Paprika zu besorgen, weil er letztes Mal nur Tomaten genommen hatte. Das erste Mal fand João das süß, aber sehr bald fand er es nur noch lächerlich.

Genau wie mich. Er verlor den Respekt vor mir. Klang er am Anfang noch besorgt, wurde sein Tonfall zunehmend verzweifelt. Und schließlich genervt. Wenn ich jammerte, dass er bestimmt bald Schluss machen würde, verdrehte er inzwischen nur noch die Augen. Was sollte er auch sagen?

An einem Mittwochnachmittag war ich – wie immer – alleine zu Hause und stellte den Computer an. Sollte ich mich wirklich bei Facebook einloggen? Dann würde ich nur wieder sehen, wessen

Nachrichten ich nicht beantwortet hatte. Nach kurzem Zögern tippte ich dann doch mein Passwort ein.

Drei neue Nachrichten.

Eine von Agneta.

Von Agneta!

Oh Gott, das Thema hatte ich in meinem Kopf ganz weit nach hinten geschoben. Hoffentlich war sie nicht sauer. Wann hatte ich mich das letzte Mal bei ihr gemeldet? Hatte ich mich gemeldet? Ich wusste es nicht mehr. Ein Blick auf die alten Nachrichten zeigte: Es war schon fast zwei Monate her.

Lieblingslola,
was macht San Francisco? Wie ist das Zusammenleben mit einem Mann in einem Zimmer? Erzähl doch mal. Bei der Sommerhitze hier fühlt man sich ja fast, als wäre man auch da.
Grüße von der zerfließenden Agneta
PS: Bald hab ich auch endlich Urlaub, dann geht es nach Istanbul, freue mich schon wie bescheuert!

Sie hatte mir vor drei Tagen geschrieben. Am besten gleich antworten, bevor ich es wieder vergaß.

Hey,
wie geht es dir? Wie geht es Nils? Das Wetter ist ja offenbar echt der Knaller in Deutschland.
San Francisco sucks! Sechs Wochen Streit, schlechte Laune, ich habe keine Ahnung mehr, wo oben und unten ist und was richtig und was falsch. Ich weiß gar nichts mehr und hab eigentlich noch nichts vom Land gesehen. Mein Freund ist nur noch aggressiv und ich bin total verdreht drauf und heule jeden Tag. Es ist ganz herrlich. Dabei ist es eigentlich total schön hier … Ich fahr jetzt erst mal eine Woche mit Linas Freund zu dessen Vater. Der wohnt in Los Angeles. Und dann muss ich mal weitersehen. Ich weiß nur,

ich liebe diesen Kerl, und ich habe keine Ahnung, ob ich einfach völlig bescheuert bin (was ja sehr wahrscheinlich ist) oder ob mit ihm was nicht stimmt (was natürlich auch sein kann).

Also, one week off, und ich hoffe, danach wird es vielleicht ein bisschen leichter (und nicht erst recht scheiße).

Grüße von der dummen Lola

Als ich die Nachricht abgeschickt hatte, fühlte ich mich besser, wenn auch nur ein bisschen. Ich hätte Agneta schon längst schreiben müssen. Ich hätte mich auch bei anderen Freunden schon längst melden sollen. Aber João bestimmte alle meine Gedanken. Vielleicht würde es nach der Woche mit Pete ja wirklich besser werden. Doch wenn ich ehrlich war, glaubte ich selbst kaum daran.

Pete lebte normalerweise in Deutschland, war aber für zwei Wochen in den USA, um seinen Vater zu besuchen. Wir hatten vorher darüber geredet, wie lustig es sein würde, zusammen durch Los Angeles zu laufen. Nach Promis Ausschau zu halten, feiern zu gehen, was für ein Spaß! Ich mochte Pete sehr gerne, er mich ebenfalls, und das Schöne war: Er war überhaupt nicht mein Typ. Entsprechend wenig dachte ich mir dabei, eine Woche mit ihm durch die Gegend zu fahren. Allerdings hätte ich das vielleicht auch João so erklären sollen. Der wusste zwar, dass Pete Linas Freund war – was eigentlich hätte reichen müssen, um zu verstehen, dass ich ihn niemals anfassen würde. Aber João war eben auch sehr eifersüchtig. Als die Reise näher rückte, wurde er noch gereizter als ohnehin schon. Warum, das sagte er nicht – und ich war so verwirrt und verängstigt, dass ich nicht von selbst darauf kam.

»Schön, dass Pete endlich da ist. Dann kannst du ja morgen in Ruhe mit ihm nach Los Angeles fahren. Viel Spaß dabei. Ich werde hier auch meinen Spaß haben.« Joãos Tonfall klang giftig.

»Willst du vielleicht mitkommen?« Ich schaute ihn an. Ob ich das schon früher hätte fragen sollen?

»Nein. Ich kann mich gerade noch beherrschen, mit euch durch Los Angeles zu laufen. Ist doch auch egal jetzt. Ich muss los.«

»Warte!« Ich fing mal wieder an zu weinen. »Warum bist du denn so böse auf mich?«

»Bin ich nicht. Alles bestens. Mit dir. Alles ganz hervorragend.«

Ich weinte heftiger. »Du bist überhaupt nicht mehr glücklich mit mir.«

»Nerv mich nicht wieder mit dem Scheiß!« João wurde lauter.

»Bestimmt machst du bald Schluss!«

»Mann, ich kann den Dreck nicht mehr hören. Kannst du nichts anderes mehr sagen?« Er äffte mich nach. »Du machst bestimmt bald Schluss, du machst bestimmt bald Schluss! Gott, wie mich dein Gejammer ankotzt!«

João stürmte aus dem Zimmer. Eine gefühlte Stunde starrte ich in die Gegend. Ich verstand nicht, warum er so reagierte. War er wütend, weil ich wegfuhr? War er wütend, weil ich immer im Zimmer saß? War das nicht ein Widerspruch? Oder war noch irgendetwas ganz anderes los, was ich gerade nicht erkennen konnte?

Ich musste etwas unternehmen. Ich musste aufhören, in diesem Zimmer zu sitzen. Kein Wunder, dass er das unattraktiv fand. Vielleicht sollte ich Sportschuhe kaufen gehen. Er hatte gefragt, wieso wir nie miteinander Sport machten. Wenn ich nun Schuhe kaufen ging, würde ihm das zeigen, dass ich aktiver werden wollte. Das müsste ihm doch gefallen.

Mit letzter Kraft schleppte ich mich in ein Geschäft und kaufte ein Paar Turnschuhe. Abends waren wir für eine Party verabredet. Dort könnte ich ihm gleich von meiner Errungenschaft erzählen und er würde hoffentlich bessere Laune kriegen. Er hatte ja auch vollkommen recht. Wie sollte man eine Frau lieben, die immer heulend auf dem Bett liegt? Das war wirklich unattraktiv. Oder nicht?

Meine Verwirrtheit machte mich wahnsinnig. Ich rief Lina an und erzählte von der Situation. »… und nun hab ich Sneakers gekauft. Das ist doch gut, oder?«

»Puh.«

»Findest du nicht? Hab ich irgendwas falsch gemacht?«

»Also … ehrlich gesagt weiß ich nicht, ob du wirklich meine Meinung zu der ganzen Geschichte hören willst.«

»Was? Warum denn nicht? Natürlich will ich die hören.«

»Gut, aber sei nicht sauer auf mich.«

»Quatsch, wieso denn?«

»Lola, Scheiße, ich erkenn dich überhaupt nicht mehr wieder. Das bist doch nicht du. Das ist doch nicht meine Freundin. Du redest, als wärst du ein kleines hilfloses Mäuschen. Ich hab das Gefühl, ich rede mit 'ner anderen Person. Was um alles in der Welt ist denn in dich gefahren?«

»Ich weiß es doch auch nicht … was soll ich denn bloß machen?«

»Du musst da raus. Du musst sofort aufhören. Hör auf, dich von ihm kleinmachen zu lassen!«

Lina hatte gut reden. Ich versuchte, ein bisschen Zuversicht zu entwickeln, aber als ich auf der Party ankam, wurde dieses Bisschen gleich wieder zunichtegemacht. Denn ich bekam nicht einmal einen Begrüßungskuss. João sagte kurz Hallo – und ignorierte mich dann. Den ganzen Abend. Dass ich extra für ihn Schuhe gekauft hatte, nahm er mit einem Achselzucken zur Kenntnis. Was hatte ich nun wieder falsch gemacht? Oder war er immer noch sauer wegen vorhin? Weshalb war er eigentlich vorhin sauer gewesen?

Lina hatte recht. Ich sollte mir nicht alles gefallen lassen. Also sprach ich ihn schließlich doch an. »João …«

»Was denn?«

»Also ganz ehrlich, ich glaube, ich kann auch nach Hause gehen.«

»Bitte was?«

»Naja, du tust doch sowieso den ganzen Abend so, als wäre ich gar nicht da.«

»Was? Herrgott, ich unterhalte mich gerade. Was du für eine Profilneurose hast. Einmal dreht sich nicht alles um dich und schon bist du beleidigt.«

Wie idiotisch dieser Vorwurf angesichts seines Verhaltens war, merkte ich nicht. Weggeblasen der Vorsatz, sich nicht alles gefallen zu lassen. Stattdessen entschuldigte ich mich. Aber das half auch nicht. Auf dem Heimweg stritten wir uns weiter. Ohne Sinn und Ziel. Er brüllte, ich weinte. Ich setzte mich hin, mitten auf die Straße, und schrie, er solle verschwinden. Daraufhin brüllte er erst recht. Irgendwann konnte ich es nicht mehr ertragen und rannte weg. Mitten durch San Francisco. Ich hatte bald keine Ahnung mehr, wo ich war. Kannte ich den Burger King da drüben, oder verwechselte ich ihn? Was sollte ich nun machen? Geld für ein Taxi hatte ich nicht.

Mein Handy piepte.

Wo bist du?

Bei Burger King an der Ecke.

Zehn Minuten später war er da. Seine Stimme war auf einmal ganz weich. »Lola. Warum läufst du denn weg?«

Ich konnte vor Schluchzen nicht antworten.

»Ich habe doch einfach nur so eine furchtbare Angst, dich zu verlieren.«

Er nahm mich in die Arme. Diese wundervollen Arme. Nun fing er auch an zu weinen. »Ich habe mir das alles ganz anders vorgestellt.«

»Ich doch auch.«

Wir sahen uns in die Augen.

»Komm nach Hause.«

Wir gingen ins Bett. Er schlief sofort ein, ich jedoch wälzte mich hin und her. Einmal mehr war ich nicht in der Lage, einen klaren Gedanken zu fassen. Ich bekam Schweißausbrüche. Und ein Gedanke wiederholte sich in meinem Kopf: Wenn ich jetzt nach Los Angeles fahre, ist alles vorbei. Wenn ich fahre, ist alles vorbei. Wenn ich fahre …

Doch auf die Idee, den Trip abzusagen, kam ich auch nicht. Vielleicht, weil in meinem Kopf nur Nebel war. Vielleicht aber auch, weil mein Unterbewusstsein noch einen letzten Funken Vernunft besaß. Und spürte: Wenn ich jetzt seinetwegen hier bliebe, würde ich mich komplett aufgeben. Dann wäre ich wirklich nicht mehr ich selbst. Nicht mehr die selbstbewusste Frau, gegen die kein Mann andiskutieren kann, sondern ein Häuflein Elend ohne eigenen Willen.

Nichtsdestotrotz wurde die Panik immer größer. João würde Schluss machen. Ganz bestimmt. Er durfte mich aber nicht verlassen. Durfte er nicht.

Ich rüttelte ihn wach.

»Mhh?«

»Du darfst nicht Schluss machen, wenn ich jetzt fahre!«

In Sekundenschnelle war er hellwach. »Gottverdammt noch mal Lola, gehts noch? Ich schlafe. Wie kann man so beschissen rücksichtslos sein?«

»Du machst Schluss, ich spüre das doch.« Ich schluchzte schon wieder.

»Lass mich in Ruhe!« Er riss sich los und sprang aus dem Bett. »Du nervst so unfassbar, das ist ja nicht auszuhalten!«

João schnappte sich seine Klamotten und schlug die Zimmertür zu. Wenig später knallte auch unten die Haustür. Wie betäubt lag ich im Bett. Als mein Wecker klingelte, quälte ich mich hoch, packte meine Tasche und ging zum Bus. Dort wartete schon Pete. Er sagte etwas. Ich konnte nicht zuhören. Nickte geistesabwesend. Stieg in den Bus. Wir fuhren los. Los Angeles. Darauf hatte ich mich so gefreut. In einer anderen Zeit. Jetzt merkte ich kaum, dass ich auf dem Weg dorthin war. Alles flog an mir vorbei. Das

Hollywood-Zeichen. Beverly Hills. Der Hollywood Boulevard. Es war mir vollkommen gleichgültig.

Pete versuchte immer wieder, mit mir zu sprechen. Ich antwortete mit Ja und Nein, manchmal auch mit dummen Floskeln. Teilweise schien meine Reaktion nicht zu seinem Satz zu passen, das legte zumindest sein Blick nahe. Wir spielten Mau Mau. Das war halbwegs machbar. Ich trank Bier, die ganze Zeit – langsam, aber konstant. Ich wurde nicht betrunken, war aber auch nicht ganz nüchtern, denn das wäre nicht zu ertragen gewesen.

Und dann kam sie. Die SMS. Auf die ich die ganze Zeit gewartet hatte. So nüchtern. Sachlich. Vor allem: real. Sie war wirklich da. Auf meinem Handydisplay. Nun, wo es tatsächlich eingetreten war, konnte ich es nicht fassen. Eine SMS. Mehr war ich, war unsere Beziehung ihm nicht wert. Nicht mehr als zehn eiskalte Worte. Ich musste lachen, so unglaublich war das.

Deine Sachen stehen im Flur. Du kannst sie jederzeit abholen.

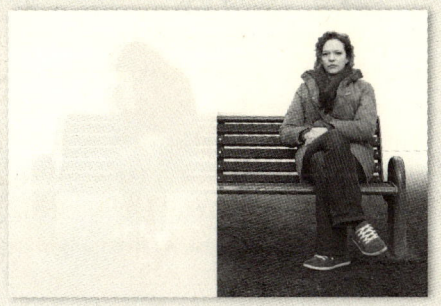

5

SCHWIERIGE ENTSCHEIDUNG

Was für eine Stadt! Alle Freunde, die schon mal da gewesen waren, hatten uns in den höchsten Tönen von Istanbul vorgeschwärmt. Entsprechend hohe Erwartungen hatte ich und sie wurden alle übertroffen. Wie freundlich die Menschen waren. Wie gemütlich Beyoğlu, der Szene-Stadtteil von Istanbul, wirkte. Ich hatte nicht gewusst, dass die Stadt so hügelig war. Ob der Blick auf die Moscheen oder auf den Bosporus, eine Aussicht war schöner als die andere. Man konnte wunderbar – und günstig – einkaufen oder einfach nur die Straßen entlanglaufen und sich über das gut gelaunte Durcheinander freuen. Nils und ich waren uns einig: Dieser Sommerurlaub war nicht der letzte, den wir hier verbringen würden. Nur darauf anzustoßen, war ein bisschen schwierig: Gerade war Ramadan, der Fastenmonat, und eine Bar zu finden, in der man trotzdem Alkohol trinken konnte, entsprechend kompliziert.

Nach einer einstündigen Suche hatten wir endlich eine niedliche Bar gefunden, die mich mit einem Bier versorgte. Nils hatte da weniger Schwierigkeiten – er trank ohnehin keinen Alkohol.

»Auf Istanbul!«

»Und darauf, dass bei der Hochzeit alles super laufen wird … Wird es doch, oder?«

»Absolut. Das wird nicht nur toll, das wird großartig. Wir feiern die Mutter aller Hochzeiten!«

»Die Mutter aller Hochzeiten, hey, das ist ein hervorragendes Motto! Das können wir gleich in die Einladungskarten schreiben.«

»Einladungskarten … guter Punkt … wer gestaltet die eigentlich?«

»Ich weiß nicht. Können wir so was nicht selbst? Wir sind doch ein flamboyantes Medienpärchen.«

Wir lachten. »Das wird sich schon irgendwie finden. Steht ja auch noch nicht sofort an.«

Ich wurde wieder ernst. »Eine viel dringendere Frage ist ja diese blöde Trauzeugen-Thematik. Was mache ich da denn jetzt?«

Nils wusste sofort, wovon ich sprach. »Vergiss es.«

»Vermutlich.«

Ich seufzte. Eigentlich hätte Lola meine Trauzeugin sein sollen. Aber so? Unter diesen Umständen? Zwar hatten wir wieder Kontakt, aber den konnte man ja momentan noch nicht Freundschaft nennen. Dazu war es zu oberflächlich. Und jetzt hatte sie sich erneut zwei Monate nicht bei mir gemeldet. Auch wenn es offenbar daran lag, dass es ihr schlecht ging, und nicht etwa daran, dass sie mich in San Francisco komplett vergessen hatte.

Ich war nicht überrascht, dass sie sich in San Francisco nicht wohlfühlte, aber ihre Facebook-Nachricht hatte mich dann doch ein bisschen geschockt. Dass sie – vorsichtig ausgedrückt – Schwierigkeiten haben würde, einen Job zu finden, das war mir klar gewesen. Dass sie noch nicht viel vom Land gesehen hatte, wunderte mich schon mehr, eigentlich interessierte sie sich sehr für fremde Länder. Aber das konnte auch der Kulturschock sein. Was mich jedoch wirklich beunruhigte: Ich hätte gedacht, dass es mit João besser laufen würde. Wieso stritt sie sich die ganze Zeit mit ihm?

Was auch immer da los war – in jedem Fall hatte ich keine Ahnung, wann sie wiederkommen würde. Ich konnte mich nicht darauf verlassen, dass sie sich bei mir meldete. Und auch, wenn ich keinen Zweifel daran hatte, dass ich ihr wichtig war: Sie hatte die letzten Monate bewiesen, dass sie im Moment nicht für mich da sein konnte. Als Trauzeugen wählt man aber normalerweise einen verlässlichen Menschen. Kurz: Ich kam nicht darum herum, meine Wahl zu überdenken. Schwierig.

»Also Lola wird das doch verstehen, meinst du nicht?« Nils trank noch einen Schluck Cola.

»Doch, verstehen wird sie es in jedem Fall. Aber womöglich ist sie trotzdem traurig. Ach, das ist ja unfassbar nervig. Immer muss man darauf Rücksicht nehmen, wie es ihr geht!«

»Quatsch. Musst du nicht und solltest du nicht. Das würde sie auch nicht wollen.«

»Klar will sie das nicht. Aber ich fühl mich trotzdem schlecht!«

»Ich weiß. Aber das solltest du nicht.«

Ich schaute eine Weile auf die Straße. Die Sonne war gerade untergegangen und es wurde abrupt voll in der Stadt, weil die Menschen zum Fastenbrechen gingen. Es war üblich, abends mit der ganzen Familie zu essen, zu diesem Zweck gab es sogar spezielle Ramadan-Menüs.

Schließlich wandte ich mich wieder Nils zu. »Die Frage bleibt ja: Wen nehme ich stattdessen? Ich will auch nicht, dass sich jemand übergangen fühlt.«

»Nee, klar.« Nils sah ebenfalls ratlos aus. »Oder du machst es einfach wie ich und nimmst die, mit der du am längsten befreundet bist.«

»Das wäre in meinem Fall Luisa.«

»Luisa ist bestimmt eine tolle Trauzeugin.«

»Daran habe ich auch keinen Zweifel. Ich würde mir bloß ein bisschen blöde vorkommen, sie zu fragen.«

»Wieso?«

»Sie weiß doch, dass sie sozusagen zweite Wahl ist, klingt das nicht total bescheuert?«

»Quatsch. Luisa weiß, wie wichtig sie dir ist. Ich kann mir beim besten Willen nicht vorstellen, dass sie damit ein Problem hat. Sie ist doch eigentlich recht entspannt.«

»Ja, schon … Naja, ist irgendwie auch egal, denn es lässt sich ja nicht ändern. Sie ist auf jeden Fall eine gute Wahl.«

Später gingen wir zurück zu unserer Jugendherberge. Sie lag nur zwei Straßen – oder besser gesagt fünf Treppen – unter der Haupteinkaufsstraße. Ein niedliches Backpacker-Hostel mit handgebatikten Vorhängen und Wänden in bunten Farben. Wir hatten ein Zweibettzimmer mit eigenem Bad, das zwar winzig, aber sauber war.

Der einzige Nachteil: Nicht weit von unserem Zimmer befand sich eine Moschee. Vermutlich galt das für die meisten Übernachtungsmöglichkeiten in Istanbul, aber Jugendherbergen haben ja selten isolierte Fenster – unsere ebenfalls nicht. Mit anderen Worten: Wenn um fünf Uhr morgens der Muezzin begann, Gebete zu rufen, klang es, als stünde er direkt neben unserem Bett. Und nicht nur er machte Lärm. Aus irgendeinem Grund wurden seine Rufe gelegentlich von lautem Getrommel begleitet. Ich hatte im Urlaub sowieso immer einen sehr leichten Schlaf und hatte mir daher angewöhnt, mir Taschentücher in die Ohren zu stecken – das half bei dem Lärm aber auch nur begrenzt.

Schon in einer normalen Nacht zu Hause im Bett schaffte es mein Gehirn, aus den banalsten Themen eine unangenehme Handlung zu basteln. Manchmal versuchte ich deshalb, vor dem Einschlafen absichtlich über langweilige Dinge nachzudenken. Doch auch das funktionierte nur selten. Wenn ich über Spinat nachdachte, träumte ich unter Garantie, dass jemand mich zwingen wollte, Spinat zu essen, oder dass ich Spinat für eine große Gruppe Menschen zubereitete, von denen dann keiner zum Essen kam, oder ähnlichen Unsinn. In schlimmeren Fällen wurde ich im Gazastreifen erschossen, von Skeletten erwürgt oder flog mit einem Auto an einer Steilküste aus der Kurve.

In dieser Nacht träumte ich ebenfalls schlecht. Lola stand auf einmal im Wohnzimmer meiner Eltern und sah vollkommen verzweifelt aus. Sie hatte roten Ausschlag im Gesicht und teilte mir mit, dass sie wieder nach Deutschland zurückkäme. Denn San Francisco sei ein Reinfall gewesen. Ob sie vielleicht ein paar Monate bei mir wohnen könnte? Sie wüsste nicht, wohin.

Der Ruf des Muezzins weckte mich. Schweißgebadet setzte ich mich auf. Was für ein intensiver Traum! Als eine Stunde später der Wecker klingelte, hatte ich mich immer noch nicht erholt.

»Ich habe heute Nacht von Lola geträumt.«

»Was denn?«

»Sie hatte Ausschlag und vor allem ist sie nach Deutschland zurückgekommen und wollte bei uns wohnen.«

»Träum doch nicht so was!« Nils schaute mich beunruhigt an. »Das hat jetzt nichts zu sagen, oder?«

»Keine Ahnung. Ich hoffe nicht.«

Ich war eigentlich kein esoterischer Typ. Horoskope fand ich zwar unterhaltsam, nahm sie aber nicht ernst. Meine Träume wiederum konnte ich gar nicht ernst nehmen – das wäre zu schlimm. Trotzdem war ich manchmal ein bisschen abergläubisch. Und dieser Traum war so deutlich. So unangenehm. Lolas letzte Nachricht hatte wirklich nicht gut geklungen – vielleicht war das der Anlass.

»Lass mich schnell noch mal meine Mails checken, bevor wir losgehen. Ich will nur sicher sein, dass mir Lola nicht geantwortet hat.«

»Klar, kein Problem.«

Ich hatte ihr noch geschrieben, dass wir nach Istanbul fahren würden, und gefragt, was denn genau das Problem zwischen ihr und João sei.

Darauf kam erst einmal keine Antwort. Eigentlich hätte ich auch für mindestens zwei Wochen kein Lebenszeichen erwartet, aber nachschauen konnte ja nicht schaden.

Die Jugendherberge hatte einen uralten PC mit kleinem Bildschirm, den jeder Gast kostenlos nutzen konnte. Entsprechend war er eigentlich immer besetzt – doch dieses Mal hatte ich Glück und das blonde Mädel mit dem Trägershirt, das vor mir dran war, verschwand nach nur fünf Minuten.

Ich setzte mich und loggte mich ein. Tatsächlich: Lola hatte geschrieben.

Hey,
das klingt ja herrlich bei euch. Viel Spaß in Istanbul, rockt die Stadt!

Tja, ich komme nächste Woche zurück nach Hamburg, ich wurde per SMS abgeschossen, ob man es glauben mag oder nicht. Das hat man wohl davon, wenn man blind vor Liebe ist und etwas tut, was eigentlich nicht sein Ding ist … Momentan geht es mir sogar halbwegs gut, weil ich noch total unter Schock stehe und es nicht glauben kann.

Ich würde mich auf jeden Fall gerne bei dir melden, wenn ich wieder da bin, oder du kannst dich auch gern melden, wenn du magst?

Ich wünsche euch noch eine herrliche Zeit. Es ist nicht leicht, einen guten Mann zu finden, wie man sieht, also haltet euch fest und seid glücklich (aber das seid ihr ja sowieso).

Verstrahlte und herzgebrochene Grüße aus California, Lola

PS: Ich weiß, es ist total unpassend, das jetzt zu fragen … auch nach allem, was zwischen uns war … aber falls du oder Nils oder sonst jemand von einem Aushilfsjob wisst, immer her damit …

PPS: Zu allem Überfluss habe ich am ganzen Körper Ausschlag. Ist wohl eine allergische Reaktion auf ein Antibiotikum. Das Leben ist kein Ponyhof.

Ich las die Nachricht noch ein zweites Mal. Per SMS abgeschossen. Das wollte nicht in mein Gehirn hinein. Niemand schoss meine Lola per SMS ab. Das klang einfach nicht wie etwas, was ihr passieren konnte. Normalerweise liebten ihre Männer sie über alles. Was war zwischen ihr und João vorgefallen? Das klang ja grauenhaft. Ich las weiter. Einen Aushilfsjob? Wie verzweifelt musste sie sein?

Seltsam, dass sie tatsächlich nach Hamburg zurückkam, kaum dass ich von ihr geträumt hatte. Und dass sie wirklich roten Ausschlag hatte. Das wäre ja schon fast albern gewesen, wenn es nicht so unheimlich wäre. War es ein Zeichen? Ach Blödsinn. Jetzt fing ich auch schon an, verrückt zu werden.

Ich öffnete das Antwortfenster.

Das ist ja total abgefahren, ich habe allen Ernstes heute Nacht geträumt, dass du nach Hamburg zurückgekommen bist. Und du hattest roten Ausschlag im Gesicht! Ich bin nächste Woche zurück in Hamburg und habe derzeit keinen Job zur Hand, aber ich achte drauf, ob mir einer über den Weg läuft.

Uns geht es eigentlich super, Istanbul ist der Hammer, würde dir auch gefallen – ist nur nicht ganz einfach, hier Alkohol zu finden. Mehr ein anderes Mal, Nils will schon seit einer halben Stunde los.

PS: Ich bin immer noch etwas überfordert von diesem Zufall ...

Überfordert war ich in der Tat. Nils und ich verließen die Jugendherberge und gingen in die Stadt, wir wollten uns den großen Basar ansehen. Istanbul war gut darin, von anstrengenden Problemen abzulenken. Trotzdem konnte ich mich nicht so recht darauf konzentrieren, eine neue Lederjacke zu finden, wie ich es mir vorgenommen hatte.

»Lass uns erst einmal einen Kaffee trinken gehen.«

Nils stimmte zu. Wir nahmen auf orientalischen Sitzkissen in einem kleinen Straßencafé Platz.

»Ich kann nicht glauben, dass sie wirklich nach Hamburg zurückkommt ...«, fing ich an.

»Und dass sie tatsächlich Ausschlag hat ...«

»Und dass dieser Vollidiot per SMS Schluss gemacht hat. So was macht doch kein erwachsener Mensch!«

»Ich komm da überhaupt nicht mehr mit. Ich dachte, der war so toll und perfekt. Wieso macht er dann so was?« Nils sah genauso entgeistert aus, wie ich mich fühlte.

»Das dachte ich auch. Aber ich weiß ja nicht, was in letzter Zeit zwischen den beiden vorgefallen ist, denn sie hat mir ja nicht mehr wirklich viel erzählt.«

»Wann kommt sie denn zurück nach Hamburg?«

»Keine Ahnung, hat sie nicht geschrieben. Bald, nehme ich an. Sie braucht ja erst einmal ein Flugticket. Ach ja, und sie fragt allen Ernstes, ob wir einen Job für sie haben.«

»Was denn für einen Job?«

»Irgendeinen Aushilfsjob. Was weiß ich. Ihr wollt sie wahrscheinlich nicht in eurer Agentur beschäftigen, oder?«

»Nee, das wäre irgendwie seltsam. Ich kann doch keine Freunde anstellen.«

»Oh Mann. Das ist mir alles ein bisschen zu viel. Können wir über was anderes reden?«

»Wollen wir einfach nach der Lederjacke suchen?«

Wir zahlten und gingen zurück auf den Basar. Nach kurzer Zeit hatten wir mehrere Jacken im Blick – und Nils erwies sich zu meinem Erstaunen als hervorragender Händler. Das Modell, das mir besonders gefiel, war eine Jacke im Used Look, was Nils freimütig ausnutzte, um den Preis zu drücken. »It's not even ironed«, erklärte er kurzerhand, die Lederjacke sei ja nicht einmal gebügelt. Über diese Unlogik war der Verkäufer so verblüfft, dass ihm die Argumente ausgingen. Als die Jacke nur noch halb so teuer war, schlug ich zu. Meine neue Errungenschaft in der einen, den Reiseführer in der anderen Hand machten wir uns auf den Weg zur berühmten Blauen Moschee. Über Lola redeten wir nicht mehr.

Einen Tag später – wir kamen gerade aus dem Istanbul Modern Museum, das im Gegensatz zur Stadt angenehm klimatisiert war – hatte ich eine Antwort von ihr. Der oberflächliche Tonfall, der eine Zeit lang unsere Kommunikation bestimmt hatte, war weg. Das war aber auch das einzig Positive an ihrer Nachricht.

Huhu,
das geht ja wirklich gar nicht. Was für ein krasser Traum!
Istanbul muss echt der Hammer sein, das kann ich mir vorstellen.

Ich habe keine Ahnung, was ich hier eigentlich gerade veranstalte. Zwei Tage nach seiner SMS habe ich João angerufen, um zu fragen, ob das sein letztes Wort war. Wir haben uns ausgesprochen und versöhnt und einen Tag später hat er dann wieder Schluss gemacht. Diesmal mit besoffenem Gefasel auf die Mailbox. Dann wollte ich noch mal wissen, ob das sein letztes Wort wäre, aber er hatte »keine Lust«, sich damit zu befassen. Ich sitze also seit drei Tagen völlig verstört in einem Hostel in Los Angeles und weiß weder vor noch zurück. Denn, ehrlich gesagt: Was soll ich in Hamburg? Da habe ich die gleichen Probleme, muss zurück zu meinen Eltern ziehen und kriege bestimmt die übelste Depression, weil ich alles verkackt habe.

Als Begründung hat er noch gesagt, dass er voll verletzt sei, weil ich nicht ehrlich zu ihm war und ihm von meinen Problemen nichts erzählt hatte. Keine Ahnung, ob das so ein Verhalten rechtfertigt. Wohl eher nicht. Der Mann ist, glaube ich, noch bescheuerter im Kopf als ich. Oder?

Ich weiß eigentlich gar nichts mehr, außer ... ja, außer dass ich nichts weiß.

Euch noch einen herrlichen Resturlaub und Grüße an Nils, die fertige Lola

Was sollte das heißen? Kam sie nun zurück oder nicht? Wenn ja, wann? Die Vorstellung, dass sie in Kürze wieder in Hamburg leben würde, fand ich nicht gerade erheiternd. Zum einen, weil ich ebenso sicher war wie sie, dass das endgültig zu einem depressiven Zusammenbruch führen würde. Dann wäre der USA-Aufenthalt gescheitert, ihre Beziehung gescheitert, sie wäre arbeitslos und würde wieder bei ihren Eltern wohnen. All das auch noch, während es langsam Herbst wurde – eine unerträgliche Situation selbst für gesunde Menschen, aber für Lola?

Davon abgesehen hielt ich Lolas Rückkehr auch für mich selbst nicht unbedingt für eine gute Neuigkeit. Unsere Freundschaft war noch lange nicht wieder so stabil wie früher, mein Vertrauen in sie noch immer äußerst angeknackst. Umso schlimmer, wenn sie in derselben Stadt wohnte und man sich theoretisch jederzeit sehen konnte – sie sich aber wegen akuter Depression trotzdem nicht bei mir meldete.

Außerdem gefiel mir nicht, dass sie mich nach einem Job gefragt hatte. War ihr denn nicht klar, wie sehr sie mir mit dem Thema Bewerbungen auf die Nerven gegangen war? Wie stark es unsere Freundschaft belastet hatte, dass alle Bewerbungen, die wir gemeinsam geschrieben hatten, in die Schublade gewandert waren? Allein die Vorstellung, sie wäre eine Aushilfskraft in Nils' PR-Agentur und würde nicht zur Arbeit erscheinen, weil sie das Bett nicht verlassen konnte, machte mich aggressiv. Andererseits fühlte ich mich aber auch verpflichtet, ihr zu helfen, weil es ihr ja offenbar wirklich sehr schlecht ging. Kurz: All das waren keine optimalen Ausgangsdaten für den Neustart, den unsere Freundschaft dringend brauchte.

Und dann war da ja noch das Problem mit der Trauzeugenfrage. Wenn sie in Kürze in Hamburg war, musste ich vorher Fakten schaffen. Bevor das Thema irgendwie aufkam. Denn eine hochdepressive Lola als Trauzeugin war weder für sie noch für mich wünschenswert. Ich musste also sofort mit Luisa sprechen, wenn ich aus dem Urlaub zurück war.

*

Ein paar Tage nach dem Rückflug lag ich in Hamburg auf dem Bett. Passend zu meiner Stimmung regnete es in Strömen. Wieso konnte in dieser Stadt nicht wenigstens dann die Sonne scheinen, wenn man aus einem wunderschönen Urlaub zurückkam und ohnehin schlecht gelaunt war?

Mir war mulmig zumute. Hoffentlich fühlte sich Luisa nicht blöd, wenn ich sie fragte. Je länger ich den Anruf vor mir herschob, desto dümmer kam ich mir vor. Nützte alles nichts, da musste ich nun durch. Ich wählte ihre Nummer. »Hi, na, alles frisch bei dir?«

»Bestens. Wie war der Urlaub?«

»Hervorragend! Istanbul ist so eine grandiose Stadt, das glaubst du gar nicht. Fast so schön wie Barcelona.«

»Im Ernst? Ich will auf jeden Fall Fotos sehen.«

»Ich sag Bescheid, wenn ich sie alle bearbeitet habe, den Wust aus unsortierten Bildern will ich dir nicht zumuten. Sag mal, hast du eine Minute Zeit für mich?«

»Klar.«

»Es ist total bescheuert, das am Telefon zu fragen, aber es eilt ein bisschen.«

»Was denn?«

»Ich hoffe, du fühlst dich nicht blöd deswegen.«

»Was ist denn los?«

»Also, es geht um meine Hochzeit. Du weißt doch, dass ich ursprünglich mal Lola als Trauzeugin haben wollte. Das ist ja jetzt irgendwie ... schwierig.« Kurze Pause. »Das klingt doof, aber magst du meine Ersatztrauzeugin sein?«

Luisa lachte lauthals. »Liebste Agneta, ich kann mir nichts Schöneres vorstellen, als deine Ersatztrauzeugin zu sein. Ich fühle mich sehr geehrt. Aber warum machst du so eine Welle?«

»Weil das eine völlig bekloppte Frage ist!«

»Quatsch, das ist eine sehr normale Frage und meine Antwort ist Ja.«

»Du bist meine allertollste Lieblingsluisa.«

»Dankedanke!«

Luisa lachte immer noch. Was für ein Glück, dass ich sie hatte. Sie würde eine wunderbare Trauzeugin sein, sie konnte super organisieren und kannte meinen Geschmack genauso gut wie Lola. Sie wusste, dass ich nicht auf rosa Schleifen an Autos, Baumstamm-sägen oder Junggesellinnenabschiede im Bunny-Kostüm stand.

Mir ging es nun schon wesentlich besser. Eins der beiden schwierigen Gespräche lag hinter mir. Jetzt musste ich meinen Entschluss nur noch Lola beibringen. Ich machte mir zwar keine Sorgen, dass sie meine Entscheidung nicht nachvollziehen könnte, denn so, wie es ihr momentan ging, war ihr sicher klar, dass die Aufgabe sie überfordern würde. Andererseits: Wenn sie momentan ohnehin so labil war, würde sie sicher nicht gerne hören, dass ich sie ersetzt hatte. Das war einfach keine Info, die das Selbstbewusstsein stärkte. Darum blieb ein leichtes Unwohlsein. Am liebsten hätte ich sofort mit ihr geredet. Aber noch war sie ja in Kalifornien. Wer wusste, wie lange.

6

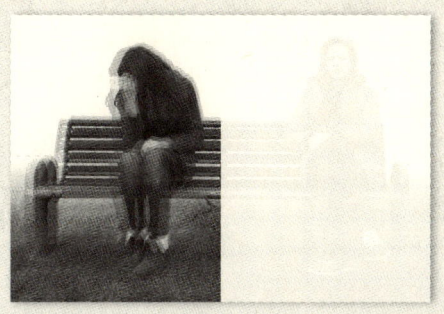

PLENTY OF FISH
IN THE SEA

Was zum Geier tat ich hier eigentlich noch? Das war wirklich eine gute Frage. Auf der Rückfahrt von meinem Ausflug mit Pete schrieb ich João einen acht Seiten langen Brief. Während ich schrieb, sah ich alles so klar wie noch nie: Ich kam hier absolut nicht zurecht. Und er kannte mich tatsächlich nicht. Ich hatte ihm eine Person vorgespielt, die ich in Wirklichkeit nicht war. Eine immer selbstbewusste, fröhliche und unkomplizierte Party-Lola. Dass er deswegen verletzt war, konnte ich gut verstehen.

Auf der anderen Seite hatte er mich respektlos behandelt. Und zwar immer wieder und immer schlimmer. Letztendlich waren wir uns zu ähnlich in unserer Verdrehtheit. Waren zu emotional, klebten zu sehr aneinander, wollten zu sehr miteinander verschmelzen. Agneta sagte immer, dass in einer Beziehung einer der Stabile sein musste – so jemanden gab es bei uns nicht. Es hätte nie gut gehen können. All das schrieb ich auf. Beim Schreiben dieser Zeilen wurde mir leichter zumute.

Als ich in San Francisco ankam und in die WG wollte, um meine Sachen abzuholen und João den Brief dazulassen, fand ich die Tür verschlossen vor. Das war sonst nie der Fall. Gleich kehrte die Verzweiflung zurück, die auf der Fahrt ein wenig kleiner geworden war. Wieso konnte ich die Tür nicht öffnen? Wo waren denn alle? Was sollte ich nun machen?

Ratlos setzte ich mich in die Hängematte und wartete. Weiter als bis zu diesem Punkt hatte ich noch nicht gedacht. Ich traute mich auch nicht recht, weiterzudenken. Wenn ich doch mit Agneta reden könnte. Sie würde zuhören. Und mich ernst nehmen. Und dann würde sie pragmatische Vorschläge machen. Es wäre alles viel leichter, wenn ich sie einfach anrufen könnte. Aber das konnte ich ja schlecht bringen, nach allem, was passiert war. Monatelang sporadischer E-Mail-Kontakt und dann, auf einmal: »Hey Puppe, ich weiß, ich meld mich die ganze Zeit nicht, aber jetzt hat mich mein Lover abgeschossen und ich brauche jemanden, bei dem ich mich ausheulen kann, und da kamst du mir in den Sinn.« Keine gute Idee.

Nachdem ich eine halbe Stunde in der Hängematte gekauert hatte, kam Daniela. Daniela war ein italienisches Hippiegirl, wie es im Buche steht. Sie war bereits durch Indien gereist, machte Yoga und hatte mir ein paar Tage nach meiner Ankunft aus der Hand gelesen. »In deinem Leben wird es eine große Veränderung geben, wenn du 27 bist«, hatte sie gesagt. »Wie alt bist du?«

»27«, hatte ich erstaunt geantwortet und mich gefreut. Eine große Veränderung. Das bedeutete doch bestimmt, dass ich endlich glücklich werden würde!

Inzwischen klang diese Weissagung längst nicht mehr so toll. Veränderung? Jemand bricht mir das Herz? O ja, darauf hatte ich schon immer gewartet.

Daniela war eine gute Zuhörerin und so erzählte ich ihr nun die ganze João-Geschichte. Sie sah mich mitleidig an. »If the power is not in balance in a relationship«, sagte sie schließlich, »it is difficult to get it back.« Wie recht sie hatte. Auch über ihr Handlesen redeten wir noch einmal. Sie gab zu, dass sie gelernt habe, dass bei vielen Menschen mit 27 eine große Veränderung eintrete, vor allem bei solchen, denen es so gehe wie mir. Die nicht glücklich sind. Sie formulierte das sehr vorsichtig, aber es war klar, was sie meinte. Leute, die psychisch krank sind. Der »Klub 27« fiel mir ein, jene Musiker, die in meinem Alter gestorben waren. Janis Joplin oder Jimi Hendrix – oder Kurt Cobain. Zu Kurt Cobain hatte ich immer eine besondere Beziehung. Als ich ein Teenie war, hing das berühmte Schwarz-Weiß-Foto über meinem Bett, auf dem er so traurig in die Kamera schaut. Nicht, weil ich seine Musik so toll fand, sondern einfach, weil ich mich ihm so verbunden fühlte. Ich hätte auch gerne etwas Konstruktives aus meiner Depression gemacht, so wie er. Meiner Mutter gefiel das Poster gar nicht, weshalb ich es nur noch lieber mochte, natürlich. Normale Teenager-Logik? Oder übertriebene Psycho-Logik?

Mit 27 kriegt man also entweder die Kurve, und alles wird besser – oder nicht. Das war, kurz gesagt, Danielas Fazit. Ich konnte und wollte diesen Gedanken nicht weiterdenken. Und da nach und nach auch die anderen Mitbewohner eintrudelten, wechselten wir das Thema. Alle kümmerten sich sehr um mich, offenbar wusste jeder Bescheid, was passiert war. Die meisten waren eher hilflos und hatten offenbar keine Ahnung, wie sie mit mir umgehen sollten – und sagten daher alle dasselbe: »There is plenty of fish in the sea.« Das fand ich zuerst total bescheuert und oberflächlich, aber als der vierte Mitbewohner mit diesem Spruch kam, fing es an, lustig zu werden. Ich bekam bessere Laune, hatte sogar so etwas Ähnliches wie Spaß – bis João nach Hause kam.

Schon als er mich sah, nahm er eine abwehrende Haltung ein. »Was machst du denn hier?«

»Ich hole meine Sachen ab.«

»Aha. Ich habe jetzt keine Zeit.«

Er rauschte in sein Zimmer. Ich merkte, wie all seine Mitbewohner die Köpfe einzogen. Die gute Stimmung war fort. Ich ging zu João. »Ich gehe jetzt wieder. Ich habe dir einen Brief hingelegt. Wenn du willst, kannst du ihn lesen.«

»Alles klar.«

Mehr sagte er nicht. Er fragte auch nicht, wohin ich ging.

»Ich werde im Hostel nebenan schlafen.«

»Wenn du meinst.«

Er sah betont gleichgültig an mir vorbei. Ich wartete noch einen Moment, dann verließ ich die WG. Langsam schlich ich ins Hostel und buchte dort ein Zimmer für eine Woche. Wie würde er auf den Brief reagieren? War es eine gute Idee gewesen, ihn zu schreiben?

Schon von Los Angeles aus hatte ich mit Lina telefoniert. Nachdem ich Joãos SMS bekommen hatte, wollte ich zuerst direkt nach Deutschland zurückfliegen. Lina fand aber, dass ich unbedingt noch einmal mit ihm sprechen müsste, und hatte mich überredet, ihm den Brief zu schreiben. Aber nun, wo ich ihn wiedergesehen hatte, merkte ich, wie meine Gedanken wieder Achterbahn fuhren. Wie die Angst, ihn zu verlieren, wieder größer wurde. Und mein ganzes Hirn einnahm. Ein vernünftiges Gespräch war so nicht möglich.

Am nächsten Morgen rief João mich an. Nun klang er wieder ganz versöhnlich. Mit seiner wunderbaren weichen Stimme fragte er, ob wir uns nicht sehen wollten. Sofort lief ich die Straße hinunter zur WG, wo er schon auf mich wartete. Wir umarmten uns und sagten, wie sehr wir einander liebten. João erklärte mir noch einmal, wie sehr ihn mein Verhalten verletzt hatte. Wie fertig ihn mein ständiges Weinen gemacht hatte. Dann wiederholten wir unsere Liebesbeteuerungen. Genau genommen sagten wir kaum noch etwas anderes. Wahrscheinlich, weil wir uns nichts anderes mehr zu sagen hatten. Doch in dem Moment fiel uns das nicht auf, und alles war harmonisch. »Ich liebe dich wie wahnsinnig«, flüsterte er und ich dachte: Genau so ist es.

Bis er zur Arbeit musste, war alles in Ordnung. Eine große Geburtstagsparty stand an, er hatte die Verantwortung für das Catering und würde den ganzen Abend bleiben. Als er seinen Pullover nahm, rutschte mir der Satz heraus: »João, ich habe Angst vor deiner dunklen Seite.«

Er starrte mich ein paar Sekunden entgeistert an. »Ich muss los«, sagte er schließlich.

Eine halbe Stunde später klingelte mein Telefon. Als ich abnahm, fing er sofort wieder an zu brüllen. »Was soll denn so ein Kommentar, direkt, bevor ich zur Arbeit gehe? Du bist so unglaublich egoistisch.«

»Aber ich habe wirklich Angst vor deiner dunklen Seite.«

»Pech für dich!« Er schrie in voller Lautstärke. »Ich mag meine dunkle Seite, sie ist ein Teil von mir. Und du mit deiner passivaggressiven Art bist viel schlimmer! Ich muss jetzt weiterarbeiten, lass mich bloß in Ruhe!«

Abends, so hatten wir ein paar Stunden zuvor überlegt, wollten wir mit den anderen feiern gehen. Nun war ich allerdings alles andere als in Partystimmung. Aber wir hatten bereits zugesagt.

Wie mittlerweile schon üblich, ignorierte mich João, aber da fast alle unsere Mitbewohner mitgekommen waren, fand ich es nicht so schlimm. Ich unterhielt mich gerade mit einem netten Engländer, als er auf mich zugestapft kam. »Ich geh jetzt. Was machst du?«

»Ich bleib noch.«

Sofort war er auf hundertachtzig. »Fein, bleib doch. Mach doch, was du willst.«

Er verschwand, doch ein paar Minuten später klingelte mein Handy. Diesmal ging ich nicht ran, ich wusste ja, was kommen würde: mehr Gebrüll.

Genau so war es. Da er mich nicht ans Telefon bekam, schrie er stattdessen auf die Mailbox: »Schön, bleib doch, mach doch dein Ding, ist mir vollkommen egal, du bist einfach das Allerletzte!«

Ich rief zurück, diesmal ging er nicht ans Telefon. Also schrie ich zurück auf seine Mailbox: »Verdammt noch mal, du hast per SMS mit mir Schluss gemacht und jetzt soll ich springen, wenn du ›Hüpf‹ sagst? Merkst du eigentlich überhaupt nichts mehr?«

Wieder rief er an, wieder ließ ich es klingeln und er brüllte aufs Band: »Und jetzt geht auch nur deine Scheißmailbox ran, ist ja großartig, wie egal ich dir bin!«

Vier bis fünf Mal riefen wir uns an und schrien uns Verwünschungen aufs Band, bis ich es schließlich aufgab, das Handy ausstellte und ins Hostel ging.

Als ich am nächsten Morgen aufwachte, war ich im ersten Moment total glücklich. Ich hatte von meinem Bruder und seinen kleinen Kindern geträumt, mit denen ich gespielt hatte. Dann machte ich die Augen auf, sah das Lattenrost des Etagenbettes über mir und begriff, wo ich war. Mein Herz krampfte sich von einer Sekunde auf die andere derart zusammen, dass es tatsächlich physisch wehtat. Gab es so etwas? Ich lag auf dem Bett und konnte mich kaum bewegen, so schwach fühlte ich mich. Es war, als würde sich mein ganzer Körper gegen die Situation wehren. Irgendwann schaffte ich es, aufzustehen, mein Handy anzustellen und etwas zu frühstücken. Dann rief João an. Als ich seine Nummer auf dem Display sah, fingen meine Beine an zu zittern. Ich konnte nicht ans Telefon gehen. Ich konnte es nicht mehr. Meine Muskeln ließen sich nicht bewegen. Ich saß da und starrte auf das Handy. Ich war ich kaum in der Lage, einen klaren Gedanken zu fassen, aber einer sickerte dann doch in mein Bewusstsein: So ging es nicht weiter. Ich wurde körperlich krank von diesem Mann. Ich konnte nicht mehr in San Francisco bleiben, sonst würde ich endgültig verrückt werden.

Schließlich fasste ich einen Entschluss: Ich musste weg. Ich rief Lina an. »Du musst meinen Flug umbuchen. Ich halte es nicht mehr aus.«

»Was ist passiert?«

»Darüber kann ich grad nicht sprechen. Es geht einfach keinen Tag länger. Bitte buch meinen Flug um. Ich muss so schnell wie möglich nach Hause.«

»Bist du sicher?«

Ich war mir sicher. Es war eher ein Gefühl als ein Gedanke, aber das Gefühl war deutlich. Mein Körper war sich sicher. Ich zitterte bei dem Gedanken, noch einen weiteren Tag hier zu verbringen.

»Ich schaue mal, was sich machen lässt. Am besten, du fliegst mit Pete nach Deutschland zurück, dann bist du nicht allein. Er fliegt ja übermorgen.«

»Okay.«

Lina hatte mir den Flug über ihre Kreditkarte gebucht, weil ich mich nicht getraut hatte. Daher musste sie nun auch umbuchen. Sie rief unter meinem Namen bei der Fluggesellschaft an und jammerte herzzerreißend. Sie müsse unbedingt den Flug ihres Ver-lobten bekommen. Dringend! Die Fluggesellschaft war nicht begeistert, stimmte aber nach einigem Hin und Her zu. Eine Stunde später hatte ich einen Platz im Flieger. Lina war die Größte!

»Ich sage gleich Pete Bescheid, dass ihr zusammen fliegt. Er soll zu dir ins Hostel kommen, damit du nicht alleine bist.«

»Ich muss aber noch ein paar Sachen bei João rausholen.«

Pause in der Leitung.

»Mein Ladegerät zum Beispiel. Sonst geht mein Handy nicht mehr. Und ... ich muss mich auch von ihm verabschieden.«

»Das musst du wohl.« Lina klang nicht überzeugt. »Pass auf. Wir geben dir eine Stunde. Dann musst du wieder da sein. Das werde ich Pete so sagen. Sonst kommt er dich holen.«

»Ich werde gleich gehen. Bis ... äh ... bis in drei Tagen!« Das klang vollkommen unrealistisch. Ich konnte mir nicht vorstellen, in drei Tagen wieder in Deutschland zu sein. Ich konnte mir gar nichts vorstellen. Aber nun musste ich noch zu João. Ein letztes Mal.

Er war zu Hause und sah mich schweigend an, als ich zur Tür hereinkam.

»Hallo«, versuchte ich zu sagen. Nach der Hälfte des Wortes versagte mir die Stimme.

»Hallo.«

»João, ich ... ich muss gehen. Ganz. Ich gehe nach Deutschland zurück. Ich liebe dich, aber ich komme hier überhaupt nicht klar.«

»Aha. Ich bleibe hier. Es geht mir so gut wie noch nie. Alles ist wunderbar.«

Wie konnte er das sagen? Machte er sich über mich lustig? Oder sah er das wirklich so? Und was war die schlimmere Variante?

»Was wird dann aus uns?«

»Weiß ich nicht. Aber ich habe keine Lust auf eine Fernbeziehung und ich bleibe hier. Hier ist meine Familie, hier gehöre ich hin. Du kannst dir ja überlegen, was du machst.«

»Das habe ich. Der Flug ist gebucht, ich verschwinde übermorgen.«

»Alright.«

Er stand auf.

Alright? Was war das für eine sinnlose, bescheuerte Reaktion? War er wirklich derart gelassen? Ich wurde wütend, doch als er vor mir stand, merkte ich, dass er am ganzen Körper zitterte. Er war offenbar doch nicht so gleichgültig, wie er tat. Jetzt oder nie hatte ich die Chance, ihn zu demütigen. Da wurde ich auf einmal ganz ruhig.

»Gut, dann sehen wir uns also jetzt das letzte Mal. Wie wäre es mit etwas Abschiedssex?«

João starrte mich an. Und nun fing er an zu stottern. »Keine Ahnung ... Du bist echt ... Ich muss zur Arbeit.«

Er drehte sich abrupt um und verschwand. Ich versuchte zu begreifen, was gerade geschah. Hatte ich ihn wirklich zum letzten Mal in meinem Leben gesehen? Dieser Gedanke wollte nicht in mein Gehirn. So konnte es nicht sein. Er würde anrufen. Und mich zurückhaben wollen. Wir liebten uns doch!

Unter Aufbietung meiner kümmerlichen verbliebenen Kräfte nahm ich das Ladegerät und meine anderen Sachen und verließ die WG. Im Hostel wartete Pete schon auf mich. Er war sichtlich erleichtert, doch ich war zu keinem Gespräch fähig. Einmal mehr spielten wir Karten und tranken Bier. Pete wirkte gequält, beschwerte sich aber nicht. Sicher hatte ihm Lina eingeschärft, bei mir zu bleiben. Wie anstrengend das für ihn sein musste, nahm ich nur am Rande wahr, ebenso wie den Rest der Realität.

Als Pete schlief, schlich ich mich aus dem Hostel und zu der Party, bei der João gerade ausschenkte. Ein letztes Mal wollte ich ihn noch sehen. Ich versteckte mich hinter dem Gebäude und schielte vorsichtig um die Ecke. Nach fünf Minuten trat er vor die Tür, um eine Zigarette zu rauchen. Ich wich zurück – zu spät. Er hatte mich gesehen. Wir sahen uns an. Mehr als ein »Hi« brachte ich nicht heraus. Er auch nicht. Schließlich ging er in die Bar zurück.

Mein ganzes Gehirn war ausgefüllt mit einem Gedanken: »Das kann es nicht gewesen sein. Wenn er nicht anruft, steht er am Flughafen. Bestimmt steht er dort. Muss er. Er kann mich nicht einfach so nach Hause fliegen lassen.«

Doch als Pete und ich zwei Tage später zum Airport fuhren, war João nicht dort. Dabei hatte ich ihm sogar die Uhrzeit gesagt. Wie ein Teenager, der zu viele romantische Komödien geschaut hat, hoffte ich bis zuletzt: Gleich stürzt er um die Ecke. Er steht bestimmt nur im Stau. Mein Handy wird klingeln. Er wird mich aufhalten.

Doch nichts passierte. Wir stiegen in das Flugzeug – und ich verließ dieses Land, das mir nur Unglück gebracht hatte.

*

In Berlin angekommen, nahm Lina erst mich und dann Pete in die Arme. Sie wirkte erschrocken. »Du siehst ja aus … wie ein Gespenst.« Ich verstand nicht, was sie meinte. Ich hatte doch wunderbar abgenommen in San Francisco. Schließlich hatte ich ja kaum etwas gegessen. Sah das nicht gut aus? João würde sicherlich … João war nicht mehr da. Der Schmerz überwältigte mich.

»Komm, wir gehen erst mal nach Hause. Und da isst du was. Meine Güte!«

Lina war wieder in ihrem Organisationsmodus, nahm meine Tasche und brachte mich in ihre Wohnung. Dort machte sie Pasta und versuchte, mich zu überreden, mit meinen Eltern zu sprechen. Denen hatte ich schon kurz gemailt, dass ich nach Deutschland zurückkam, aber nun galt es, alles Weitere zu klären. Insbesondere, dass ich fürs Erste dort wohnen müsste. Nicht einmal diese maximale Niederlage nahm ich richtig wahr. Ich war Ende zwanzig, arbeitslos und würde in Kürze wieder bei meinen Eltern einziehen, doch alles, woran ich denken konnte, war mein verdammter Latin

Lover. Der sich nicht mehr gemeldet hatte. Auch am nächsten Tag war er mein einziges Thema. Und am übernächsten.

Dabei versuchte Lina in den folgenden zwei Wochen alles. Sie entriss mir das Handy und löschte seine Nummer. Sie nahm meinen Laptop und entfernte alle Fotos, auf denen er zu sehen war. Sie befahl mir, die Facebook-Freundschaft mit ihm zu beenden. Ich ließ alles geschehen, als wäre ich eine lebende Leiche. Eine eigene Meinung, einen eigenen Willen hatte ich nicht mehr. Ich wusste nur noch, dass alles aus war, dass ich alles vermasselt hatte und dass ich ihn liebte. Auch das konnte man eigentlich kaum »Wissen« nennen – das hätte einen bewussten Gedankengang vorausgesetzt, wie er mir nicht mehr möglich war. Ich hatte nur noch Brei im Hirn.

Lina versuchte, mich abzulenken. Erfolglos. Sie sorgte dafür, dass ich aß – das immerhin tat ich mechanisch, sodass ich wieder ein bisschen zunahm. Sonst tat ich nichts. Irgendwann verlor sie die Fassung und brüllte mich an. »Du musst nach Deutschland zurückkommen mit deinem Hirn! Du musst loslassen! Du musst verdammte noch mal einsehen, dass es vorbei ist mit ihm, und er wird sich nie, niemals wieder bei dir melden, raff das endlich!«

Ihr Geschrei führte aber nur dazu, dass ich eine Panikattacke bekam. Ich lag auf ihrem Bett und konnte mich nicht mehr bewegen. Eine halbe Stunde lang nicht. Ich hatte nur noch Angst, vor der Zukunft ebenso wie vor der Gegenwart.

Immerhin sprach ich am nächsten Tag endlich mit meinen Eltern. Sie wirkten kein bisschen überrascht, dass die San-Francisco-Sache nicht geklappt hatte, aber das fiel mir gar nicht auf. Sie erlaubten mir, wieder bei ihnen einzuziehen. Was sollten sie auch tun? Sie merkten ja, wie derangiert ich war. So konnten sie mich schlecht mir selbst überlassen. Und dass ich dauerhaft bei Lina wohnte, war weder ihr noch mir zuzumuten – sie hatte nur eine kleine Wohnung und als Studentin wenig Geld. Ihre Hilfe noch weiter in Anspruch zu nehmen, kollidierte dann doch mit meiner Restwürde. Schließlich schaffte ich es, meine Sachen zu packen. Lina buchte mir ein Zugticket, und ich fuhr nach Hamburg zurück. Um wieder in mein altes Kinderzimmer einzuziehen. Doch selbst auf der Bahnfahrt realisierte ich das nicht. Sondern dachte nur an João. Und daran, dass er sich nicht gemeldet hatte.

7

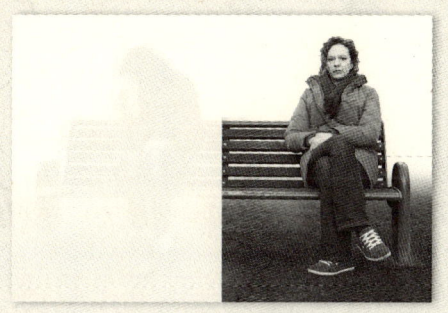

ALL IN!

Was machst du eigentlich an deinem Geburtstag?«

»Gute Frage. Weiß ich noch gar nicht. Auf jeden Fall keine große Party. Nils feiert seinen Geburtstag ja im großen Stil und mit der Hochzeit ist mein Bedarf an Partys dann gedeckt.«

Ich saß mit Nadja in unserem Wohnzimmer und wir tranken Kaffee.

Nadja war eine gute Freundin, lebte aber seit einiger Zeit in München, weshalb wir uns nicht mehr so häufig trafen. Umso mehr freute ich mich, sie endlich einmal wiederzusehen.

»Irgendwas möchte ich aber schon machen. In Richtung Mädelsabend. Vielleicht eine Pokerrunde? Nils hat mir zu Weihnachten ein Set geschenkt, das ich immer noch nicht ausprobiert habe.«

»Ach, cool, das ist doch bestimmt lustig. Lädst du Lola auch ein?«

Nadja kannte mein derzeitiges Problem mit Lola gut, denn die beiden waren schon seit gefühlten tausend Jahren befreundet. Sie waren in der Grundschule in derselben Klasse gewesen. Nadja wusste, wie es war, von Lola enttäuscht zu werden. Sie war in den vergangenen Jahren ein bisschen auf Distanz zu ihr gegangen, was der Freundschaft gut getan hatte – wenn man nicht erwartet, dass Lola sich meldet, wird man auch nicht wütend, wenn sie es nicht tut.

»Ja, ich lade sie ein. Aber es ist gut, dass du das fragst. Denn um ehrlich zu sein: Wir haben zwar wieder Kontakt, aber wir haben uns immer noch nicht ausgesprochen. Aber das weißt du ja wahrscheinlich …«

»Nein, das weiß ich nicht. Lola redet immer noch kein Stück darüber, was zwischen euch passiert ist. Sie hat mir nicht einmal erzählt, dass ihr euch überhaupt gestritten habt. Sie hat getan, als wäre alles bestens, und dich einfach nicht mehr erwähnt.«

Das fand ich seltsam. Es war gar nicht Lolas Art, so etwas zu verschweigen. Was sollte das?

»Eigenartiges Verhalten. Wie auch immer, eigentlich würde ich gerne mal mit ihr reden. Aber ich weiß nicht, wie ich es angehen soll. Sie ist ja wirklich am Ende, seit sie aus San Francisco zurück ist. Da will ich sie nicht noch zusätzlich stressen. Hast du dich schon mit ihr getroffen?«

»Wir sind locker für morgen verabredet, allerdings hat sie vorhin nicht zurückgerufen, daher weiß ich nicht, ob es was wird.«

»Ich drück die Daumen.«

»Danke.« Nadja lächelte. »Sag mal, soll Lola eigentlich immer noch deine Trauzeugin werden?«

»Ehrlich gesagt, nein. Ich habe schon Luisa gefragt.«

»Weiß Lola das?«

»Nein.« Ich sah Nadja etwas schuldbewusst an. »Noch nicht. Ich wollte es ihr persönlich sagen, aber momentan kommt sie ja gar nicht mehr aus dem Bett. Dabei würde ich die Info lieber heute als morgen loswerden. Aber wir haben uns noch gar nicht alleine gesehen.« Ich überlegte. »Sie war nur einmal zusammen mit zwei Freunden bei uns zu Besuch. Das war das erste Mal, dass wir uns seit dem … dem Vorfall wiedergesehen haben. Ich war total verkrampft und ich nehme an, sie auch. Dann kamen zum Glück Melle und Jochen, das hat aber auch nicht so richtig zusammengepasst, weil wir gar keine gemeinsamen Themen hatten. Die Trauzeugen-Sache wollte ich jedenfalls lieber ansprechen, wenn wir zu zweit sind.«

»Soll ich es ihr morgen vorsichtig beibringen?«, schlug Nadja vor, und ich nickte.

»Ja, ich glaube, das wäre nicht schlecht. Wir sind immer noch so … komisch miteinander. Sie ruft mich nicht ohne Grund an. Ich rufe sie nicht ohne Grund an. Es ist ein bisschen … förmlich.« Ich seufzte. »Und nun weiß ich schon wieder nicht, ob sie nicht anruft, weil es ihr generell so schlecht geht oder weil sie sich mir gegenüber noch schuldig fühlt. Wir sollten wirklich so bald wie möglich miteinander reden. Aber wenn du ihr das Trauzeugenthema irgendwie stecken könntest, dann wäre das hilfreich. Für uns beide. Falls sie im ersten Moment beleidigt oder verletzt ist, gibt ihr das ein bisschen Zeit, das Ganze zu verstehen. Ich mache das ja nicht, um sie zu ärgern, sondern um sie und mich und unsere Freundschaft nicht zu überfordern.«

»Ja, das ist auch sicher der richtige Ansatz. Aber apropos Hochzeit. Was machen eure Planungen?«

»Oh, die schreiten voran. Wir haben eine spitzenmäßige Location, willst du mal sehen? Die Küchenwerkstatt. Hat mir meine Chefin empfohlen. Unglaublich leckeres Essen. Und was ich toll finde: Man kann sich dort auch trauen lassen. Direkt über dem Restaurant.«

»Klingt gut.«

»Wir sind echt zufrieden. Eigentlich wollten wir ja an der Elbe feiern, aber da sind die meisten Läden unbezahlbar. Hier, das ist die Homepage.« Ich schob meinen Laptop zu ihr rüber. »Gemütlich, oder?«

»Cool! Wie viele Leute haben da Platz?«

»Knapp hundert, das war ja auch unsere Vorstellung. Wobei es gar nicht einfach ist, die Einladungsliste zu machen. Wir haben alle aufgeschrieben, die wir dabeihaben wollen, und kamen locker auf 140 Personen.«

»Wieso das denn?«

»Meine Familie ist halt ziemlich groß. Aber ich war trotzdem ganz schön erstaunt. Den Rest des Nachmittags haben wir dann damit zugebracht, krampfhaft Leute von der Liste zu streichen. Irgendwie fies. Und zeitaufwendig noch dazu. Die Planung bringt zwar Spaß, aber wir haben wirklich jede Woche irgendetwas auf der Uhr.«

»Und die Flitterwochen, wo wollt ihr hin?«

»Auf jeden Fall Südamerika. Da war ich noch nicht, und bevor wir Kinder kriegen, will ich gern auf allen Kontinenten gewesen sein – außer der Antarktis natürlich. Genaueres haben wir uns aber noch nicht überlegt. Ach, willst du eigentlich Istanbulfotos sehen?«

»Wenn es nicht vierhundert Stück sind.«

»Nicht ganz, keine Sorge.«

Als Nadja eine Stunde später losmusste, hatte Lola sie immer noch nicht zurückgerufen. »Ich schaue mal, was sich da machen lässt«, sagte sie zum Abschied. »Du weißt ja, ich laufe ihr nicht mehr hinterher. Aber früher oder später wird sie sich schon melden.«

*

Ein paar Tage später bekam ich eine SMS von Lola, ob wir uns mal treffen wollten, zum Reden. Natürlich wollte ich. Wenngleich mir immer noch nicht ganz klar war, was ich ihr sagen würde. Was konnte sie tun, damit ich ihr wieder so vertraute wie früher? In diesem Moment, wo es ihr ohnehin schon sehr schlecht ging? Ich dachte noch einmal über unseren Streit nach. Ihr Verhalten hatte mich vor allem deswegen so verletzt, weil ich damals das Gefühl gehabt hatte, sie hätte wirklich nur verschlafen. Weil ich fand: Wenn jemand weiß, dass er aufgrund seiner psychischen Krankheit unzuverlässig ist, sollte er sich umso mehr Mühe geben, zumindest in guten Phasen verlässlich zu sein. Mittlerweile sah ich den ganzen Streit oder auch Nichtstreit allerdings mit anderen Augen. Ich vermutete nun, dass Lola bereits damals dabei gewesen war, in eine schlechte Phase hineinzurutschen, ohne es sich selbst einzugestehen. Das ließ ihre vermeintliche Ausrede natürlich in einem ganz anderen Licht erscheinen.

Trotzdem: Ich fühlte mich ihr nicht mehr so nah wie damals, als wir fast jeden Tag telefoniert oder auf eine andere Weise voneinander gehört hatten. Vor unserem Streit hatte Lola alles über mich gewusst. Und ich alles über sie. Aber jetzt fragte ich mich, ob es jemals wieder so sein würde.

Ich schlug ihr ein paar Termine vor, wir verabredeten uns für Montagabend. Aber als der Montag näher rückte, sagte sie ab. Zur Hälfte hatte ich schon damit gerechnet. Uns stand ein schwieriges Gespräch bevor, vor dem sie vermutlich große Angst hatte. Das mochte ja sein – aber konnte sie nicht trotzdem verdammt noch mal ihren Hintern in meine Wohnung bewegen? Nein. Beknackte Psychotante. Ich nahm mir ein Buch und versuchte, mich abzulenken.

Plötzlich, beim Lesen, wurde mir klar, unter welcher Bedingung ich Lola verzeihen konnte. Sie müsste einsehen, dass es so nicht weiterging. Sie müsste sich Hilfe holen. Mehr als bisher. Die Idee, dass sie in eine Klinik ging, erschien mir nun nicht mehr so abwegig wie im vergangenen Winter. Im Gegenteil: Vielleicht war dieser Tagesklinik-Ansatz, den Lolas Psychologin damals angesprochen hatte und den ich für so übertrieben gehalten hatte, in Wirklichkeit sogar recht schlau.

Eine Woche später hatte ich Geburtstag. Nils und ich hatten uns freigenommen und verbrachten den Tag miteinander. Spätes Frühstück, Wellness im Spa und abends Pasta bei unserem Lieblingsitaliener Luigi. Zwischendurch riefen immer wieder Leute auf meinem Handy an und gratulierten mir zum Geburtstag. Nur eine meldete sich mal wieder nicht. Und schrieb auch keine SMS. Ich konnte nicht glauben, dass der Mist schon wieder losging. Hoffte die ganze Zeit, dass ich noch etwas hören würde. Jedoch: nichts.

Als ich am nächsten Tag immer noch keine Nachricht von Lola hatte, hatte ich die Schnauze einmal mehr gehörig voll. Meine angeblich beste Freundin hatte es nicht gebacken bekommen, mir zum Geburtstag zu gratulieren. Egal, wie es ihr ging: Eine SMS mit zwei Worten hätte ja wohl drin sein können: *Herzlichen Glückwunsch*. Wir mussten sprechen. Jetzt. Sofort. Wollte sie überhaupt noch mit mir befreundet sein?

Ich rief direkt bei ihren Eltern an. Dieser Umweg war ein bisschen unfair, aber das war mir jetzt egal. An ihr eigenes Telefon würde sie ohnehin nicht gehen, aber ich war sicher, dass ihre Mutter ihr den Hörer weiterreichen würde – dagegen konnte sie nichts unternehmen. Sekunden später war sie dran.

»Verdammt noch mal, Lola, hast du eigentlich gemerkt, dass ich Geburtstag hatte? Oder hast du das vergessen?«

Stille in der Leitung.

Das war kein gutes Zeichen. Pausen in Telefonaten mit Lola gab es nur, wenn sie anfing zu weinen. »Ich hab es nicht vergessen«, antwortete sie nach einer Ewigkeit.

»Was soll dann dein dämliches Schweigen?«

»Ich wollte dir einen Brief schreiben. Und das habe ich nicht geschafft.« Schniefen.

»Ist mir scheißegal! Ich brauche keinen Brief. Eine SMS reicht. Zwei Worte. Völlig ausreichend, wenn es dir schlecht geht. Aber das muss gefälligst drin sein!« Jetzt weinte ich auch. »Ich weiß überhaupt nicht, ob du noch mit mir befreundet sein willst.«

»Will ich!«

»Wieso gibst du dir dann nicht dieses Minimum an Mühe? Ich habe keine Lust mehr, auf dich zu warten.«

Lange Pause, unterbrochen von leisen Schluchzern. Schließlich: »Ich komm einfach nicht mehr klar, Agneta. Überhaupt kein bisschen. Ich liege auf dem Bett und dämmere vor mich hin oder lese einen Krimi nach dem anderen. Mehr mache ich nicht.«

»Oh Mann.«

»Ich ... ich wollte dir sowieso sagen, dass ich mich entschieden habe, in eine Klinik zu gehen.«

Diesmal kam die Pause von meiner Seite. Was sagt man zu so einer Information? Durfte ich mich darüber freuen?

»Wirklich? Eine richtige Klinik? Ich gebe zu, dass mir der Gedanke mit der Tagesklinik auch noch mal gekommen ist, aber eine richtige Klinik?«

»Ja. Ich komme mit meinem Leben nicht zurecht. Ich will das alles nicht mehr. Ich muss ... muss da wohl hin.«

»Krass. Ich glaube, das ist eine gute Entscheidung. Trotzdem klingt das natürlich ganz schön heftig.«

»Ist mir klar. Aber ich weiß einfach nicht mehr weiter.«

Sie schluchzte. Ich versuchte, meine Stimme wieder in den Griff zu bekommen. »Hast du schon einen genaueren Plan? Hast du mit deiner Psychologin geredet?«

»Nein. Ich habe aber einen Termin mit meiner Psychiaterin.«

»Wie jetzt?«

»Für so etwas ist die Psychiaterin zuständig. Mit der Psychologin rede ich nur, für alles andere ist die Psychiaterin zuständig. Die ist mehr so etwas wie ein normaler Arzt. Jedenfalls – wie genau das funktioniert und wann ich in die Klinik kann, weiß ich noch nicht. Ich hoffe, sofort. Ich habe ja immerhin das Glück, dass ich noch privat versichert bin.«

»Ach Mist, Lola.«

»Ja.«

Wieder Pause.

»Ich habe mir irgendwie … das Leben … ich hab mir das schöner vorgestellt.«

»Das wird auch wieder schöner.« Ich floskelte. Aber etwas Besseres fiel mir beim besten Willen nicht ein.

»Wird es, oder?«

»Ja. Auf jeden Fall. Ganz bestimmt. Ich finde es toll, dass du diesen Schritt machst.« Himmel, was für ein dummes Zeug ich redete!

»Danke. Du, ich würde wirklich gern noch einmal mit dir in Ruhe reden.«

»Tja … also jetzt feiere ich ja erst einmal meinen Geburtstag … ich würde mich freuen, wenn du auch kommst, wenn das … noch geht? Nächstes Wochenende, keine große Party«

»Dann ist es okay, wenn wir erst danach reden?«

»Aber klar doch, du bist jederzeit willkommen, das Gespräch eilt nicht. Das machen wir dann, wann es dir passt.«

»Danke. Was wünschst du dir denn?«

»Keine Ahnung. Wirklich nicht.« Ich musste ein bisschen lachen. »Dieser Themenwechsel ist jetzt echt abrupt. Aber ich denke noch mal drüber nach. Ich dachte übrigens, wir machen einen Mädels-Pokerabend.«

»Oh, cool, darauf habe ich total Lust!«

Nun klang sie schon wieder fast fröhlich. Wie schnell das bei ihr immer wechselte.

»Fein, dann sehen wir uns am Samstag.«

»Ich werde auf jeden Fall da sein. Vorher ... würde ich dir gerne noch etwas vorbeibringen.«

»Vorbeibringen?«

»Ja. Du hast doch gesagt, dass du ein Zeichen von mir brauchst. Ich stell dir eins vor die Tür.«

Am nächsten Tag stand eine Tüte vor der Tür. Darin befanden sich eine Rose, Niederegger-Marzipan – meine Lieblingssüßigkeit – und ein Bier für mich und für Nils eine Cola und Erdnussflips – seine Lieblingsknabberei. Wie süß! Ich fand es toll, dass Lola sich so bemühte, auch wenn mir immer noch lieber gewesen wäre, sie hätte sich an meinem Geburtstag gemeldet. Aber sei's drum. Wenn sie wirklich in eine Klinik musste, dann war das auch nicht mehr so wichtig. Trotzdem hatte ich Angst, sie würde nicht zu meinem Pokerabend erscheinen.

Doch sie kam. Sie war zwar eine Stunde zu spät, aber sie schrieb eine SMS, um sich zu entschuldigen.

Nils spielte auch mit. Er erklärte uns das Spiel, denn wir waren alle mehr oder weniger blutige Anfänger. Wir legten einen Einsatz von einem Euro fest. Wer die Runde gewann, würde den Pot mit nach Hause nehmen. Lola spielte besonders begeistert, allerdings auch besonders erfolglos. Ihre riskante Spielweise wurde bald zum Running Gag. Sie riss pausenlos Witze, die allerdings nicht sonderlich lustig waren – sie handelten hauptsächlich davon, dass alle Männer Idioten und sie selbst eine beziehungsunfähige Irre war. Und dass sie, wie drollig, bald in die Klapse gehen würde. Wie sollte man damit umgehen? Am besten mit Humor. Von komischen Männerbekanntschaften konnten immerhin auch die anderen Mädels berichten.

»Lola, was für eine Erkenntnis. Natürlich sind alle Männer Idioten.« Sanni grinste resigniert. »Zumindest die, die ich kennenlerne. Da ist einer bescheuerter als der andere.«

Wir lachten.

»Sanni, du musst dein Beuteschema überarbeiten. Prollige Assis sind eben nicht brauchbar, das habe ich dir doch schon diverse Male gesagt.«

»Also mir gehts auch nicht besser.« Luisa schaute bereits zum zehnten Mal ihre zwei Karten an – als würde sie erwarten, dass die sich zwischendurch veränderten – und blickte dann wieder auf. »Ich such mir immer ganz unterschiedliche Männer, aber die sind dann auf unterschiedliche Weise beknackt. Das bringt auch nichts.«

Währenddessen tippte Carla wie wild auf ihrem Handy herum. »Alter Schwede, Carla, pack endlich das Handy weg!«

»Aber ich schreib hier gerade … mit so einem Typen. Ganz vielversprechende Sache. Er will seine Freundin für mich verlassen.«

»Er hat eine Freundin? Och Carla, das wird doch nie was.«

Nils versuchte, möglichst unbeteiligt auf den Tisch zu schauen. Ich grinste, die anderen ebenfalls. »Leute, der arme Nils. Mittendrin in so 'ner verdrehten Frauenrunde.«

Luisa streichelte ihm mitleidig den Arm. »Nils, fühl dich nicht angesprochen. Du bist der einzige brauchbare Mann.«

»Können wir ihn nicht klonen?« fragte plötzlich Lola, die sich eine Zeit lang nicht mehr am Gespräch beteiligt hatte. »Wir wollen alle einen Nils.«

»Ja, ein Nils für alle!« stimmten die anderen zu.

»Mädels, jetzt ist gut.« Nils sah uns streng an. »Luisa, du bist seit zehn Minuten dran. So wird die Runde nie fertig.«

Wir konzentrierten uns wieder auf das Spiel.

»All in.«

»Lola, bist du sicher? Du hast doch eben schon deinen ganzen Einsatz verloren. Willst du schon wieder alles setzen?«

»Ja, das ist so aufregend!«

Allgemeines Gelächter.

»Ganz ehrlich, du hast doch eh nix auf der Hand. Ich geh mit.« Ich hatte die letzte Runde gewonnen und fühlte mich sicher.

»So, ich will einen Showdown.« Lola legte ihre Karten offen. »Full House.«

»Ach Quatsch. Ich habe nur ein dämliches Pärchen.«

»Ich habe gewonnen!« Lola kreischte vor Begeisterung. »Ich habe gewonnen, alles meins, der ganze Pott!« Sie raffte die Cent-Stücke zusammen, und wir gratulierten ihr.

Sanni blinzelte uns an. »Leute, ich bin müde und außerdem muss ich noch eine Stunde nach Hause fahren.«

»Ja, ich auch. Aber lasst uns das unbedingt wiederholen.«

»Gerne. Wo ich schon so ein Set habe.«

Meine Mädels packten ihre Sachen zusammen und gingen. Nils und ich räumten die Küche auf.

Er wirkte nachdenklich.

»Es ging ihr doch gut«, sagte er schließlich. »Muss Lola wirklich in eine Klinik?«

»An solchen Abenden geht es ihr immer vergleichsweise gut. Schlimm wird es, wenn sie zu Hause ankommt. Das kannst du immer noch nicht nachvollziehen, oder?« Ich schaute ihn resigniert an.

»Nein, irgendwie nicht. Weil ich sie ja nur so kenne. Ich kann mir einfach nicht vorstellen, wie sie morgens nicht aus dem Bett kommt.«

»Aber dir muss doch aufgefallen sein, dass sie heute manchmal total abwesend war. So ist sie sonst nicht. Daran kann man merken, wie es ihr geht.«

»Ist mir nicht aufgefallen«, gab Nils zu. Nein, so etwas bekam er tatsächlich nicht mit. Beneidenswert, eigentlich.

»Und wie sie die ganze Zeit Sprüche über sich selbst gemacht hat und über João?«, hakte ich weiter. »Das war doch auch nicht mehr feierlich.«

»Na gut, das fand ich ein bisschen seltsam, aber auch nicht übertrieben. Sie ist eben frisch getrennt.«

»Männer. Echt. Manchmal machst du mich fertig.« Kopfschüttelnd räumte ich das letzte Glas in die Spülmaschine.

»Wann kommt sie denn in die Klinik?«

»Weiß ich noch nicht. So schnell wie möglich. Immerhin hat sie wieder angefangen, ihre Antidepressiva zu nehmen, das ist ein Fortschritt.«

»Und wann sprecht ihr beiden euch aus?«

»Keine Ahnung. Wann anders.«

Das Gespräch. Ich hatte keine Ahnung, was ich Lola sagen sollte. Meinen wichtigsten Wunsch würde sie nun ja erfüllen, sie würde sich Hilfe holen. Damit war ich fürs Erste zufrieden. Dass es zwischen uns immer noch ein bisschen eigenartig war, würde mit der Zeit schon wieder weggehen. Natürlich vermisste ich unsere Freundschaft von früher, aber ich war so froh, dass Lola überhaupt wieder in meinem Leben war, dass ich mir darum am allerwenigsten Sorgen machte. Viel wichtiger war, dass diese Klinik-Angelegenheit möglichst schnell losging. Immerhin saß sie nun schon seit zwei Monaten depressiv in ihrem alten Kinderzimmer. Das war nicht nur für sie schrecklich, sondern auch für ihre Eltern, und außerdem sah es in ihrem Lebenslauf nicht optimal aus. Wobei, darüber wollte ich nicht nachdenken. Den Fehler, mich in ihre Jobsuche einzumischen, würde ich nicht noch einmal machen, das hatte ich mir geschworen. Überhaupt musste ich mich bei sämtlichen Zielen, die sie sich setzte und dann doch nicht erreichte, sämtlichen Aufgaben, die sie sich stellte und nicht löste, konsequent heraushalten. Sonst würde ich wieder ungeduldig werden und dann würden wir uns wieder streiten. Am besten konnte ich ihr helfen, indem ich darauf verzichtete, sie noch mehr unter Druck zu setzen. Hoffentlich würde sie verstehen, dass meine Entscheidung, sie nicht zu meiner Trauzeugin zu machen, vor allem aus diesem Grund gefallen war. Hoffentlich hatte Nadja es geschafft, das Thema anzusprechen. Ich selbst hatte immer noch keinen Anlass gefunden, es ihr zu sagen.

8

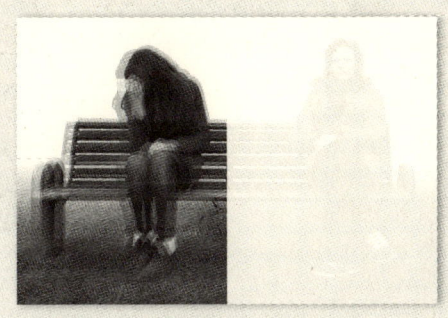

NEBEL IM KOPF

Ich fürchtete mich vor Nebel‹, dachte er. ›Dabei sollte ich eher den Mann fürchten, den ich eben auf Schloss Farnholm besucht habe.‹ Wozu Menschen fähig sind in einer Welt, in der sich alles nur um Kaufen und Verkaufen dreht. Die Ermittlungen führen Kommissar Wallander diesmal in eine völlig neue Dimension des Verbrechens.«

Der Mann, der lächelte von Henning Mankell. Der Klappentext klang gut, oder? Eigentlich war es mir völlig gleich – ich hatte das Buch bereits geöffnet und begann zu lesen. Nach zwei, drei Sätzen war ich versunken in die neuesten schwedischen Verbrechen. Das war wie eine Sucht. Seit ich wieder bei meinen Eltern eingezogen war, las ich fast jeden Tag einen kompletten schwedischen Krimi. Die Bücher halfen mir dabei, nicht über meine Situation nachzudenken. Nachdenken, das war mir immer noch nicht möglich. Schon gar nicht mit Abstand. Rational. Ernsthaft. Ich war immer noch gefangen in der kindischen und vollkommen realitätsfernen Hoffnung, dass João sich irgendwann melden würde. Die Blase, die Traumwelt – eigentlich war sie nicht wirklich geplatzt, als ich nach Amerika gefahren war. Und auch nicht, als ich nach Deutschland zurückgekommen war. Sie war beschädigt worden, aber sie war immer noch da. Schön war sie nicht mehr, aber eben trotzdem nicht real.

Wirklich zu begreifen, dass João weg war, dass ich in Deutschland war, bei meinen Eltern wohnte und keine Arbeit hatte – das war mir nicht möglich. Über die Zukunft nachzudenken, das ging noch zehnmal weniger. Ich hätte Panik bekommen, wenn ich damit angefangen hätte. Also las ich stattdessen Krimis. Wie eine Besessene.

Zwischendurch schaffte ich es immerhin, meine Hamburger Freunde zu treffen und ihnen in groben Zügen von meinem Zustand zu erzählen. Dass ich wieder da und mit João alles aus war. Sie verstanden zwar die Fakten, aber meine wahren Gefühle begriffen sie nicht. Ich konnte ihnen keinen Vorwurf daraus machen, denn wie so oft gelang es mir, Dinge, die mich traurig machten, so zu erzählen, als wären es lustige Party-Anekdoten. Ich hatte sogar meine Highlights dabei: »… und dann ignoriert er mich die ganze Zeit und als ich ihn darauf anspreche, ist er genervt und sagt: ›Miss Aufmerksamkeitsdefizit, muss denn immer nur alles um dich gehen?‹ Und wisst ihr, was ich geantwortet habe? Ausgerechnet ich?« Hier legte ich immer eine dramaturgische Pause ein. »Ich habe mich entschuldigt.«

Die Pointe zog immer. Keiner meiner Freunde konnte sich so etwas vorstellen. Meist folgte ein dummer Witz und Gelächter auf beiden Seiten. Dabei war das eigentlich das Letzte, was ich brauchte. Mein Schmerz war kein bisschen kleiner geworden, seit ich wieder da war. Doch woher sollten meine Freunde das wissen, wenn ich Witze über mich selbst riss? Ich nahm meine eigenen Gefühle nicht ernst, trampelte auf ihnen herum. Dazu neigte ich. Ich gönnte mir meine Verzweiflung nicht. Was für ein Recht hatte ich, traurig zu sein? Ich hatte es ja schließlich vermasselt. Selbst schuld. Was saß ich also herum und heulte? Anderen Leuten ging es ja noch viel schlechter.

Da ich mir vorgenommen hatte, alle meine Freunde zu treffen, fuhr ich auch Agneta besuchen. Hin und wieder hatte ich mich aufgerafft, ihr zu mailen, und nun fragte sie, ob wir uns sehen wollten. Nils und sie seien am Dienstag mit zwei Freunden namens Melle und Jochen zum Serienabend verabredet. Sie würden *How I met your mother* schauen, ob ich nicht dazukommen wolle? Die Serie sagte mir nichts. Und das befreundete Pärchen kannte ich nicht. Trotzdem sagte ich zu.

Vermutlich war das keine schlechte Idee – ein Treffen in einer größeren Gruppe, bei dem man fernsah und nicht so viel redete. Wir hatten uns seit dem Vorfall vor ein paar Monaten ja noch gar nicht wiedergesehen, sondern nur per SMS oder Facebook Kontakt gehabt. Mein schlechtes Gewissen war nicht kleiner geworden. Ich würde mich vermutlich sehr unwohl fühlen und

Agneta sich sicherlich auch. Da half es, wenn es unverfängliche Gesprächsthemen gab.

Doch als ich ankam, merkte ich, dass mich diese Situation eher noch unglücklicher machte. Schon dadurch, dass ich weder Melle und Jochen noch die Serie kannte, fühlte ich mich ausgeschlossen – und auch mit dem Gespräch hatte ich Schwierigkeiten. Dabei ging es um ganz normale Alltagsthemen, eben darum, was alle aktuell beschäftigte. Doch das Problem war: Ich merkte, wie wenig ich im Moment über Agnetas Leben wusste. Und es war meine Schuld, dass es so gekommen war.

In den folgenden Wochen ging ich immer seltener aus dem Haus. Meine Mutter weckte mich mittags und versuchte, mich zum Essen zu bewegen. Ich hatte keinen Hunger. Nachmittags versuchte sie mit wachsender Verzweiflung, mich aus dem Bett zu bekommen oder ein Gespräch zu beginnen. So kam ich manchmal mit zum Einkaufen oder zu anderen Aktivitäten. Meine Mutter sprach dabei über meinen Bruder, über dessen Kinder, über meinen Vater, das Wetter, irgendwas. Aber ich interessierte mich nur für João und die Frage, warum zum Teufel ich es nicht geschafft hatte, in San Francisco besser gelaunt zu sein. Wäre ich doch bloß etwas fröhlicher gewesen, etwas lebensbejahender. Dann wäre er auch nicht genervt gewesen.

Den Rest des Tages las ich meine Krimis, dämmerte im Halbschlaf vor mich hin oder starrte in die Gegend. Wenn meine Eltern ins Bett gegangen waren, saß ich im Wohnzimmer, rauchte Kette und dachte über alles nach. San Francisco von vorn, San Francisco von hinten. Ich dachte und dachte, stundenlang, bis es irgendwann fünf Uhr morgens war und ich mich ins Bett schleppte. Zu einem Ergebnis kam ich dabei nicht, es waren eher Gedankenschleifen als richtige Überlegungen. Nur João kam darin vor. Keine anderen Personen, keine anderen Themen – dafür war kein Platz in meinem Kopf.

Ich vergaß, wo mein Handy war. Ich ging ja ohnehin nicht mehr dran, wenn es klingelte. Und dann klingelte es immer seltener. Nur Lina rief noch manchmal auf dem Festnetz an, dann reichte meine Mutter mir den Hörer weiter. Doch auch Lina reagierte zunehmend gereizt. Kein Wunder. Irgendwann hatte sie genug und schnauzte mich an. »Mit dir befreundet zu sein ist echt nicht ergiebig, weißt du das?«

»Ach Lina, mir geht es grad nicht besonders blendend …«

»Das ist eine ganz leichte Untertreibung. Und das Problem ist, dass du über nichts anderes redest. Ich habe langsam das Gefühl, dass du gar nicht aus diesem Loch herauskommen willst. Du interessierst dich überhaupt nicht mehr dafür, wie es mir geht oder sonst irgendwem. Das soll eine Freundschaft sein?«

Wütend legte sie auf – und ich starrte reglos den Hörer an. Hatte ich jetzt auch noch Lina verloren? Wie scheiße konnte ich eigentlich sein?

Wenn eine Steigerung meiner Passivität noch möglich war, dann trat sie jetzt ein. Ich schaffte überhaupt nichts mehr. Das fiel mir in aller Deutlichkeit auf, als Agneta anrief. Und zwar einen Tag nach ihrem Geburtstag. Ich hatte es nicht geschafft, ihr zu gratulieren.

Wie so häufig, hatte ich Großes vorgehabt – schließlich galt es ja immer noch, mein Benehmen aus dem Frühling wiedergutzumachen. Ich hatte mir vorgenommen, einen Brief zu schreiben. Außerdem wollte ich ihr ein Geschenk überreichen. Ein ideales Geschenk natürlich, was denn sonst.

Ich hätte mit einer einfachen SMS anfangen sollen. Stattdessen: gar nichts. Nur völlige Überforderung.

Als wir telefonierten, war Agneta aufgelöst wie selten. Sie weinte sogar. Das hatte ich bei ihr noch nie erlebt. Es war derart furchtbar, dass ich ebenfalls in Tränen ausbrach. Als sie merkte, wie leid es mir tat, wurde sie ruhiger. »Lola, hör doch mal auf, dir immer so viel vorzunehmen. Damit überforderst du dich und dann machst du gar nichts mehr, und das ist für alle Beteiligten viel schlimmer. Was für ein Käse!«

Als ich das hörte, musste ich noch mehr weinen. Aber dann erzählte ich von der Klinik. Agneta klang erstaunt und verunsichert, aber auch erleichtert. »Gibt es schon einen Plan?«

Den gab es noch nicht wirklich. Die Idee, dass ich in eine Klinik musste, war in den letzten Wochen langsam in mir gereift. Wohl auch deswegen, weil das Thema ja bereits im Winter zuvor durch meine Mutter und meine Psychologin aufgekommen war. Ich musste aus der Blase heraus, die mich immer noch einhüllte. Aus der Parallelwelt. Ich musste überhaupt heraus. Aus der Gesamtsituation. Je länger sie dauerte, desto mehr Angst hatte ich, ernsthaft verrückt zu werden.

Ein wichtiger Auslöser für meine Überlegung war wohl die wachsende Verzweiflung meiner Mutter. Ihrem Kind dabei zuzusehen, wie es völlig aus der Spur geriet, machte sie derart fertig, das konnte wiederum ich nicht mehr mit ansehen. Mein Vater war ebenfalls unglücklich mit der Situation, hielt sich aber weitestgehend heraus. Er arbeitete auch unglaublich viel und war daher selten zu Hause. Meine Mutter jedoch, als Mensch, der gewohnt war, immer alles im Griff zu haben, war am Ende ihrer Kräfte. Das merkte ich.

Ich dachte erst, es würde reichen, meine Antidepressiva wieder zu nehmen, also machten meine Mutter und ich einen Termin bei der Psychiaterin. Zuerst musste ich aber noch Agnetas Pokerabend überstehen. Ich konnte nicht absagen, sonst würde sie nie wieder mit mir sprechen, redete ich mir ein. Und meiner Selbstachtung würde das ebenfalls den Rest geben. Wenn man von meiner Familie, Lina und Agneta absah, hatte ich seit einem Monat keinen Kontakt mehr zu anderen Menschen gehabt. Und jetzt sollte ich mit Leuten, die ich teilweise noch nicht mal kannte, Poker spielen. Angst einflößend. Aber trotzdem: Ich musste da hin.

Der Abend ging an mir vorbei. Das Spiel machte mir zwar ansatzweise Spaß, aber ich war derart in meiner Selbstverachtung versunken, dass ich mich kaum auf die Gespräche der anderen konzentrieren konnte. Mehrmals bemerkte ich, dass ich schon eine Weile in die Gegend gestarrt hatte, ohne etwas zu sehen und zu hören. Hoffentlich bekamen die anderen das nicht mit. Hoffentlich war Agneta nun wieder versöhnt. Immerhin war ich zu ihrer Party gekommen. Und hatte ihr die Tüte mit den Geschenken vor die Tür gestellt. Andererseits, was konnte so eine blöde Tüte schon großartig wiedergutmachen? Wieso wollte Agneta überhaupt noch mit mir befreundet sein? Ich war doch einfach nur anstrengend. Anstrengend, zu nichts zu gebrauchen, langweilig und bescheuert im Kopf. Ich taugte zu nichts. Aber was folgte daraus? Sollte ich mich umbringen? Wie alle leiden würden. Vor allem meine Familie. Die war ja so schon verzweifelt, wenn sie mich jetzt sahen. Nein, ich musste wirklich in eine Klinik. Suizid war keine Option.

Eine Woche später hatte ich endlich den Termin mit der Psychiaterin. Ich fuhr gemeinsam mit meiner Mutter hin. Die Psychiaterin sprach zunächst alleine mit mir. »Sie wollen also in eine Klinik?«

»Ja. Ich merke, dass ich nicht mehr zurechtkomme.«

»Nun, es gibt unterschiedliche Therapiemodelle. Ganz grob lassen sich da zwei unterscheiden. Das eine geht eher in eine tiefenpsychologische Richtung. Da wird sehr intensiv aufgearbeitet, was Ihre Krankheit ausgelöst haben könnte. Das zweite Modell ist eher ein handlungsorientierter, praktischer Ansatz. Dabei geht es ganz konkret darum, Verhaltensmodelle zu erlernen, mit denen der Patient bestimmten Lebenssituationen begegnen kann. Aber das können Sie auch in der Klinik mit den zuständigen Ärzten besprechen. Zunächst werde ich Ihnen eine Überweisung mitgeben. Wollen Sie gleich morgen ins Krankenhaus oder möchten Sie das Wochenende noch zu Hause verbringen?«

Gleich morgen? Das war mir nun doch ein bisschen zu schnell.

»Ich möchte das Wochenende zu Hause verbringen.«

»Vollkommen in Ordnung. Nehmen Sie derzeit Antidepressiva?«

»Nein, aber ich möchte wieder damit anfangen.«

»Dann würde ich gerne Ihre Mutter hereinrufen.«

Als meine Mutter den Raum betrat, richtete sich die Psychiaterin direkt an sie. »Bitte achten Sie dieses Wochenende ganz besonders auf Ihre Tochter. Ich will hier nicht überängstlich wirken, aber das Wochenende vor einem Klinikaufenthalt kann emotional sehr aufwühlend sein. Und Antidepressiva erhöhen an den ersten Tagen generell die Suizidgefahr.«

Meine Mutter schaute entsetzt.

»Ich weiß, das klingt wie ein Widerspruch in sich. Der Grund ist, dass das Medikament eine aktivierende und eine stimmungsaufhellende Wirkung hat. Die aktivierende Wirkung tritt jedoch ein paar Tage vor der stimmungsaufhellenden ein. Das kann – selten, aber es kommt vor – fatale Folgen haben. Also tun Sie mir einen Gefallen, und lassen Sie Ihre Tochter vorsichtshalber nicht aus den Augen.«

Nein, fatale Folgen hatte es für mich nicht. Dazu war ich zu gespannt auf das, was jetzt kommen würde. Mein Reiserucksack stand, Ironie der Geschichte, immer noch in meinem Zimmer. Ich packte ihn erneut, dieses Mal für die Psychiatrie. Ich tendierte eher zur konkreten Verhaltenstherapie als zum tiefenpsychologischen Ansatz. Was mit mir los war, darüber hatte ich bereits jahrelang mit meiner Psychologin gesprochen: Ich hatte eine wiederkehrende schwere Depression, die wahrscheinlich genetisch bedingt war, angesichts der Tatsache, dass ich mich bereits in meinen frühesten Kindheitserinnerungen als traurig erlebte. Meine älteste Erinnerung handelt nicht etwa von einem Urlaub oder einer Geburtstagsparty, sondern davon, wie ich mich hinter dem Vorhang im Wohnzimmer versteckte, eine Windel trug und unendlich traurig war. Natürlich glaubte mir das niemand. Alle dachten: »Wenn sie noch in die Windeln gemacht hat, muss sie zu klein gewesen sein, um sich zu erinnern.« Aber diese Erinnerung hatte ich wirklich.

Abgesehen von meiner Traurigkeit war ich übersensibel und hatte größere Schwierigkeiten als andere Menschen, mit den normalen Problemen des Lebens umzugehen. Ich hatte wenig Resilienz, sagte meine Psychologin dazu.

Mein großer Bruder machte die Dinge nicht gerade einfacher für mich: Er war immer ein derartiger Überflieger gewesen, dass ich mir neben ihm wie eine Versagerin vorkam. Hervorragendes Abitur, Einser-Abschluss an der Uni, Doktorarbeit, ebenfalls mit Auszeichnung. Verheiratet war er inzwischen natürlich auch und seine wunderhübsche Frau hatte vor Kurzem das zweite Kind bekommen. Als Teenager war er trotz seiner guten Zensuren beliebt gewesen und hatte an den Wochenenden gefeiert – wie er es geschafft hatte, am folgenden Montag eine Eins in der Matheklausur zu schreiben, war mir immer schleierhaft geblieben. Unnötig zu erwähnen, dass er blendend aussah. Als talentierter Oberliga-Basketballspieler hatte er eine sportliche Figur, was man von mir nicht unbedingt behaupten konnte. Dazu neigte ich einfach zu sehr zum Frustessen – solange es mir nicht derart schlecht ging, dass ich gar nichts mehr zu mir nahm.

Mein Bruder war, kurz gesagt, das Gegenteil von mir. Ebenso wie meine Mutter. Die beiden waren sich sehr ähnlich. Meine Mutter war eine energische, schlanke, elegante, selbstbewusste Erscheinung. Sie hatte alles und jeden im Griff, wenn sie den Raum betrat. Die beiden ließen meine Verplantheit ebenso überdeutlich hervortreten wie mein Hüftgold. Ich liebte sie, aber manchmal hatte ich das Gefühl, dass ich nicht wirklich zu ihnen gehörte. Wieso war ich so unfähig, wenn sie so perfekt waren? Innerlich verbunden fühlte ich mich eher meinem Vater. Der war genauso chaotisch, unzuverlässig und schusselig wie ich. Aber auch mein

Vater war beruflich sehr erfolgreich – und führte eine glückliche Ehe. Ich hatte weder das eine noch das andere. Und je mehr ich mich darüber grämte, desto schlimmer wurde es.

Das wusste ich aber alles schon. Ich war mir also sicher: Der tiefenpsychologische Ansatz mochte zwar interessant sein, aber viel Neues würde er nicht zutage fördern. Ich hatte weder traumatische Kindheitserlebnisse zu verarbeiten, noch fehlte mir die Einsicht in meine Krankheit. Ein Ansatz hingegen, der mir beibrachte, wie ich mit schlechten Phasen umgehen konnte, war viel verlockender. Und Montag würde es losgehen!

*

Mein Rucksack sah aus wie neu. Natürlich, ich war in den USA ja nicht wirklich herumgereist. Ratlos schaute ich in meinen Kleiderschrank. Was nahm man mit in eine psychiatrische Klinik?

Ich rief Agneta an, um sie um Hilfe zu bitten. Sie sollte unbedingt wissen, dass es nun endlich losging.

»Ich komme Montag in die Klinik«, platzte ich heraus.

»Montag schon?«

»Ja. Ich packe gerade.«

»Das geht ja schnell.«

»Ja, oder? Ich war Donnerstag bei der Psychiaterin, sie hat mir eine Überweisung geschrieben. Ich hätte sogar schon gestern einchecken können, aber das war mir dann doch ein bisschen zu extrem.«

»Krass! Und wie geht es dir?«

»Ich bin aufgeregt. Aber positiv aufgeregt. Ich gehe einfach davon aus, dass jetzt alles besser wird. Hoffentlich! Nun überlege ich, was ich mitnehmen soll. Einen Laptop? Hat man in einer Klinik W-LAN?«

»Du stellst Fragen. Damit hab ich mich noch nie beschäftigt. Haben die dir das nicht gesagt?«

»Irgendwie nicht, nein. Ich weiß noch fast gar nichts. Nur ganz grob, dass es einen tiefenpsychologischen und einen verhaltenstherapeutischen Ansatz gibt, und ich bin definitiv für den Letzteren.«

»Oh ja, unbedingt. Nicht noch eine Gesprächsrunde.«

»Nehme ich Bücher mit?«

»Wirst du Zeit zum Lesen haben?«

»Wer weiß?«

Wir lachten.

»Ich kann nicht glauben, dass du jetzt echt in eine Klinik gehst. Das ist irgendwie so seltsam … soll ich dich besuchen kommen? Oder möchtest du das nicht? Kann man mit dir telefonieren?«

»Weiß ich alles noch nicht. Ich werde mich auf jeden Fall melden.«

»Ich gebe zu, ich muss an die geschlossene Abteilung denken, auf der mein Bruder einen Teil seines Zivildiensts verbracht hat. Aber so wird es sicherlich nicht sein, du bist ja nicht verrückt.«

»Nein, und in die Geschlossene muss ich auch nicht, dahin kommen nur die akut Selbstmordgefährdeten, wobei ich das dieses Wochenende bin.«

»Lola!«

»Echt, das hat meine Psychiaterin gesagt. Selbstmorde sind eine Nebenwirkung meines Antidepressivums.«

»Verdammt komisch, ich lach mich auch gleich tot.«

»Keine Sorge, meine Mutter passt auf mich auf. Ich muss Schluss machen, ich muss ja noch ein paar anderen Leuten von meiner neuen Adresse erzählen.«

»Alles Gute! Meld dich, so schnell du kannst.«

Lina rief ich auch an. Sie war ebenso erleichtert wie Agneta und schien mir nicht mehr böse zu sein. Wahrscheinlich hätte ich mich schon viel früher melden sollen. Natürlich hätte ich das. Aber dazu war ich eben nicht fähig.

Als ich abends im Bett lag, konnte ich einmal mehr nicht einschlafen. Doch dieses Mal war es kein schlechtes Gefühl. Zwar war mir total übel vor Aufregung, aber es gab endlich Hoffnung. Hoffnung darauf, dass es mir bald besser gehen würde. Ich hatte nicht gedacht, dass ich mal in eine psychiatrische Klinik wollen würde, aber nun konnte ich es kaum erwarten, endlich dort zu sein.

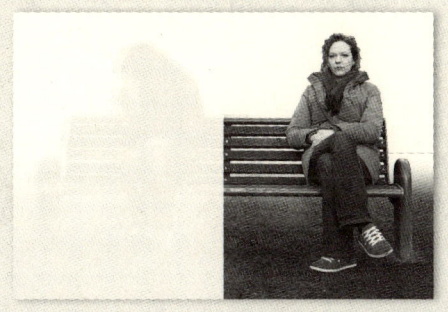

KAFFEEKLATSCH
IN DER KLAPSE

Was bringt man jemandem mit, den man in einer psychiatrischen Klinik besucht? Schokolade? Nein, Lola klagte ohnehin immer über ihre Figur. Blumen? Irgendwie unpassend. Vielleicht etwas, das sie ablenken konnte. Eine Zeitschrift. Ja, das war eine gute Idee, ich konnte ihr einfach eine blöde Frauenzeitschrift mitbringen.

Eine Frage beantwortet, kamen mir gleich hundert neue in den Sinn. Worüber unterhielt man sich wohl? Würde Lola peinlich berührt sein oder ganz entspannt? Eigentlich war ihr selten etwas peinlich, aber eine psychiatrische Klinik war ja schon eine Extremsituation. Was für Abteilungen gab es dort eigentlich? Wie würden die anderen Patienten gelaunt sein? Würden sie uns ansprechen? Würden schreiende Menschen herumrandalieren oder würden sie eher, mit Medikamenten ruhiggestellt, auf dem Gang dahinvegetieren? Vermutlich waren das nur alberne Klischees aus Filmen. Aber wie hätte ich auch eine realistische Vorstellung haben sollen. Dass mein Bruder Zivildienst in einer Psychiatrie gemacht hatte, war schon 15 Jahre her. Davon war wenig hängen geblieben. Eigentlich nur ein Kalauer eines Patienten: »Heute gibt es Grützwurst, dann rede ich wieder ganz viel Grütze!«

Lola war seit einer Woche in der Klinik. Nachdem ich so lange darauf gewartet hatte, dass etwas passiert – irgendetwas – war sie auf einmal – zack, bumm – eingewiesen worden. Vielleicht lag es daran, dass sie privat versichert war. Im Grunde war mir das aber egal, Hauptsache, es unternahm endlich jemand etwas gegen ihre Krankheit.

Doch im Moment passierte nichts. Bei unserem einzigen bisherigen Telefonat hatte Lola mir erzählt, dass sie zwar ab und an untersucht wurde, aber sonst noch keine weiteren Schritte eingeleitet worden waren. Wann ging denn die Therapie los? Ich hatte immer gedacht, gerade Depressive sollten regelmäßig beschäftigt werden. Und jetzt ließ man Lola warten. Ob das daran lag, dass sie ihren Platz so plötzlich gekriegt hatte und daher noch kein Therapeut Platz in seinem Terminkalender hatte, oder ob das normal war, war mir nicht klar. Im Moment waren Besuche Lolas einziger Weg, sich abzulenken – daher beschloss ich nun, zu ihr zu fahren.

Nils musste mitkommen. Ich fühlte mich schon in »normalen« Krankenhäusern oder Pflegestationen unwohl genug. Ein Besuch auf der Psychiatrie würde wahrscheinlich noch schlimmer sein. Ich packte die *inTouch* ein, die ich für Lola gekauft hatte, wir stiegen ins Auto und fuhren los. Die psychiatrische Abteilung war Teil eines größeren Krankenhauses. Wir verfuhren uns auf dem großen, unübersichtlichen Krankenhausgelände. Vielleicht hätte ich den Zettel mit der Wegbeschreibung einstecken sollen, den Lola mir gegeben hatte.

»Jetzt sind wir schon wieder nicht pünktlich. Hättest du nicht ein bisschen früher fertig werden können?«

»Du warst doch selbst nicht fertig.«

»Na klar, meine Schuld, wessen denn sonst.«

Ich schwieg und sah aus dem Fenster, aber nicht lange. »Wo ist denn die Abteilung? Ich verstehe die ganzen Schilder nicht.«

»Keine Ahnung, lass uns halt irgendwo parken und uns dann durchfragen.«

Wir stellten das Auto ab und stiegen aus, als ich eine SMS bekam. Von Lola.

Hey, es gibt hier ein Café, direkt neben Haus H, also ganz leicht zu finden. Wollen wir uns nicht lieber da treffen? Mein Zimmer ist nicht so ansehnlich.

Ja, hört sich gut an, dann vor dem Eingang, okay? Bis gleich!

Wir liefen durch den winterlichen Nieselregen bis zum Café. Lola stand davor und rauchte. Dass es regnete, störte sie offenbar nicht.

»Hallo ihr Süßen!« Sie lachte und umarmte uns. Eigentlich wirkte sie ganz fröhlich – aber das tat sie häufig auf den ersten Blick. Ich war einerseits froh, dass wir uns nicht in ihrer Abteilung trafen, andererseits aber auch ein bisschen enttäuscht. Wenngleich ich es ein bisschen unheimlich fand, hätte ich schon gerne gewusst, wie es dort aussah. Wie in einem »normalen« Krankenhaus? Oder wohnlicher? Immerhin mussten die Menschen hier ja wohl oder übel länger bleiben. Richteten sie sich ihre Zimmer ein? Oder hatten sie gar nicht den Antrieb dazu?

»Na die Dame! Alles bestens bei dir?«

Wie seltsam sogar solche Begrüßungsfloskeln klangen. Was für ein Glück, dass Lola einen ziemlich schwarzen Humor hatte. »Ganz hervorragend. Könnte kaum besser sein. Wer wollte nicht schon immer mal in einer Klapse wohnen?« Sie lachte. »Kaffee und Kuchen gibt es da drüben. Ist sogar halbwegs gemütlich.«

Wir gingen hinein und suchten uns einen Tisch. Es sah fast aus wie ein normales Café. Keine fiese Krankenhausbeleuchtung, kein Klinikgeruch. Da das Café allen Patienten zur Verfügung stand, befanden sich hier viele Menschen mit Krücken, Rollstühlen oder Verbänden. Man merkte also gar nicht, dass man eine Patientin der psychiatrischen Station besuchte. Das Wort »Klapse«, das Lola so freimütig benutzte, ging mir noch nicht recht über die Lippen.

Während wir uns setzten, fiel mir auf, dass ich mich schon seit Ewigkeiten nicht mehr außerhalb einer Wohnung mit Lola getroffen hatte. Die Tatsache, dass sie vollkommen pleite war, stresste mich plötzlich. Ich wusste nicht, ob ich sie einladen sollte oder ob sie sich dann erst recht blöd fühlen würde. Jetzt musste ich eine Entscheidung treffen.

»Willst du auch einen Cappuccino? Ich lad dich ein. Zur Feier des Tages.« Dummer Spruch, aber sie schien sich zu freuen. Ich bezahlte und wir setzten uns. Das Café war tatsächlich ganz in Ordnung. Nicht so mensamäßig, wie ich befürchtet hatte. Und auch der Cappuccino war halbwegs okay. Der Kuchen hingegen schmeckte schon eher nach Krankenhaus.

»Wirklich ein super Ambiente. Ein nettes Schanzencafé ist nichts dagegen.«

Lola grinste über meine Ironie. »Und, wie ist das Leben so, draußen?«

»Na ja, das Übliche. Weihnachtsgeschenke kaufen, Adventskaffee und Weihnachtsfeiern organisieren, zu viel Glühwein trinken ... Mein ganzer Dezember ist eigentlich schon vollgeplant, dabei hat er gerade erst begonnen.«

»Klingt doch gut. Ich hätte auch gern einen vollgeplanten Dezember.«

Super. Gleich mit beiden Füßen im Fettnäpfchen gelandet. Also lieber das Thema wechseln.

»Weißt du eigentlich schon, ob du Weihnachten zu Hause bist?«

»Momentan weiß ich kaum etwas. Die reden nicht so recht mit mir.«

»Was soll das denn?«

»Keine Ahnung. Meine Mutter war vor ein paar Tagen zu Besuch, hat sich gleich einen Arzt geschnappt und ihn ordentlich zusammengefaltet. Das hat ganz gut funktioniert, jetzt weiß ich immerhin, was für Untersuchungen gemacht werden. Aber wie lange das alles wohl dauern wird? Keine Ahnung.«

»Klingt ja großartig. Und sag mal, ganz dumm dahergefragt: Wie sieht es denn mit deiner Therapie aus?«

»Ach, Therapie. Du stellst dir das so einfach vor. Nein, das geht jetzt noch gar nicht los. Das hat aber auch erst meine Mutter in Erfahrung bringen müssen. Hier geht es erst einmal nur um die Diagnose.«

Ich sah sie verwirrt an. »Ich versteh kein Wort.«

»Dies ist eine Psychiatrie. In einer Psychiatrie, oder zumindest in dieser, wird nicht therapiert. Die nimmt nur auf und verwahrt.«

»Verwahrt?«

»Ja, Menschen, die nicht therapiefähig sind, werden hier sozusagen ... naja, aufbewahrt halt. Die hoffnungslosen Fälle. Ich bin gerade wohl noch nicht therapiefähig. Erst müssen die

Medikamente richtig eingestellt werden. Es gibt ja diverse unterschiedliche Antidepressiva, die bei den Patienten unterschiedlich wirken, da ist bei mir noch Luft nach oben.«

»Aha.«

»Ja, und dann sind hier noch akut gefährdete Leute, also welche, die sonst von der Brücke springen.«

»Und was genau wird dann überhaupt gemacht?«

»Man bekommt Medikamente. Dazu gibts noch eine genaue Diagnose, die krieg ich jetzt auch.«

»Aber deine Diagnose …«

»Steht noch nicht fest, nein. Zumindest nicht im Detail. Klar, irgendwie Depressionen, aber dazu kann man anscheinend noch viel mehr sagen. Der komische Arzt hat mich auch gleich mal zum Heulen gebracht, indem er meinte, ich sei emotional in der Entwicklung stecken geblieben.«

»Du bist was?!«

»Ja, ich bin da auf dem Stand einer 17-Jährigen. Meint er. Also nicht geistig natürlich, sondern auf der Gefühlsebene. Aber wenn du mal drüber nachdenkst, stimmt das sogar.«

»Entschuldigung?«

»Ich kann mich mit Erwachsenen überhaupt nicht identifizieren.«

Ich dachte nach. »Stimmt. Du redest sogar immer noch von ›den Erwachsenen‹, wie man es als Teenie gemacht hat.«

»Genau. Und vor allem: Mir geht es erst richtig dreckig, seit ich die Uni beendet habe. Vorher habe ich immer alles ganz gut hinbekommen. Mit anderen Worten: Ich müsste jetzt Erwachsenen-Sachen tun. Und das macht mich fertig.«

»Schön und gut, aber was soll das für eine Krankheit sein?«

»Keine Ahnung. Entwicklungsstörung?« Sie lachte hilflos. »Aber dass meine Diagnose bisher nicht ganz vollständig war, das leuchtet mir schon ein. Nur: Offenbar hat der Arzt das gleich zum Anlass genommen, meiner Mutter die Situation zu erklären und nicht mir. Als wäre ich ein kleines Kind. Das war ein klitzekleines bisschen kontraproduktiv.«

»In der Tat.« Ich schüttelte den Kopf. »Man sollte meinen, dass Ärzte in psychiatrischen Kliniken etwas sensibler sind als Orthopäden oder so, aber das scheint wohl eher nicht so zu sein.«

»Nein, eher nicht. Meiner hier ist verdammt trampelig. Aber nun erzählt doch mal ein bisschen, was bei euch so los ist. Mit mir selbst möchte ich mich eigentlich gar nicht mehr beschäftigen. Was macht die Hochzeitsplanung?«

»Oh, alles gut. Wir wollen über Weihnachten die Einladungskarten verschicken.«

»Und, wie sehen die nun aus?«

»Meine Schwägerin gestaltet die. Wir haben schon ein Muster gesehen, total großartig. Sie stanzt mit zwei goldfarbenen Ringen Löcher in das Papier, und dann kann man da durchschauen und sieht Fotos der M&M's, die ich für den Antrag bestellt habe. Das sieht so klasse aus.«

»Cool, das klingt echt gut. Ist auch viel persönlicher, als wenn man das von einem Grafiker machen ließe.«

»Ja, finde ich auch. Meine andere Schwägerin wird die Organisation des Abends übernehmen, das habe ich bei ihrer Hochzeit auch gemacht. Insgesamt sind wir auf jeden Fall gut im Zeitplan.«

»Habt ihr schon die Gästeliste fertig geschrieben?«

»Puh, ja. Das war ein ganz schöner Akt. Als wir die erste Liste geschrieben haben, hatten wir locker 140 Leute darauf stehen. In die Küchenwerkstatt passen aber nur knapp hundert Personen. Da mussten wir wie bescheuert streichen. Und vor allem: Nun müssen wir noch mal eine Auswahl treffen, wegen der Trauung. Im Trauzimmer ist nur Platz für vierzig Leute.«

»Wie schade!« Lola verstummte kurz. Dann: »Was ich noch sagen wollte: Nadja hat mit mir geredet. Wegen des Themas Trauzeugin.«

Oh Gott. Das hatte ich inzwischen verdrängt. Aber Lola sah nicht böse aus. »Mach dir keine Gedanken. Ich kann das voll verstehen. Wer will eine Irre wie mich als Trauzeugin?« Sie lachte.

»Lola!«

»Nee, im Ernst jetzt. Ich bin mir sicher, dass Luisa das momentan viel besser kann als ich. Schau mal, ich sitze in einer Klinik, wie in aller Welt sollte ich da einen Junggesellinnen-abschied organisieren? Ich habe gerade genug mit mir selber zu tun – leider. Ach, wie ich es hasse, dieses Nachdenken über mich selbst.«

Uff. Mir wurde leichter ums Herz. Sie schien wirklich nicht besonders traurig zu sein, sondern eher erleichtert, dass ich ihr das nicht aufbürdete. Ein Problem weniger für unsere Freundschaft. Nun fing sie aber schon wieder an, düster vor sich hinzubrüten.

»He, nicht abdriften!« Ich winkte vor ihren Augen hin und her.

»Ob ich wohl auch irgendwann mal heiraten werde?«

»Klar wirst du das.«

»Aber wer will mich heiraten?«

»Da mache ich mir gar keine Sorgen. Du hattest noch nie Schwierigkeiten damit, Männer umzuhauen.«

Meine Worte schienen nicht anzukommen, denn Lola starrte weiter in die Gegend. »Es gibt irgendwo jemanden für mich, oder?«

»Auf jeden Fall.« Ich sah ihr in die Augen. »Ganz sicher. Jetzt hör auf mit dem Quatsch.«

Eigentlich war ich mir tatsächlich sicher. Lola war ein kleiner Männermagnet. Ich hoffte nur, dass ihr das auch selbst bald wieder einfallen würde. Dieser Idiot von João hatte sie auf dieser Ebene so verunsichert, wie ich es noch nie bei ihr erlebt hatte. Bevor sie ihn getroffen hatte, war sie beim Thema Männer von Selbstzweifeln verschont geblieben. Und weil sie derart von ihrer Ausstrahlung überzeugt gewesen war, kam sie auch bei der Männerwelt so an. Wenn sie nun jedoch anfing, an sich zu zweifeln, würden das auch die Männer merken. Und das wurde im schlimmsten Fall zum Teufelskreis. Diesen galt es dringend zu durchbrechen – eine Psychiatrie allerdings war nicht wirklich der geeignete Ort dafür. Männer, die sie bewunderten, fand sie dort nicht. Hoffentlich. Denn ihr nächster Mann musste unbedingt stabiler sein als João. Also möglichst kein Klinik-Insasse. Ich merkte, dass ich mir schon wieder viel zu viele Gedanken machte. Um wieder ein leichteres Thema anzuschneiden, überreichte ich ihr schnell die *inTouch*. »Hier. Ich nehme mal stark an, dass deine Eltern dir so etwas Tolles nicht mitgebracht haben.«

Das Mitbringsel kam an. »Wie geil ist das denn! Nein, die würden mir niemals eine *inTouch* mitbringen. Guck mal, Brad Pitt und Angelina Jolie trennen sich angeblich schon wieder!«

*

Eine knappe Stunde später saßen wir schweigend im Auto.

»Das war irgendwie … komisch«, sagte ich schließlich.

»Ja. Wann bekommt sie denn endlich eine Therapie?«

»Was für ein seltsames Konzept. Jemanden so untätig herumhängen zu lassen. Eigentlich hält sie sich noch ganz gut.« Ich seufzte. »Danke, dass du mitgekommen bist. Und sorry für das Herumgezicke vorhin. Hab mich echt unwohl gefühlt.«

»Kein Problem, kann ich verstehen.« Manchmal war ich neidisch auf Nils' Engelsgeduld. Wie machte er das nur immer?

»Arme Lola. Hauptsache, sie ist Weihnachten zu Hause.«

»Das hoffe ich doch stark. Sonst kriegt sie erst recht die Vollkrise, das kann ja keiner wollen. Wobei Weihnachten auch so ein Depressionsauslöser ist. Generell betrachtet. Weil viele dann denken: Alle sind glücklich, nur ich nicht. Dazu noch die Erkenntnis, wie schnell die Zeit verrinnt. Und vermutlich wird es dieses Jahr besonders schlimm sein für sie, in der Stimmung und dann auch noch ohne Freund. Das ist sie ja gar nicht gewohnt.«

»Stimmt, sie war eigentlich nie besonders lange solo.«

»Nein. Aber wie dem auch sei: Wäre sie in der Klinik, wäre das erst recht ätzend.«

Weihnachten schlimm zu finden, ist für mich eine unglaublich traurige Vorstellung. Ich freue mich immer schon den gesamten Advent darauf. Wir sind zwar keine religiöse Familie, aber als traditionelles Fest nehmen wir den Heiligabend sehr wichtig. Mit Musik und selbst geschriebenen Gedichten und Geschenken, bis um Mitternacht. Am Ende sind alle betrunken vom vielen Sekt und vollkommen fertig, aber glücklich. So muss für mich Weihnachten sein. Niemand sollte an diesem Tag weinen. Schon gar nicht meine Lola. Mir stiegen die Tränen in die Augen. Ob sie jemals völlig unbeschwert sein würde? Wahrscheinlich nicht. Wahrscheinlich musste man sich damit abfinden, dass ihre Krankheit nie ganz verschwinden würde. Was für ein deprimierender Gedanke. Am besten, wir befassten uns nicht mehr damit.

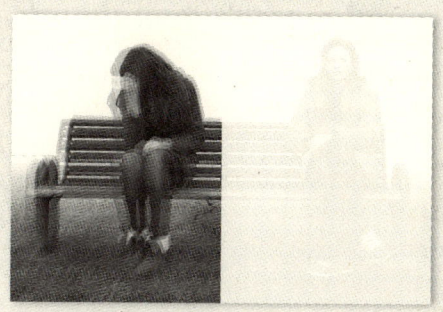

10

DR. HOUSE

Ich war aufgeregt. Fast, als würde ich auf Klassenreise fahren und nicht in eine Psychiatrie. Die Reisetasche verstärkte das Gefühl. Meine Mutter brachte mich mit dem Auto hin. Im Gegensatz zu mir war sie sehr still und angespannt. Ich konnte sie verstehen: Ihr Kind war ein Psycho und musste in eine Klapse! Also versuchte ich, sie mit dummen Sprüchen über die anderen Wracks aufzuheitern, die mir dort vermutlich begegnen würden – was aber auch nicht so recht gelang. Nur, als ich versehentlich »Patientenannahme« statt »Patientenaufnahme« sagte, musste sie lachen. Ansonsten wurde sie von Moment zu Moment bedrückter.

Vor dem Eingang des Krankenhauses stand eine Gruppe Raucher, was die Laune meiner Mutter ebenfalls nicht hob. Sie waren aus allen Altersstufen, hatten aber gemeinsam, dass sie irgendwie verbraucht aussahen. Eine magersüchtig wirkende Muslima mit Kopftuch telefonierte hektisch. Ein vermutlich drogensüchtiger Typ tänzelte von einem Bein aufs andere. Daneben schweigende ältere Männer, deren großporige Haut und rötliche Nasen nach Alkoholmissbrauch aussahen. Die Szene wirkte eigentlich wie ein normaler Bahnhofsvorplatz, insofern fand ich sie gar nicht so ungewöhnlich, aber meiner Mutter gab sie offensichtlich den Rest. Sie umarmte mich ganz fest und fuhr eilig ab. Ich blieb alleine unter Beknackten.

Das Haus war nach Störungen gestaffelt. Ganz oben im siebten Stock war die geschlossene Abteilung, darunter Essgestörte. Drogensüchtige und Alkoholiker hatten jeweils ein Stockwerk. Ich kam ins zweite, zu den Depressiven.

Alles war einem »normalen« Krankenhaus recht ähnlich, die Zimmer ebenfalls. Als privat Versicherte hatte ich ein Einzelzimmer, darin standen ein Schrank, ein Tisch, ein Sessel und ein Bett mit grünem Metallgestell. Nur die Apparaturen fehlten logischerweise, ich hatte ja kein körperliches Problem. Über dem Bett war ein weißes Regal, auf das ich Fotos meiner Freunde und meiner Familie stellte, damit das Zimmer nicht so kahl wirkte.

Meine Stimmung wurde rapide schlechter. Jetzt war ich also wirklich in der Psychiatrie. Wie um mir das zu verdeutlichen, hörte ich auf dem Gang eine Frau rufen: »Ich halte das nicht mehr aus! Ich halte das nicht mehr aus!« Immer wieder. Grauenvoll. Genau dieser Satz ging mir in meinen schlimmsten Phasen in einer Dauerschleife durch den Kopf.

Ich versuchte, wegzuhören, was mir leichter fiel, als eine Krankenpflegerin kam, um mir die Abläufe zu erläutern. Sie war mir mit ihrer freundlich-mütterlichen Art sofort sympathisch.

»Es gibt in diesem Haus diverse Dienste. Es gibt zum Beispiel Frühstücksdienst, Mittagsdienst, Abendbrotdienst und Blumendienst. Jeder muss eine Aufgabe übernehmen.«

Immer stärker wurde der Eindruck, ich wäre auf einer Klassenfahrt. Mein spartanisches Zimmer hätte sich auch in einer Jugendherberge befinden können. Ich grinste.

»Donnerstags wird gebacken, denn Freitag gibt es Kaffee und Kuchen für alle Patienten und Ärzte.«

Mein Grinsen verstärkte sich. Wenigstens lernte ich hier noch etwas Ordentliches – Backen war gar nicht meine Stärke.

»Es gibt eine tägliche Visite und mittwochs ist die große Visite. Daran nehmen alle Pfleger und alle Ärzte teil. Außerdem gibt es Sportkurse, Ergotherapie und soziales Kompetenztraining in der Gruppe.«

Jetzt war ich wieder genervt. Eines klang schlimmer als das andere. Die Sportkurse stellte ich mir ziemlich grauenhaft vor. Immerhin hatte meine Psychiaterin mich bereits darauf hingewiesen, dass es so etwas gab. Auf den Rest hingegen nicht. Soziales Kompetenztraining? Ergotherapie?

»Und die richtige Therapie?«

Die Pflegerin wirkte irritiert. »In dieser Psychiatrie geht es vorrangig um die Diagnose und um medikamentöse Stabilisierung. Frühstück gibt es morgens um acht. Bitte erscheinen Sie pünktlich. Kein Alkohol auf dem Gelände.« Sie schaute mich mahnend an.

»In der ersten Woche wird das Gelände generell nicht verlassen. In der zweiten Woche sehen wir, ob Sie am Wochenende nach Hause können. Das nennt sich ›Belastungswochenende‹ und soll auch zur Überprüfung dienen, wie stabil Sie bereits wieder sind. Tagsüber können Sie zum Supermarkt. Es gibt aber auch einen Kiosk hier auf dem Krankenhaus-Gelände.«

Ich merkte, dass ich abdriftete. Was erzählte die denn so viel? In meinen depressiven Phasen strengte mich das Zuhören manchmal zu sehr an. Offenbar stellte das auch die Pflegerin fest. »Nachher ist bereits Ihre erste Visite, da werden Sie noch mehr erfahren. Um zwölf gibt es Essen. Ist es in Ordnung, wenn ich Sie für den Mittagsdienst einteile?«

»Solange Sie nicht verlangen, dass ich Frühstück mache …«

»Gut. Eins noch: Tagsüber schlafen ist hier nicht erlaubt. Sonst bekommen Sie nachts kein Auge zu.«

Sie verließ den Raum, und ich hätte mich tatsächlich am liebsten sofort ins Bett gelegt, so sehr hatte mich alles bereits angestrengt. Doch es war schon elf, daher musste ich mich um das Essen kümmern. Auf das Mittagessen war ich gespannt. Wieder musste ich grinsen, obwohl ich eigentlich alles andere als fröhlich war. Aber ein Mittagessen mit lauter Depressiven war eine derart skurrile Vorstellung. Würden alle Patienten schweigend und bedrückt vor ihren Tellern sitzen?

Als ich den Gang hinunterlief, traf ich auf ein hübsches Mädel in meinem Alter mit einer strubbeligen blonden Kurzhaarfrisur. Sie sah so sympathisch aus, dass ich sie gleich ansprach. »Hi, ich bin Lola und gerade angekommen.«

»Hallo. Annalisa. Bin auch erst seit zwei Tagen hier.« Wir lächelten unsicher. Wie sollte dieses Gespräch jetzt weitergehen? Ich konnte nicht mit der Tür ins Haus fallen, wie ich es sonst gerne tat – denn dass wir beide depressiv waren und nicht zurechtkamen, war ja offensichtlich. Und die Frage, wie es dazu gekommen war, war selbst mir zu persönlich für den ersten Small Talk.

»Ich soll zum Mittagsdienst, kannst du mir vielleicht zeigen, wo der ist?«

»Klar, da hinten links.«

»Alles klar, bis später!«

Jedenfalls wirkte sie nett, alles andere würde sich schon finden. Nach der schreienden Frau auf dem Flur hatte ich Angst gehabt, hier wäre niemand in meinem Alter.

Als jedoch das Essen genau so verlief, wie ich befürchtet hatte – nämlich in depressiver Stille – war es mit meinem Humor vorbei. Mit meinem Appetit sowieso, denn der fettige Eintopf, der aufgetischt wurde, war wirklich nicht mein Ding. Ich starrte mit dem Löffel in der Hand an die Wand und bekam kaum einen Bissen herunter. Nach dem Mittag schleppte ich mich in mein Zimmer. Meine Glieder fühlten sich schwer an und ich fing an zu weinen. Alles ausweglos. Alles schrecklich. Ich war in einer Psychiatrie! Während João in San Francisco feierte und mich sicherlich schon lange vergessen hatte. Unerträglich!

Mitten in meine Schluchzer hinein klopfte es an der Tür. Ohne eine Antwort abzuwarten, kam ein Arzt rein. Und noch einer. Und noch einer. Insgesamt zehn Personen drängten sich um mein Bett. Was zum Teufel war denn nun los?

»Guten Tag. Mein Name ist Ulf Schönhart und ich bin hier der Oberarzt«, begrüßte mich ein hagerer Mann mit grauen Haaren und unsympathischem Gesicht. Hastig wischte ich mir die Tränen ab. »Das sind Frau Dr. Nettel, Assistenzarzt Herr Lüttchen, die Pflegerinnen und Pfleger haben Sie ja bereits kennengelernt. Die drei Herrschaften dort sind Studenten. Wie geht es Ihnen?«

Klar, bestens. Zehn Leute vor meinem Bett, in dem ich mit Jogginghose und verheulten Augen sitze – ich konnte mir nichts Schöneres vorstellen. Alle starrten mich an. Ich fühlte mich wie ein Tier im Zoo. Hätten nicht wenigstens die Studenten wegbleiben können?

»Dann erzählen Sie mal, Frau Mahnke, wieso sind Sie hier?«, versuchte der Arzt es noch mal.

»Ich bin depressiv. Und komm überhaupt nicht mehr klar.«

»Das ist ja eine interessante Wortwahl. Was genau ist Ihnen denn passiert?«

»Ich war in San Francisco bei meinem Freund und die Beziehung ist zerbrochen, und seither … bin ich einfach ein ziemliches Wrack und kriege nichts mehr gebacken.«

»Wieso reden Sie so salopp darüber?«

Der Arzt ärgerte mich.

»Das ist nun einmal meine Ausdrucksweise. Irgendwie muss man ja damit umgehen, dass man als Ditschie in der Klapse sitzt.« Ich sah ihn trotzig an.

»Interessant. Sie machen sich also über Ihre eigene Krankheit lustig. Das tun Depressive eigentlich nicht.«

Jetzt war ich nicht mehr verärgert, sondern stinksauer. »Was soll das heißen? Ich bin nicht aus Spaß in dieser Klinik, wenn Sie das meinen!«

»Das heißt, ich habe den Eindruck, dass wir hier nicht über eine klassische Depression reden. Zumindest nicht nur. Aber das werden wir noch genauer betrachten.«

Er rauschte mit seiner Entourage aus dem Zimmer und ich blieb, komplett vor den Kopf gestoßen, zurück. Was für ein riesengroßes Arschloch! Als Arzt in einer Psychiatrie sollte man vielleicht ein bisschen einfühlsamer sein. Und wieso kam so eine große Gruppe von Leuten ohne Vorwarnung in mein Zimmer? Und verschwand dann gleich wieder? Was für ein Albtraum.

Im Übrigen verstand ich nicht, was er mir sagen wollte. Fing der jetzt etwa auch noch an, mir weiszumachen, dass ich gar keine richtige Depression hatte und mich nur in meine Probleme reinsteigerte? Offenbar nahm auch er mich nicht ernst.

Mein erster Eindruck von ihm wurde in den folgenden Tagen bestätigt. In Gedanken taufte ich ihn Dr. House – er schien mir genau so ein zynischer Menschenfeind zu sein wie der Serienheld. Diesen Mist wollte ich mir nicht länger gefallen lassen. Meine Mutter hatte sich schon mit ihm angelegt, weil sie den Eindruck hatte, er würde nicht genügend Informationen herausgeben. Aber das hinderte mich nicht, auch noch ein Wörtchen dazu zu sagen.

»Ich fand den Auftritt an meinem ersten Tag unmöglich, was haben Sie sich dabei gedacht?«, fuhr ich ihn vor den anderen Ärzten an. »Ich bin depressiv und Sie kommen hier mit zehn Mann hereingelaufen und sagen im Vorbeigehen, ich sei gar nicht richtig depressiv? Ich will eine Erklärung und ich will ein Gespräch mit Ihnen allein! Und wenn ich schon dabei bin: Ich sehe nicht ein, dass hier immer Studenten dabei sein müssen!«

Dr. House blieb gelassen. »Ich habe nicht gesagt, dass Sie keine Depression haben, sondern nur, dass Ihr Verhalten untypisch ist. Mein erster Eindruck lautet, dass Sie eine neurotische Persönlichkeitsstörung haben, aber Genaueres kann ich zum jetzigen Zeitpunkt noch nicht sagen.«

Wenn er noch ein einziges Wort sprach, würde ich platzen, das wusste ich. »Persönlichkeitsstörung? Ich bin doch nicht gestört!«

»Wir müssen noch weitere Untersuchungen machen, Frau Mahnke. Es wird sich zeigen.«

Damit verließ er einmal mehr meinen Raum. Und ich blieb erneut unfassbar wütend zurück. Neurotisch? Ich? Ich war nicht neurotisch! Wer neurotisch ist, wäscht sich zwanghaft die Hände oder geht zehnmal zum Haus zurück, um zu schauen, ob abgeschlossen ist. Der ist nervig, anstrengend, Woody Allen, der Stadtneurotiker. Der bildet sich Krankheiten ein oder weiß der Geier was. Das machte ich alles nicht. Und ich wollte damit auch nicht in einen Topf geworfen werden. Erst recht hatte ich keine Persönlichkeitsstörung. »Gestört«, das klang nach Leuten, die Verbrecher wurden, die jemanden umbrachten oder missbrauchten! Das klang gefährlich und verrückt. Oder? Bei allem Ärger fiel mir auf, dass ich eigentlich gar nicht genau wusste, wovon der Arzt gesprochen hatte.

Einen Laptop hatte ich nicht mitgenommen, sodass ich nicht recherchieren konnte, was Dr. House mir hatte sagen wollen. Es gab kein W-LAN, daher hätte ich ohnehin nicht ins Internet gekonnt. Ich rief meine Mutter an, die mir am nächsten Tag ein paar Ausdrucke in die Klinik brachte. Demnach gab es acht häufige Arten spezifischer Persönlichkeitsstörungen, daneben noch mehrere seltene Arten und kombinierte Störungen. In den Texten war auch von Interaktionsstörungen die Rede. Das gefiel mir schon wesentlich besser. Mein Umgang mit mir selbst und anderen war durchaus ein Problem, aber nicht meine Persönlichkeit.

Ich blätterte in den Zetteln und erfuhr: Man kann beispielsweise paranoid sein, emotional instabil (meistens Borderline-Störung genannt), dissozial, histrionisch, zwanghaft, abhängig/dependent oder passiv-aggressiv. Das klang nach einer sehr großen Bandbreite. Was davon war ich wohl? Ich las alle Beschreibungen genau durch. Vielleicht war ich abhängig/dependent? Die Unfähigkeit, eigene Entscheidungen zu treffen, kam mir bekannt vor. »Dissozial« war offenbar die Diagnose, die ich bislang mit Persönlichkeitsstörung gleichgesetzt hatte – das waren Menschen, die mit dem Gesetz in Konflikt kamen, soziale Normen und Regeln missachteten. So war ich nicht. Die zwanghafte Störung entsprach am ehesten meiner Vorstellung von neurotischen Personen. Ansonsten hatte ich das Gefühl, dass ein wenig von allem auf mich zutraf, aber nichts so richtig.

Die Untersuchungen für die Diagnose waren umfangreich. Zum einen wurde eine Magnetresonanztomografie meines Hirns gemacht. Vor mir wartete bereits ein süßer Typ. Als ich ihn eine Minute beobachtet hatte, merkte ich, dass er wohl zur Drogenstation gehörte. Jedenfalls konnte er gar nicht still sitzen. Als er in die Röhre für den Hirnscan sollte, bekam er Panik. Warum fand ich den süß? Ich musste wirklich dringend an meinem Beute-schema arbeiten. Wenn ich irgendetwas aus der Geschichte mit João gelernt hatte, dann das.

Im Anschluss machte man einen Konzentrationstest mit mir, bei dem ich beispielsweise unter Zeitdruck bestimmte Buchstaben in einer Reihe finden sollte. Beide Tests ergaben wenig. Mein Hirn sah offenbar normal aus, und meine Konzentration war für eine Depressive vergleichsweise gut – was mir auch selbst bereits auf-gefallen war, denn viele Erkrankte sahen sich gar nicht mehr in der Lage, Bücher zu lesen.

Vor allem aber sprach eine Psychologin mit mir. Sie arbeitete einen langen Fragenkatalog mit mir ab, der alle Persönlichkeits-störungen behandelte. Viele der Fragen wiederholten sich. Die meisten waren eher von der harmlosen Sorte, etwa »Wie stehen Sie zu Ihrer Familie?« oder »Wer steht Ihnen nah?« Zwischen-durch gab es auch so etwas wie »Haben Sie schon einmal Feuer gelegt?« oder »Haben Sie schon einmal Tiere gequält?«, was dann wohl eher auf die dissoziale Störung hinauslaufen sollte.

Die Untersuchung gefiel mir, denn ich konnte viel von mir erzählen. Weniger toll waren die Gespräche mit Dr. House. Mittwochs war es besonders schlimm: Da war die große Visite und die Patienten hatten im Flur anzustehen und darauf zu warten, dass sie von allen Ärzten in Augenschein genommen wurden. Immerhin: Ich war nicht allein, die anderen Patienten hassten Dr. House genauso wie ich. Das wurde auch nicht besser, sondern schlimmer. Bis ich endlich mein Einzelgespräch mit ihm bekam.

Ich war nervös, schon bevor es losging. Was würde er jetzt wieder für Gemeinheiten auf Lager haben?

»Hallo, Frau Mahnke. Hören Sie wohl eben mal auf, mit dem Fuß zu wippen.«

Allein dieser Tonfall!

»Und warum, bitteschön?«

»Das ist unhöflich.«

Ich verschränkte die Arme vor der Brust und versuchte verzweifelt, ruhig zu bleiben und nicht aus purem Trotz umso heftiger zu wippen.

»Also, wir haben schon einiges festgestellt. Sie sind beispielsweise sehr leicht kränkbar.«

»Bin ich nicht«, fuhr ich auf, doch er ließ mich nicht weiterreden.

»Sie sind unglaublich empfindlich, insbesondere, wenn es darum geht, ob Sie ernst genommen werden oder ob jemand Sie für dumm hält.«

Ich kochte. »Vielleicht wäre es hilfreich, wenn Sie mich nicht wie ein Zootier oder wie ein kleines Mädchen behandeln würden.«

Grinste er?

»Nun, Sie machen tatsächlich nicht immer einen erwachsenen Eindruck. Eher den eines jungen Mädchens, wenn Sie mich fragen. Das unbedingt den Männern gefallen will.«

Ich war sprachlos. Weil mir keine schlagfertige Antwort mehr einfiel, schaute ich so grimmig wie möglich. Nachdem er noch ein paar weitere Sprüche gebracht hatte – das schien ihm ausnehmend Spaß zu bringen – entließ er mich.

Ich musste mich beherrschen, nicht die Tür zuzuschlagen. Wann war ich das letzte Mal so wütend gewesen? Mindestens seit João nicht mehr, wenn nicht noch viel länger. So ein Typ durfte also Patienten therapieren. Ich ging vor die Tür, um eine zu rauchen. Idiot. Ignorantes, sadistisches Arschloch. Ich sog so heftig an meiner Zigarette, dass mir fast schwindelig wurde. Am liebsten würde ich diesen Typen jetzt …

Dann stutzte ich.

Natürlich – er machte das mit Absicht, um mich zu testen. Ich war vermutlich auf so ziemlich alle seine blöden Psychomaschen angesprungen, mit denen er meine wunden Punkte herausfinden wollte. Meine Wut verflog in Sekunden. Stattdessen musste ich fast lachen. Was für ein perfider Trick! Aber wirkungsvoll, zugegebenermaßen. Trotzdem, wenn ich mir irgendeinen Menschen aus der Psychiatrie hätte wegwünschen können, wäre es Dr. House gewesen.

Als ich zurück ins Haus ging, traf ich auf Frida. Frida war gerade erst 18 geworden, klein und zierlich, mit dunklen Haaren und blasser Haut. Sie sah total zerbrechlich aus, man wollte sie am liebsten immer in den Arm nehmen und beschützen. Frida hatte einen Alkoholiker zum Vater und eine Mutter, die sich nicht gegen seine Wutausbrüche wehren konnte. Beide akzeptierten sie ohnehin nicht – weshalb ihr Geständnis, dass sie lesbisch war, erst recht nicht gut angekommen war. Nun war sie hier. Wir hatten uns beim Rauchen kennengelernt und uns sofort gemocht. Für Frida war das Gefühl, depressiv zu sein, komplett neu, weshalb ich immer das Bedürfnis hatte, ihr zu helfen.

Sie sah mich traurig an. »Ich habe es heute kaum zum Frühstück geschafft.«

»Ich auch nicht Frida, das ist nichts Schlimmes.«

Sie seufzte. »Ich schäme mich so. Es kann doch nicht so schwer sein, aufzustehen und duschen zu gehen.«

»Doch, das ist es. Das gehört zur Krankheit.«

»Aber es ist so schrecklich!«

»Ich weiß.« Ich holte kurz Luft. »Frida, glaub mir, es geht vorbei. Es geht auf jeden Fall vorbei, wirklich.«

»Meinst du?« Sie sah mich zweifelnd an. In ihren Augen erschienen Tränen. »Weißt du, ich habe gar keine Kraft, mich bei meinen Freunden zu melden oder ans Telefon zu gehen, wenn sie anrufen. Und dann fühle ich mich erst recht schlecht.«

Nun kämpfte auch ich mit den Tränen. »Ich auch nicht«, gab ich zu. »Ich habe nicht einmal allen Bescheid gesagt, dass ich in der Psychiatrie bin. Trotzdem sind mich schon vier Freundinnen besuchen gekommen.«

Sie sah mich so verständnisvoll an, dass ich all meinen Mut zusammennahm. Ich musste endlich jemandem von dem Vorfall zwischen Agneta und mir erzählen. »Ich habe immer wieder das Gefühl, meine Freunde nicht verdient zu haben. Ich bin oft nicht für sie da und tu ihnen damit weh. Dabei sind sie immer für mich da. Gerade habe ich mich mit meiner Freundin Lina gestritten, die sich immer um mich gekümmert hat, als es mir besonders schlecht ging. Und dann … meine beste Freundin …« Meine Stimme kippte weg. »Ich habe sie total enttäuscht. Man kann nicht mal sagen, dass wir uns gestritten haben. Ich war einfach nicht da. Und dann ist der Kontakt zwischen uns abgebrochen. Dabei hat sie mir so viele Chancen gegeben …«

Frida streichelte meinen Arm.

»Sie ist immer wieder auf mich zugegangen. Und ich habe es immer wieder nicht geschafft.«

»Aber dafür kannst du doch nichts. Wie ist es denn jetzt zwischen euch?«

»Seltsam. Wir hören wieder voneinander, aber es ist nicht so wie früher. Vor allem, weil ich mich immer noch so schäme.«

»Schreib ihr doch einen Brief.«

»Ja …« Ich seufzte. Wenn ich das doch nur umsetzen könnte. Frida wusste ja nicht, dass ich Agneta bereits seit einem halben Jahr schreiben wollte.

»Sie hat mich hier auch besucht.« Ich suchte nach Worten. »Weißt du, die Besuche meiner anderen Freundinnen waren … sie waren natürlich total schön, ich fand es toll, dass ich ihnen so wichtig bin. Aber irgendwie waren sie auch …«

»Anstrengend?«

»Ja.«

»Geht dir das auch so, dass es schwierig ist, dich auf Gespräche zu konzentrieren?«

»Ja. Das ist das eine. Das ist leider normal, wenn man eine schwere depressive Phase hat. Naja, und im Moment kann ich andere Leute überhaupt nur in begrenztem Umfang ertragen. Und dann schwanke ich hin und her: Einerseits will ich nicht über mich sprechen, andererseits bin ich enttäuscht, wenn sie nicht nachfragen. Oder zwar fragen, aber nicht angemessen reagieren. Obwohl das gar nicht ihre Schuld ist, denn ich bin ja selbst diejenige, die immer Witze macht.« Ich verhedderte mich in meinen eigenen Gedanken. Was wollte ich eigentlich?

»Hat deine beste Freundin auch nicht nachgefragt?«

»Doch. Da war es noch anders. Seit dem … Vorfall haben wir uns noch nicht wieder so oft gesehen. Und wenn doch, dann ist es für mich irgendwie unangenehm und traurig, wie fremd wir uns sind im Vergleich zu früher. Sie hat ihren Verlobten mitgebracht – den ich total gerne mag, aber trotzdem, wir waren halt nicht allein – und wir waren alle aufgeregt und sind … umeinander herumgeeiert, total komisch. Auf der anderen Seite war es so schön. Sie hat mir eine *inTouch* mitgebracht.«

Frida sah ein bisschen verwundert aus, offenbar konnte sie meine Rührung nicht nachvollziehen.

»Sie kann die *inTouch* nicht leiden«, erklärte ich deshalb, »aber sie hat mir trotzdem eine mitgebracht, um mich aufzumuntern. Weil sie weiß, dass das meine Lieblingszeitschrift ist. Und weil sie sich sicher war, dass meine Mutter mir so etwas nicht mitbringt. Das fand ich süß. Überhaupt war es schön, dass sie gekommen ist. Und trotzdem war ich hinterher total geschlaucht.«

»Alles Mist.«

»Ja.«

Es war ein neues Gefühl, Menschen zu haben, denen es genauso ging, denen man nicht groß erklären musste, wie man sich fühlte. Mit denen ich beispielsweise über den Suizidversuch einer Mitpatientin oder den Selbstmord des Torwarts Robert Enke sprechen konnte. Weil ich wusste: Jeder der Patienten hatte schon einmal selbst darüber nachgedacht. Das ist »normal« bei einer Depression.

Generell lehnte ich Selbstmord ab. Ich hatte sogar die These gehört, dass viele Selbsttötungen eigentlich nur Selbstmordversuche wären, die übel endeten. Da versucht jemand verzweifelt, auf seine Situation aufmerksam zu machen, und bezahlt mit dem Leben. Für mich war das keine Option.

Wir diskutierten bis zum Abwinken über das Thema. Besonders dafür geeignet war die Ergotherapiestunde: Dort hatte ich wieder das Gefühl, in einer Schulklasse zu sitzen. Genauer gesagt im Kunstunterricht. Das bedeutete für mich: Verweigerung. Kunst hatte ich immer gehasst. Ich hatte bereits mit Lina darüber gewitzelt, dass ich in der Ergotherapie bestimmt Weihnachtssterne basteln müsste. Letztendlich waren es Spiegel. Auch nicht besser.

Die Therapeutin sah aus wie eine Studentin, weshalb ich wenig Lust verspürte, mir von ihr etwas vorschreiben zu lassen. Und dann wollte sie auch noch alles ausdiskutieren! In meinem mangelnden Engagement und unserem Gequassel sah sie offenbar eine tiefer gehende Botschaft. Dabei mochte ich einfach keine Bastelstunden, verdammt noch mal!

Dachte ich zumindest. Im Laufe der Zeit stellte ich allerdings fest, dass das gar nicht stimmte. Wir konnten den Spiegel so basteln, wie wir wollten. Meiner war selbstverständlich dreimal so groß wie der von allen anderen – er sollte schließlich auffallen. Es galt, den Spiegel in Gips zu drücken und bunte Mosaike drumherum zu gestalten. Je länger ich bastelte, desto begeisterter war ich. Ich machte eine Ecke knallgelb, eine andere quietschrot. Zwischendrin ein paar dunkle, bedrohliche Steine. Ein Mosaik sah aus wie ein kleines Vögelchen, das setzte ich über die Spiegelfläche.

Doch ein kleines Detail fehlte noch. Schließlich kam mir die Erleuchtung: Ich ging zum Supermarkt neben dem Krankenhaus und kaufte eine Flasche Astra und eine Flasche Berliner Kindl. Weil es verboten war, Alkohol zu haben, fand ich die Idee umso spannender. Ich schmuggelte beide Flaschen ins Gebäude. Den Inhalt kippte ich ins Waschbecken – das Bier zu trinken, traute ich mich dann doch nicht –, aber die Kronkorken behielt ich und drückte sie rechts und links über dem Spiegel in den Gips. Perfekt!

Ich sah das Ergebnis an und grinste über mich selbst. Ein Spiegel meiner Seele, im wahrsten Sinne des Wortes.

Während ich also mit der Ergotherapie meinen Frieden machte, wurden die Sportstunden auch nach einiger Zeit nicht zu meinen Freunden. Man musste zum Aufwärmen im Kreis laufen. Das erinnerte mich ebenfalls fatal an Schulzeiten. Ich machte wirklich gern Sport, aber doch nicht so etwas Albernes. Ich vermisste meinen Tennisschläger. Stattdessen saß ich hier und machte Yoga-Übungen mit alternden Alkoholikern und erschreckend jungen Drogenwracks. Denn hier waren die Patienten aller Stationen in einem Kursus. Man sah den Gesichtern der anderen an, dass sie genauso wenig begeistert waren wie ich.

»Jetzt machen Sie den Löwen. Alle mal die Krallen ausfahren.«

Frida, Annalisa und ich hatten uns in die hinterste Ecke verzogen, wo es nicht so sehr auffiel, wenn wir kichern mussten.

»Und jetzt brüllen, so laut wie ein richtiger Löwe!«

Nein, das war wirklich nicht zu ertragen. Ich beschloss, künftig die Sportstunden zu schwänzen. Für meine Figur würde das ohnehin keinen Unterschied mehr machen. Man hätte zwar meinen können, dass ich bei dem schrecklichen Fraß eher abnehmen würde. Doch das Gegenteil war der Fall. Jeden Donnerstag stand »Wiegen« auf dem Programm. Wie bei der Visite musste man hier anstehen. Und jedes Mal wuchs mein Entsetzen: Wieder zwei Kilo zugenommen. Acht in vier Wochen! Zugegeben, ich aß mittags immer etwas vom Kiosk, weil ich das Krankenhausessen nicht aushielt. Und weil ich die ganze Zeit solchen Heißhunger hatte.

Das lag vermutlich an meinem neuen Antidepressivum. In der Psychiatrie hatten sie noch einmal meine Medikamente umgestellt. In seiner unnachahmlichen Art hatte Dr. House mich nach meinen Tabletten gefragt. »Sie nehmen Medikamente, oder?«

»Ja. Citalopram.«

»Also einen Serotonin-Wiederaufnahmehemmer. Ein klassisches Antidepressivum. Wirkt es?«

»Schon …«

»Kommt mir nicht so vor. Ich glaube, wir sollten das umstellen. Sie benötigen einen Serotonin-Noradrenalin-Wiederaufnahmehemmer, Venlafaxin beispielsweise. Können Sie schlafen?«

»Schlecht.«

»Dann bekommen Sie noch Remergil dazu, das hilft gegen Schlafstörungen.«

Nun bemerkte sogar er, dass ich den Faden verloren hatte.

»Venlafaxin wirkt nicht nur stimmungsaufhellend, sondern auch ausgleichend, es flacht die Gefühlstiefe ab. Darum wird es beispielsweise häufig bei Borderline-Persönlichkeitsstörungen eingesetzt.«

Damit verließ er den Raum. Die Frage, ob ich mit dem neuen Medikament nicht nur weniger traurig, sondern auch weniger glücklich sein würde, konnte ich ihm nicht mehr stellen.

*

Seit der Umstellung war meine vorherige Appetitlosigkeit in das Gegenteil umgekippt, weshalb ich stetig zunahm. Eine Nebenwirkung meines Schlaf-Antidepressivums. Schließlich beschloss ich, ein anderes Medikament zu verlangen. Es stand ohnehin ein Gespräch mit Dr. House und der Psychologin an: Ich würde endlich meine Diagnose bekommen.

»Ich möchte ein anderes Antidepressivum.«

»Aber Sie haben selbst gesagt, dass es besser wirkt als das vorherige.«

»Schon, aber schauen Sie mich an. Ich habe in vier Wochen acht Kilo zugenommen. Wenn ich so weitermache, bin ich bald adipös.«

»Ihr Aussehen mal wieder.«

»Hören Sie. Es ist mir egal, was Sie darüber denken. Ich bin in einer Psychiatrie. Es geht mir scheiße. Ich ziehe viel Selbstbewusstsein aus meinem Aussehen. Wenn ich also fett werde wie ein Pudding, wird es mir nicht besser gehen. Klar? Das ist auch aus therapeutischen Gesichtspunkten nicht sinnvoll.«

»Dieser Wirkstoff funktioniert bei Ihnen am besten. Wir können jedoch schauen, ob sich die Dosierung etwas verringern lässt, das sollte den Heißhunger einschränken.«

Ich hatte mich durchgesetzt. Endlich!

»Ansonsten wollten wir mit Ihnen über die Diagnose sprechen. Sie haben eine F61 und eine F33.2 auf der ICD-10-Skala.«

Die Skala, die »Internationale statistische Klassifikation der Krankheiten und verwandter Gesundheitsprobleme«, hatte ich schon auf Wikipedia kennengelernt. Sie war ein internationales System der Weltgesundheitsorganisation und bezog sämtliche denkbaren Krankheiten mit ein, alle Codes mit F standen für psychische Krankheiten und Verhaltensstörungen. Wofür die Zahlen standen, hatte ich hingegen noch nicht gelernt.

»Bin ich dependent?« Ich wollte gern schlauer als er sein, doch das gelang mir nicht.

»Nein, sind Sie nicht. Sie entscheiden sich zwar ungern, überlassen die Entscheidungen aber auch nicht anderen. Sie haben allerdings Merkmale einer histrionischen und passiv-aggressiven Störung, wobei wir lieber von Akzentuierung sprechen würden, denn so exzessiv ausgeprägt ist das bei Ihnen nicht. F33.2 steht für eine rezidivierende, also wiederkehrende, depressive Störung mit gegenwärtig schwerer Episode ohne psychotische Symptome.«

Dass ich depressiv war, und zwar wiederkehrend, war ja so weit klar und auch schon vorher diagnostiziert worden. Auch die Begründung, wieso ich nicht dependent war, leuchtete mir ein, ebenso wie die passiv-aggressive Akzentuierung. Diese, hatte ich auf Wikipedia gelesen, beinhaltete ein »tief greifendes Muster negativistischer Einstellungen und passiven Widerstandes gegenüber Anregungen und Leistungsanforderungen, die von anderen Menschen kommen.« Dabei wurde man aber eben nicht aggressiv, indem man etwas tat, sondern indem man etwas unterließ. Beispielsweise Bewerbungen schreiben. Ans Telefon gehen. In der Schule lernen. In der Psychiatrie zum Yoga-Unterricht gehen.

Was ich aber gar nicht einsah, war die histrionische Persönlichkeitsstörung. Wer histrionisch ist, übertreibt, um besser dazustehen. Schauspielert. Hat eine oberflächliche Emotionalität. Von solchen Formulierungen fühlte ich mich regelrecht angegriffen. Meine Emotionalität war nicht oberflächlich, was für eine Frechheit! Erhöhte Kränkbarkeit gehörte auch zu den Symptomen. Ich war nicht erhöht kränkbar. Auch, wenn Dr. House das behauptete. Die einzigen Punkte, mit denen ich mich identifizieren konnte, waren der Wunsch, im Mittelpunkt zu stehen, sowie der übermäßige Wunsch, attraktiv zu wirken. Natürlich, im Mittelpunkt stand ich gern. Besonders bei Männern. Und meine Attraktivität war mir wichtig. Aber was war daran falsch?

Vermutlich würde ich das in der nächsten Klinik lernen. Wo es dann auch endlich um meine Therapie ging und nicht nur um meine Diagnose. Zwar war ich regelrecht erleichtert, dass ein komplexeres Problem hinter meiner Depression steckte, denn die hatte ja immer zu einigem Unverständnis in meinem Umfeld und letztendlich auch bei mir geführt. Eigentlich hätte schon früher jemand bemerken können, dass ich nicht »nur« depressiv war. Beispielsweise meine Psychologin. Aber trotzdem: So richtig anfreunden konnte ich mich mit dieser Diagnose auch nicht.

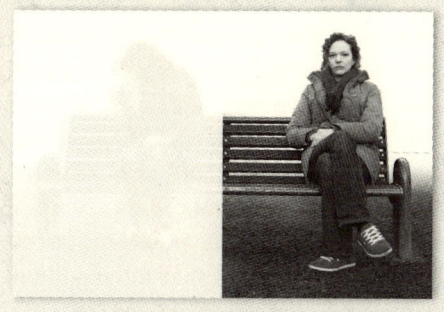

11

ZWISCHEN SAHNEBAISERS UND TISCHDECKEN

Was für ein Pailletten-Überschuss! Was für eine Ansammlung von Sahnebaisers! Wir waren doch nicht in den USA – wieso zum Geier war diese Hochzeitsmesse derart kitschig? Fast erwartete ich, jeden Moment weiße Turteltauben auffliegen zu sehen.

»Lasst uns erst mal einen Sekt trinken, ich muss mich gerade noch akklimatisieren«, sagte ich zu Sanni und Luisa, die noch entsetzter dreinblickten als ich. Schon auf der Fahrt mit dem Shuttlebus hatten die beiden darüber gewitzelt, dass ausgerechnet sie nun auf so einer Messe herumliefen – wo sie doch wahrscheinlich niemals selbst heiraten würden, wenn das so weiterging mit ihrem schlechten Händchen für Männer. Ich brauchte den Sekt also sowohl für meine tapferen Freundinnen, die mir bei der Brautkleid-Auswahl helfen sollten, als auch für mich. Ich war noch nie auf einer Hochzeitsmesse gewesen und entsprechend aufgeregt. Nun stand ich in der Halle und hatte es mir komplett anders vorgestellt. Aber wie eigentlich? Das wusste ich auch nicht so genau. Einfach ... anders. Vermutlich war das völliger Quatsch. Vermutlich war ich einfach angespannt, weil ich nun wirklich auf der Suche nach meinem Brautkleid war.

Ich zog Sanni und Luisa an Glitzer und Chichi vorbei zum Sektstand. Ich war froh, dass ich meine Mädels hatte, die genauso wenig von Kitsch hielten wie ich. So einen hysterisch kreischenden Haufen, wie man ihn in Komödien sah – wieso bezogen sich eigentlich all meine Vorstellungen bezüglich Hochzeiten auf amerikanische Filme? – hätte ich jetzt als Begleitung nicht haben wollen. Wen ich allerdings gerne dabei gehabt hätte: meine beste Freundin.

Zum gefühlt zwanzigsten Mal war ich froh, Luisa zu meiner Trauzeugin gemacht zu haben, denn Lola wäre nicht in der Lage gewesen, mit mir nach Brautkleidern zu schauen. Sie war zwar einen Tag vor Weihnachten aus der Klinik entlassen worden, aber sie sollte nun in eine zweite Klinik eingewiesen werden, wo auch wirklich eine Therapie stattfinden würde. Leider gestaltete sich der Aufnahmevorgang dermaßen deutsch-bürokratisch, dass man schon als Außenstehender einen halben Nervenzusammenbruch bekam. Dass Lola nicht damit umgehen konnte, dafür hatte ich vollstes Verständnis. Zumindest ging ich davon aus, dass sie nicht damit umgehen konnte – denn gerade meldete sie sich mal wieder nicht. Deshalb hatte ich sie lieber gar nicht erst gefragt, ob sie mit zur Hochzeitsmesse kommen wollte.

Ich bestellte drei Gläser Sekt, und wir setzten uns. Obwohl ich eigentlich nicht darüber reden wollte, kamen wir schnell auf Lola zu sprechen.

»Schade, dass sie nicht mitgekommen ist«, sagte Luisa.

»Ja, allerdings. Aber es geht ihr mal wieder nicht gut.«

»Wie lautet denn jetzt eigentlich ihre Diagnose?«

»Die ist total lang. Ich glaube nicht, dass ich sie zusammenkriege. Aber Lola hat auf jeden Fall histrionische und passiv-aggressive Verhaltensmerkmale oder so ähnlich. Und eine Depression noch obendrauf, aber das wussten wir ja.«

Die Mädels starrten mich an.

»Was soll das denn bitte bedeuten?«

»Sie ist gar nicht nur depressiv?«

»Nein, ist sie nicht. Depressive feiern nicht auf Partys, bis sie umfallen. Sie machen auch keine Witze über sich selbst. Sie sitzen zu Hause und kommen nicht heraus. Das macht Lola zwar auch, aber eben nicht immer. Das ist dann der histrionische Aspekt. Er ist der Grund dafür, dass sie auf Partys abgeht wie Schmidts Katze und keiner jemals auf die Idee käme, dass da ein depressiver Mensch unterwegs ist. Das ist also in gewisser Weise Teil der Krankheit.«

»Im Ernst? Es ist Teil der Krankheit, dass sie gern feiert? Klingt unlogisch.«

»Ich weiß.« Ich seufzte. Ich hatte es selbst alles noch nicht recht verstanden. »Ich glaube, es geht darum, dass sie keine Grenzen kennt und nicht weiß, wann Schluss ist. Und dazu kommt noch der passiv-aggressive Aspekt. Passiv-aggressiv ist man, wenn man andere durch Unterlassen zur Weißglut bringt. So etwas kann Lola gut.«

»Das leuchtet ein«, sagte Luisa schließlich. »Wobei, komische Beziehungen zu Männern haben wir auch.«

Jetzt lachten wir alle.

»Ja doch. Aber nicht dermaßen komisch eben. Und es liegt eher an den Männern. Wie auch immer. Lola ist jetzt zwar erleichtert, weil sie weiß, was mit ihr los ist, aber auch sehr verunsichert. Sie meinte, sie weiß gar nicht mehr, was denn nun die Krankheit ist und was ihre Persönlichkeit.«

»Und die Therapie?«

»Die kommt erst noch.«

»Herrje. Das war mir nicht klar.« Sanni trank ihr Glas aus. »Was heißt denn das? Wie lange wird das dauern? Kann sie überhaupt zu deiner Hochzeit kommen?«

»Ganz ehrlich: keine Ahnung. Ich hoffe schon.« Ich schwieg einen Moment. »Mädels, ehrlich gesagt will ich mich mit dieser Frage lieber nicht beschäftigen, lasst uns mal ganz schnell auf die hässlichen Kleider da hinten links zu sprechen kommen.«

»Hervorragend, gefällt mir auch viel besser.«

Ich leerte mein Glas und wir sprangen auf. Inzwischen waren wir etwas entspannter, aber so richtig wohl fühlten wir uns immer noch nicht. Vielleicht würde das anders werden, wenn ich erst einmal ein Kleid angezogen hatte. Wir näherten uns dem ersten Stand. Weiße Perlen und Glitzerstoffe quollen uns entgegen. Von Rüschen und Spitzen ganz zu schweigen. Ich seufzte. Ich hatte bereits bei meiner Internetrecherche festgestellt, dass es das Kleid, das ich mir vorstellte, offenbar gar nicht gab. Ich wollte nicht aussehen wie ein Baiser, sondern sexy. Das wiederum fand meine Mutter gar nicht gut, die das Kleid bezahlen wollte. Also nicht allzu sexy. Einteilig, champagnerfarben, nicht langweilig, aber auch nicht überladen – war das wirklich zu viel verlangt?

Offenbar ja.

»Ist das hier nicht was für dich?«

Luisa hielt ein weißes Etwas vor sich, das einen riesengroßen Fake-Diamanten am Bauch vorzuweisen hatte, und verdrehte ironisch die Augen.

»Oder hier, Marke Omas Gardine.« Sanni nahm eine geklöppelte Tischdecke in die Hand. Die Verkäuferin schaute unglücklich.

Ich lachte. So kamen wir nicht voran.

»Hier, das sieht doch ganz gut aus«, meinte Luisa plötzlich. Wir nickten. Sie hatte ein Kleid in der Hand, das ungefähr meinen Vorstellungen entsprach. Ich blickte aufs Preisschild. »Schönes Ding, zweitausend Euro, vergiss es.«

»Aber zieh es doch wenigstens mal an! Dann kann man schon einmal schauen, ob dir so etwas überhaupt steht.«

Auch wahr. Ich wandte mich der Verkäuferin zu.

»Wo probiert man hier Kleider an?«

»Gar nicht.«

»Wie bitte?«

»Man kann hier keine Kleider anprobieren.«

Wir konnten es nicht glauben.

»Wozu hängen die dann hier, wenn ich fragen darf?«

»Zum Anschauen und zur Inspiration. Hier, ein Flyer unseres Geschäfts.«

»Aber eine Freundin hat mir erzählt, dass sie auf einer Hochzeitsmesse diverse Kleider anhatte.«

»Muss eine andere Messe gewesen sein.«

Genervt verließen wir den Stand und gingen in Richtung Modenschau, wo Models einen weißen Baiser nach dem anderen über den roten Laufsteg führten. Es blitzte und blinkte, dass mir fast schwindelig wurde.

»Wir haben also ernsthaft Eintritt bezahlt, um Sekt zu trinken?«
Luisa guckte uns mit ihren großen braunen Augen ungläubig an.
»Das geht ja voll nach vorne los!«

»Mädels, tut mir leid, dass ich euch zu diesem Schwachsinnstermin geschleppt habe.«

»Kein Problem, das konntest du nicht ahnen. Und jetzt wissen wir immerhin, wie es auf Hochzeitsmessen zugeht und dass offenbar Pailletten dieses Jahr groß in Mode sind. Lasst uns einfach den Rundgang zu Ende machen, vielleicht entdecken wir doch noch etwas Hilfreiches.«

»Hast recht. Nun sind wir schon hier, da sollten wir wenigstens einmal alles gesehen haben.«

Sanni war schon weitergelaufen.

»Schau mal, das hier scheint der Stand mit der größten Auswahl zu sein. Hier muss doch ein Kleid ohne Bling-Bling dabei sein.« Akribisch gingen wir den Kleiderständer durch. Borte, Strasssteine, Rüschen.

»Entschuldigung«, sprach schließlich Luisa den Verkäufer an. »Was soll dieses ganze Gedöns? Was ist mit Frauen, die so etwas nicht mögen, dürfen die keine Brautkleider kaufen?«

Ich grinste. Der arme Verkäufer – aber wo sie recht hatte, hatte sie recht.

»Pailletten sind dieses Jahr leider Trendthema. Aber im Geschäft haben wir einige Kleider, die schlichter sind. Hier, werfen Sie doch einen Blick in den Katalog.«

Der schien tatsächlich recht brauchbar, also steckten wir ihn ein.

»Okay, ich glaube, das reicht mir für heute. Lasst uns abzischen.«

Ein bisschen groggy verließen wir die Hochzeitsmesse. Auf der Rückfahrt blätterten wir im Katalog.

»Das sieht wirklich nicht schlecht aus. Ich bin dafür, dass wir da kommendes Wochenende nach Kleidern suchen.«

»Da kann ich nicht«, sagte Luisa bedauernd. »Aber macht ruhig ohne mich.«

»Okay. Meine Mutter möchte auch mit und es soll ja eh nicht zu voll werden.«

»Was ist denn mit Lola?«

»Nichts. Ich plane sie vorerst nirgendwo ein, und wenn sie dann doch mitkommt, umso besser. Sonst bin ich bloß enttäuscht, dass sie es nicht schafft.«

Während ich das sagte, merkte ich, wie nervös mich dieser Schwebezustand machte. Ich wusste nicht, wann Lola in die Klinik musste, wann sie entlassen wurde, ob sie zur Hochzeit kam, ob wir irgendwann wieder echte beste Freundinnen sein würden. Das klärende Gespräch hatten wir ebenfalls immer noch nicht geführt und ich wusste nicht, ob wir das nun noch tun wollten oder nicht. Mir selbst erschien es inzwischen nicht mehr sinnvoll – immerhin hatte sich mein dringlichster Wunsch erfüllt, und sie holte sich professionelle Hilfe. Was gab es jetzt noch zu klären? Dass ihr Verhalten ihr leidtat, wusste ich ja. Dass sie mich nicht absichtlich oder vorsätzlich enttäuschte, ebenfalls. Dass ich nicht von ihr fordern konnte, künftig verlässlich zu sein, war mir auch klar. Insofern hatte ich eigentlich nicht viel zur aktuellen Situation zu sagen und fand den Gedanken an ein Gespräch mit einer weinenden Lola eher unangenehm.

Sie selbst sah das allerdings anders. Denn wenige Tage später bekam ich eine Facebook-Nachricht.

Ähm, hi!
Ich wollte eigentlich am Sonntag angerufen haben … und habe mich mal wieder nicht getraut … Ich wollte nämlich fragen, ob du Ende der Woche irgendwann Zeit hast? Ich weiß, dass du meintest, dass du nicht so viel Bock auf eine Aussprache hast, aber ich dachte, vielleicht wäre es doch eine ganz gute Idee?
Hugs and kisses from Lola

Also ließ es sich offenbar nicht vermeiden. Vielleicht würde es ihr nach einem klärenden Gespräch ja besser gehen. Ich atmete durch und schrieb eine Antwort.

Na die Dame,
wann genau ist Ende der Woche? Freitag habe ich schon etwas vor und ich bin auch gerade ziemlich im Arbeitsstress. Insofern werde ich wohl Samstag ohnehin nicht in Partylaune sein, dann können wir auch Samstag oder Sonntag unerquickliche Gespräche führen. ;-) Im Ernst, du hast vermutlich recht – es ist wohl gesünder, noch einmal drüber zu reden.

Gestresste Umarmungen,
Agneta
PS: Was ist denn jetzt mit der Klinik? Schon Neuigkeiten, wann es losgeht?

Am nächsten Tag schrieb sie zurück.

Hey,
dann lass uns Sonntag sagen. Mit der Klinik ist noch nichts klar. Meine Psychiaterin hat großartigerweise die Unterlagen erst anderthalb Wochen später abgeschickt, als eigentlich besprochen war. Und damit nicht genug: Sie hat sie an meine Eltern und nicht an die Krankenversicherung adressiert. Insofern verzögert sich das alles. Keine Ahnung, ob es jemals entspannter wird …

Genervte Grüße,
Lola

Am Sonntag kam sie tatsächlich vorbei. Nachdem sich unsere Aussprache über ein halbes Jahr immer wieder verschoben hatte, war es seltsam, wie schnell das nun auf einmal ging. Vermutlich war es auch für sie einfacher, weil es eigentlich nichts Neues mehr zu sagen gab.

Wir setzten uns aufs Sofa. Lola kam schnell zur Sache. Beim Sprechen zupfte sie unentwegt an ihrem schwarzen Rollkragen- pullover.

»Ich wollte mich einfach noch einmal persönlich dafür ent- schuldigen, was damals passiert ist. Ich habe dich total enttäuscht und das wollte ich nicht.«

»Ich weiß, dass du das nicht mit Absicht gemacht hast. Für mich war das eigentlich Frustrierende an der Situation, dass du vorher schon ein paar Mal unzuverlässig gewesen warst, ohne dass es dir wirklich schlecht ging. Da fühlte ich mich dann nicht mehr ernst genommen. Ich finde, wenn man durch eine Krankheit gezwungen ist, unzuverlässig zu sein, sollte man sich zwischendurch umso mehr Mühe geben. Und als du dann damals geschrieben hast, du hättest mich nur versetzt, weil du verschlafen hattest – fühlte ich mich, ehrlich gesagt, verarscht. Aber inzwischen habe ich be- griffen, dass es dir an dem Tag schon nicht gut ging und du das selbst gar nicht realisiert hattest. Oder?«

»Kann man so sagen.« Sie fing an zu weinen. »Nicht so gut ist untertrieben, es ging mir eigentlich schon übelst schlecht. Aber ich habe es erfolgreich verdrängt.«

»Ja. Das war irgendwie nicht hilfreich.«

»Ich hoffe, dass du mir irgendwann wieder vertrauen kannst. Genauso wie vorher. Ich weiß, das geht nicht sofort, ich muss darauf hinarbeiten, aber ich möchte das auf jeden Fall, denn du bist mir total wichtig.«

»Weiß ich doch.«

Nervös spielte ich an meinen Haaren. Mein ganzer Körper war so angespannt, dass es fast wehtat. Lolas Weinen überforderte mich. Die ganze Situation überforderte mich. Ich fragte mich, ob ich nicht zu streng gewesen war. Oder zu unsensibel. Ob ich nicht hätte merken müssen, dass sie nicht wirklich verschlafen hatte. Wäre das nicht mein Job gewesen, als beste Freundin? Anderer- seits fand ich, dass ich ganz schön viel Verständnis für sie zeigte –

irgendwann war es nicht mehr menschenmöglich, geduldig zu bleiben.

Lola putzte sich die Nase. »Das Ding ist: Ich traue mich immer noch nicht, dich einfach anzurufen. So wie früher. Ohne Grund. Und du … rufst ja auch noch nicht wieder an. Das ist jetzt kein Vorwurf. Aber ich hätte gern, dass es wieder so wird.«

»Ich auch.«

Sie sah mich traurig an. »Ich bin einfach so müde. Von mir selbst. Ich habe keine Lust mehr, so zu leben. Also nicht in dem Sinne, dass ich sterben will. Ich will leben. Nur nicht so, wie jetzt gerade. Ich will … ein ganz normales Leben. Wieso kann ich das nicht haben?«

»Keine Ahnung, Lola.« Wie immer, wenn sie so etwas sagte, fühlte ich mich hilflos. Ich hasste dieses Gefühl. Wieso bloß konnte ich nichts tun, damit es ihr besser ging? Mir fiel nicht einmal eine aufmunternde Antwort ein. »Keine Ahnung« war jedenfalls nicht gerade geistreich.

»Diese stationäre Verhaltenstherapie wird dazu führen, dass es dir besser geht«, setzte ich an. »Da bin ich mir ganz sicher.«

»Ich hoffe.« Sie seufzte. »Aber dass ich leben möchte, da bin ich mir immerhin sicher. Wenn ich an Selbstmord denke, komme ich nie weiter als bis zu den Abschiedsbriefen, die ich dann schreiben muss.«

»Lola!«

»Nein, warte. Das ist eigentlich eine gute Nachricht. Denn es sind so viele Abschiedsbriefe und ich will allen so genau erklären, warum ich das gemacht habe und dass sie keine Schuld haben – ich glaube, so etwas denkt niemand, der sich tatsächlich umbringen will, oder?«

»Definitiv nicht.« Ich zitterte. Was für ein Thema. Sie sah mich unsicher an. »Meinst du, wir kriegen das hin?«

»Ja, das meine ich. Lola, du bist mir doch auch total wichtig.«

Wir umarmten uns.

»Du musst einfach schnell in die Klapse, dann wird das alles wieder gut.«

»Klinik. In der Klapse war ich gerade.«

»Ach, macht ihr da einen Unterschied? Ich blicke langsam nicht mehr durch.«

»Wer tut das schon?«

Sie lachte, ich auch.

»Komm, darauf gehen wir eine rauchen.«

»Aber nur, wenn ich schnorren kann.«

»Na klar, hier die Dame.«

Wir gingen auf den Balkon und wechselten das Thema. Eine halbe Stunde später fuhr Lola zurück in ihre temporäre WG. Für die Zeit zwischen den Klinikaufenthalten war sie bei ihren Freunden Mareike und Niko untergekommen. Mich hatte sie nicht gefragt – aber so, wie die Dinge momentan zwischen uns standen, wäre es mit Sicherheit keine gute Idee gewesen, zusammenzuwohnen. Ich war froh, dass sie das offenbar auch so sah.

»Wir hören voneinander?«

»Auf jeden Fall. Agneta?«

»Ja?«

»Darf ich dich wieder anrufen? Einfach so, meine ich? Ohne Grund?«

»Klar. Wenn ich dich auch wieder anrufen darf.«

»Wenn du nicht davon ausgehst, dass ich immer rangehe.«

»Würde mir nie einfallen.« Wir grinsten uns an. »Lola, wir kriegen das hin.« Ich legte so viel Zuversicht in meine Stimme, wie ich konnte.

»Ja, oder?«

»Ja. Und meld dich auf jeden Fall, sobald du etwas Neues zu deinem Klinikaufenthalt weißt.«

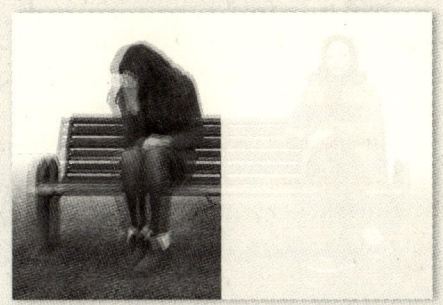

12

»KÖNNEN SIE MONTAG IN MANNHEIM SEIN?«

Ich wurde am 23.12. entlassen, pünktlich zu den Feiertagen. Schon vorher hatte einer der Ärzte bei einer tiefenpsychologisch arbeitenden Klinik in Neumünster und bei einer verhaltenstherapeutischen Klinik in Mannheim angerufen, um Infomaterial für mich anzufordern. Ich war mir inzwischen sicher, dass der verhaltenstherapeutische Ansatz für mich der bessere war, auch wenn das Erlernen neuer Verhaltensmuster wesentlich anstrengender klang, als in den Tiefen meiner Psyche zu wühlen. Es bedeutete, dass ich selbst etwas tun musste. Das widersprach also meinem passiv-aggressiven Ansatz.

Außer dem Infomaterial hatten die Ärzte mir noch einen guten Rat mit auf den Weg gegeben: »Bis Sie einen Platz in der Klinik bekommen, kann es einige Wochen dauern. Wenn es geht, bleiben Sie in dieser Zeit nicht bei Ihren Eltern. Wir haben bereits darüber gesprochen, dass Sie auf emotionaler Ebene sozusagen nicht ganz erwachsen sind. Da ist es natürlich nicht förderlich, wenn Sie bei Ihren Eltern wohnen, denn dort fällt man ja erst recht in jugendliche Verhaltensweisen zurück.«

Ich überlegte, was ich nun tun sollte. Geld hatte ich keines, mal wieder. Ich hatte zwar schon – kurz, nachdem ich aus San Francisco zurückgekommen war – einen Hartz-IV-Antrag ausgefüllt. Doch das hieß noch lange nicht, dass er auch bewilligt wurde. In der Psychiatrie war mir mein Geldmangel nicht aufgefallen, denn dort hatte ich so gut wie nichts ausgegeben. Wofür auch? Doch nun wurde mir schlagartig bewusst, wie leer mein Konto war. Irgendwo zur Zwischenmiete einzuziehen, war daher keine Option. Zwar hatte meine Freundin Mareike mir bereits angeboten, dass ich bei ihr und ihrem Freund Niko unterkommen könnte. Allerdings war ihre Wohnung nicht gerade groß. Und einige Wochen konnten ganz schön lang sein. Aber was für eine Wahl hatte ich?

Ich beschloss also, Mareikes Angebot fürs Erste anzunehmen. Wenn sich die Aufnahme in die Klinik länger hinziehen sollte, konnte ich vielleicht noch einmal zu anderen Freunden umziehen.

Gleich abends, noch am 23., teilte ich meinen Eltern diese Entscheidung mit. Sie wirkten betroffen und die Stimmung meiner Familie blieb auch an Weihnachten gedrückt. Meine eigene Stimmung war auf eine negative Art und Weise gelassen. Ich kam gerade aus der Klapse. Ich musste bald in eine Klinik. Das waren die beherrschenden, nicht sehr weihnachtlichen Gedanken. Entsprechend rauschte das Fest mehr oder weniger an mir vorbei.

Auch auf die jährlichen »Was machst du an Silvester«-Fragen hatte ich keine Lust. Dabei war ich normalerweise ein großer Silvester-Fan. Aber diesmal gar nicht: Das Thema erinnerte mich zu sehr an João. Mit ihm hatte ich im Jahr zuvor gefeiert, alles war wundervoll gewesen, wie immer in der Zeit vor San Francisco. Wir hatten ganz romantisch das Feuerwerk angeschaut, später hatten wir umwerfenden Sex gehabt. Mit diesem Silvesterabend hätte keine andere Party mithalten können, daher wollte ich die Frage am liebsten verdrängen. Und so rückte der 31. immer näher, ohne dass ich irgendeine Idee hatte.

Schließlich erbarmten sich Mareike und Niko und feierten mit mir. Wobei man das kaum Feiern nennen konnte: Weil uns nichts anderes einfiel und ich nicht gerade eine Stimmungskanone war, spielten wir schließlich »Mensch ärgere dich nicht«. Wundersamerweise lenkte mich das ein bisschen von der Gesamtsituation ab. Zumindest so weit, dass ich doch noch Lust bekam, wegzugehen.

»Wir können doch nicht an Silvester hier herumsitzen. Lass uns auf den Kiez fahren. Vielleicht finde ich da sogar irgendeinen Typen.«

»Sicher?«

»Ja, an Silvester soll man Party machen. Und knutschen.«

Wir wickelten uns in unsere Winterklamotten – es waren bestimmt minus 15 Grad draußen, eigentlich nicht sehr gemütlich – und fuhren in die Stadt, wo wir in einer verranzten Bar landeten.

Trotz des schummrigen Lichts konnte man erkennen, wie abgewetzt die Barhocker waren. Genau mein Laden.

Mareike und Niko bestellten sich Bier, ich nahm einen Vodka Red Bull, obwohl ich den nicht besonders gern trank. Lieber nicht so lange nüchtern bleiben.

»Hallo, junge Frau.«

Ich sah mich um.

Vor mir stand ein blonder Typ mit Durchschnittskörper und Durchschnittsklamotten. Wieso sollte ich mich für so jemanden interessieren? Blond war nicht mein Ding und seine Anmache auch nicht gerade originell.

»Hi.«

»Ich bin Gunnar.«

»Lola.«

»Frohes neues Jahr!«

»Dir auch.«

»Bist du öfter hier?«

Oh je. Der Mann wurde nicht spannender.

»Nein, zum ersten Mal.«

»Ach schade, ich dachte, du könntest mir einen Drink empfehlen.«

»Bier ist immer gut, oder?«

»Gute Idee.« Er strahlte und ging an die Bar. Als ich mich schon freute, ihn losgeworden zu sein, kam er mit einer Flasche in der Hand zurück.

»Und, was machst du so?«

Das war nicht sein Ernst. Blöder ging es wohl nicht. Doch wirklich schlimm war, dass mich diese an Banalität kaum zu überbietende Frage überforderte. Denn was sollte ich darauf bitteschön antworten? Ich musterte Gunnar. Er wirkte so langweilig, dass es eigentlich auch egal war.

»Willst du die Wahrheit oder soll ich dir einfach irgendwas erzählen?«

»Wahrheit wäre schon schön.« Er grinste unsicher.

»Ich bin gerade aus der Psychiatrie ausgebrochen.«

Sein Grinsen verschwand.

»Und jetzt bin ich auf der Flucht.«

Gunnar schaute mich einen Moment an, und als ich keine Anstalten machte, meine Antwort zurückzunehmen, drehte er sich um und verschwand wortlos. Ich schaute ihm nach. Vielleicht musste man Silvester doch nicht zwingend knutschen. Zumindest nicht mit so einem Langweiler. Andererseits: Allein an der Bar zu stehen, war auch nicht gerade aufregend.

Ich trank den letzten Schluck Vodka Red Bull – ein widerliches Gebräu – und wollte gerade zum Zigarettenautomaten gehen, da quatschte mich der Barkeeper an.

»Dir würden High Heels sicher toll stehen.«

Na prima. Solche Kommentare bekam ich aus irgendeinem Grund regelmäßig zu hören. Ich hasste es.

»Damit käme dein Hintern viel besser zur Geltung. Und wenn du dir vielleicht einen Pony schneiden würdest …« Ungefragt nestelte er an meinen Haaren herum. »Ich wette, dann hättest du echt 'nen Schlag bei den Männern. Dann würden sie auch nicht mehr weglaufen, so wie der gerade eben.«

»Danke, hervorragende Tipps, aber ich kann mich nicht über mangelnden Erfolg bei Männern beschweren.«

Was bildete der sich denn schon wieder ein? Ich sah ihn genauer an. Er war um die 40, leicht untersetzt und trug aus irgendeinem Grund einen Damennerzmantel.

»Hier, Nachschub, geht aufs Haus.«

Er schob mir einen Sekt hinüber und zwinkerte mir zu. Ich konnte zwinkernde Männer nicht leiden, aber irgendwie fand ich ihn dennoch faszinierend. Vielleicht wegen des Mantels? Offenbar hatte er einen ziemlichen Knall, das war mir sympathisch.

»Darfst du mir denn einen Drink ausgeben? Was sagt dein Chef dazu?«

»Mir gehört der Laden.«

»Dir gehört der Laden? Dann würde ich vorschlagen, mal die Tapete zu wechseln, so richtig neu wirkt sie ja nicht mehr.«

»Wenn du meinst. Welche Farbe würdest du denn empfehlen?«

»Pink kommt hier bestimmt super.«

Statt auf meinen absichtlich bescheuerten Kommentar zu reagieren, kam er hinter seinem Tresen hervor und legte den Arm um mich. Ich merkte, dass ich doch recht viel getrunken hatte. Den Sekt zum Anstoßen, das ganze Bier beim »Mensch ärgere dich nicht«, jetzt den Longdrink ... Offenbar wirkte ich auch schon ziemlich betrunken. Oder warum glaubte er, den Arm um mich legen zu können? Auf der anderen Seite, warum eigentlich nicht? Immerhin roch er gut. Und es war Silvester. Und ich musste meinen verdammten Latin Lover aus dem Kopf bekommen.

»Sollen wir knutschen?« fragte ich ihn. Manchmal waren Männer von meiner direkten Art eingeschüchtert, aber der Nerzmantel fand das offenbar ganz normal. Und küsste mich. Er wirkte etwas unkoordiniert, anscheinend hatte auch er schon genug Alkohol gehabt.

»Weißt du, ich wohne direkt über der Bar«, nuschelte er. Oh je. War das wirklich eine gute Idee?

»Lola, komm, wir wollen nach Hause, und du siehst ebenfalls müde aus.« Mareike stand plötzlich vor mir. Sie wandte sich an meinen Barbesitzer. »Sorry, aber sie wohnt gerade bei uns und kommt sonst nicht in die Wohnung.«

»Wollt ihr echt schon los?«

»Ja, und du kommst mit, Lola. Es ist bereits fünf!«

Mareikes Ton duldete keinen Widerspruch. Ich wusste nicht, ob ich erleichtert oder enttäuscht war. Wir verließen die Bar und im nächsten Moment hatte ich den Nerzmantel schon wieder vergessen. João ... Ich schüttelte den Kopf und schaute auf mein Handy. Zehn »Frohes neues Jahr«-SMS sprangen mir entgegen, darunter eine von Agneta. Ich schrieb zurück:

Yeah, dir auch das beste aller Jahre, kann ja nur geil werden, wenn du den Mann der Männer heiratest! Wann gehen wir mal wieder feiern?

Als ich die Nachricht abgeschickt hatte, fragte ich mich, wie betrunken ich eigentlich war. War es okay, das einfach so zu schreiben? War es schon wieder normal genug zwischen Agneta und mir? Ich hätte die SMS am liebsten zurückgezogen, doch da kam bereits eine Antwort:

Nächstes Wochenende? Sind auf einer halbprivaten Party, ein Freund legt auf, komm doch mit.

Unbedingt, gute Idee!

Ich war aufgeregt. Schließlich waren wir seit einem Dreivierteljahr nicht mehr zusammen unterwegs gewesen. Vielleicht würde jetzt alles werden wie früher.

*

Am nächsten Wochenende kam ich zu früh an unserem Treffpunkt an. Das kommt ungefähr einmal im Jahr vor. Aber ich war wirklich sehr nervös und wollte unbedingt alles richtig machen. Agneta sollte merken, dass sie sich auf mich verlassen konnte. Wo blieb sie denn?

Ich zog mein Handy hervor und tippte eine SMS:

Hey, bin da, wo steckt ihr?

Kommen in zehn Minuten an.

Kurze Zeit später kam sie mit Nils um die Ecke. »Was machst du denn schon hier?«, fragte sie überrascht.

»Ich konnte nicht so gut einschätzen, wie lange ich brauchen würde.« Wir gingen in die Bar, in der die Party stattfand, und zogen unsere Jacken aus. Agneta sah umwerfend aus. Sie hatte einen Hut auf, der ihr hervorragend stand. Ich hatte nicht gewusst, dass sie einen Hutkopf hatte. Wieso hatte ich das nicht gewusst? Ich hatte sie noch nie mit einem Hut gesehen. Gleich fühlte ich mich wieder fremd. Wie viel sich in einem Dreivierteljahr verändern konnte ...

»Hey Carola!«

»Hallo Carsten!«

Nils und Agneta begrüßten diverse Leute. Ich kannte niemanden und wurde immer unglücklicher. Wie groß die Entfernung zwischen uns war. Wie angespannt sich das alles immer noch anfühlte.

Agneta lachte zu mir hinüber. Sie wirkte ebenfalls nicht völlig relaxt. »Alles okay, Lola?«

»Nicht wirklich.«

»Komm, erst mal ein Bier, dann wirds besser.« Wir gingen zusammen zur Bar und bestellten.

»Prost! Darauf, dass dieses Jahr nur Gutes bringt!«

Unsere Bierflaschen klirrten aneinander. Wir tranken und sahen uns unsicher an. Was sollte ich bloß sagen? Ich geriet in Panik. Diese Frage hatte ich mir in Agnetas Gegenwart noch nie gestellt. Sie war doch meine beste Freundin!

»Wollen wir tanzen?«

»Ja, gute Idee.«

Ich versuchte, mich auf die Musik zu konzentrieren, aber es klappte nicht, ich konnte nicht in den Partymodus wechseln. Wie sollte es denn so zwischen mir und Agneta jemals wieder gut werden? Schließlich gab ich auf und schlich zu Nils, der an einem Tisch stand und sich unterhielt.

»Na Lola, was geht ab?«

»Gar nichts.«

Nils nahm mich in den Arm. »Was ist los? Samstagabend, coole Musik, Bier in der Hand, ist doch alles bestens.«

»Ich kann gerade nicht umswitchen, sorry.«

»Warum nicht?«

»Ach ... ich ... ich bin einfach überhaupt nichts wert. Ich bin gerade aus der Klapse gekommen, wie übel ist das denn!«

»Aber Lola. In Hollywood gehört es zum guten Ton, mal in der Psychiatrie gewesen zu sein, sonst bist du gar nicht hip.«

Eine Sekunde war ich sprachlos. Dann musste ich dermaßen lachen, dass mir fast die Tränen kamen. »Nils, du hast gerade den einzig angebrachten Satz gesagt.«

Auf dem Nachhauseweg grübelte ich. Die Tatsache, dass ich in einer Psychiatrie gewesen war, störte mich dank Nils wirklich nicht mehr so sehr. Aber mit Agneta ging es so nicht weiter. Definitiv nicht. Ich musste diese bescheuerte Aussprache hinter mich bringen. Ihr sagen, dass ich etwas falsch gemacht hatte. Dass ich verstehen konnte, wie schwer es ihr nun fiel, mir zu vertrauen. Dass ich begriff, dass das Zeit brauchen würde. Und auch, dass ich sie so gerne einfach wieder anrufen würde. Ja, darüber musste ich mit ihr reden. Dieses Jahr sollte besser starten, als das letzte Jahr geendet hatte.

Drei Tage später klingelte mein Handy. Meine Mutter war dran und teilte mir mit, dass mein Hartz-IV-Antrag bewilligt worden war. Ich würde das Geld für die vergangenen vier Monate in einer Tranche überwiesen bekommen. Geld! Das bedeutete, ich konnte mir endlich neue Klamotten kaufen. Das wiederum hieß, ich konnte die Sachen wegschmeißen, die mich zu sehr an João erinnerten. Ich würde mit der Unterwäsche anfangen. Dann mussten neue Schuhe her und Shirts. Eine neue Frisur hatte ich mir bereits beim Psychiatrie-Friseur machen lassen. Auch, wenn das Ergebnis alles andere als zufriedenstellend war: Wenigstens sah ich nicht mehr aus wie vorher. Ich ging auf eine ausgedehnte Shopping-Tour. Brauchte ich nicht auch eine Jacke? Und meine Jeans passten ebenfalls nicht mehr, seit ich in der Klapse so zugenommen hatte.

Als ich mit drei vollen Tüten zu Hause ankam, war ich so zufrieden, dass ich den Schwung gleich nutzte, um Agneta eine Facebook-Nachricht zu schreiben und sie um ein Gespräch zu bitten. Wie immer antwortete sie schnell und wir verabredeten uns für Sonntag.

Ich war fürchterlich aufgeregt. Dabei wusste ich nicht, was genau mich so nervös machte. Es war eher ein diffuses Gefühl. Schließlich hatte sie schon Bereitschaft gezeigt, mir zu verzeihen. Und entschuldigt hatte ich mich auch bereits mehr oder weniger. Trotzdem, die Aufregung wich nicht, sondern wurde schlimmer. Bis ich mich anzog und mich mit flauem Magen auf den Weg zu ihr machte. Bis ich vor ihrer Tür stand. Bis ich auf dem Sofa saß und ihr noch einmal alles erklärte. Und dabei merkte, dass sie genauso aufgeregt war wie ich. Und dass sie wirklich nicht mehr böse war. Langsam wich die Angst der Erleichterung. Und schließlich sagte sie die entscheidenden Worte: »Wir kriegen das hin.«

Dabei lächelte sie so zuversichtlich, dass ich anfing, ihr zu glauben. Vielleicht schafften wir es doch. Wenn ich sie wieder anrief. Wenn ich ihr bewies, dass ich eine gute Freundin war. Wenn ich doch nur erst den Klinikaufenthalt hinter mich gebracht hätte.

*

Ein paar Tage später saß ich in Mareikes und Nikos Wohnzimmer und surfte ziellos im Internet. Es war ein durchschnittlicher Tag, ich hatte es noch nicht geschafft, einzukaufen, war aber immerhin bereits duschen gewesen. Niko und Mareike waren beide bei der Arbeit. Darüber war ich froh – ich spürte, dass ich anfing, Niko mit meiner Anwesenheit auf die Nerven zu gehen, und auch Mareike wirkte gestresst. Ich konnte es ihnen nicht verdenken. Schließlich lag ich an den schlechten Tagen in ihrem Wohnzimmer auf dem Sofa herum und war nicht ansprechbar. Wie sollte man davon nicht genervt sein?

Als ich mehr oder weniger lustlos meinen E-Mail-Account öffnete und einen Blick in den Posteingang warf, erstarrte ich.

João.

Er hatte mir geschrieben. Der Betreff lautete »Hi«.

Ich war so geschockt, dass ich so gut wie gar nichts fühlte. Ich konnte gerade noch auf »Öffnen« klicken.

Hallo Lola,
ich hoffe, du hast das letzte Jahr und insbesondere mich gut über-
standen. Ich wünsche dir alles Gute für die Zukunft.

Liebe Grüße, Jules

Jules, mit englischer Aussprache, so hatten ihn seine deutschen Freunde immer genannt. Ich selbst nie. Trotzdem unterschrieb er so. Mehr Distanz konnte man mit derart wenigen Worten kaum schaffen. Ich schwankte zwischen Ärger, Schock, Sehnsucht – und einem immer größer werdenden Triumphgefühl. Er hatte geschrieben. Er. Nicht ich. Zwar hatte ich in Gedanken Tausende E-Mails an ihn formuliert – aber ich hatte sie nicht abgeschickt. Er schon. Er hatte an mich gedacht, mitten im sonnigen San Francisco, sich hingesetzt und mir eine E-Mail geschickt. Vermisste er mich? Was sollte ich antworten? Sollte ich überhaupt antworten? Mein Triumphgefühl wich der vertrauten Unsicherheit. Ich rief Agneta an und las ihr die E-Mail vor.

»Soll ich antworten?«

»Auf keinen Fall! Was willst du darauf antworten?«

»Weiß nicht. ›Dir auch alles Gute‹? Oder irgendwas Böses, ›Du hast mein Leben versaut‹ oder so?«

»Nein, lass es. Wirklich. Er hat keine Antwort verdient.«

Lina sah das genauso, formulierte es jedoch wesentlich drastischer: »Bist du beknackt? Du antwortest selbstverständlich nicht, das steht doch gar nicht zur Debatte! Überleg doch mal, der Typ ist narzisstisch. Den kannst du am allerbesten ärgern, indem du einfach nicht reagierst. Dann wird er niemals wissen, ob du nicht reagierst, weil du zu verletzt bist, weil du die Nachricht nicht gekriegt hast oder weil es dich schon gar nicht mehr interessiert oder sonst was. Damit hast du gewonnen. Mach dir das bloß nicht kaputt!«

Die beiden hatten recht. Ich hatte gewonnen. Dieses eine Mal wenigstens. Auch, wenn ich es immer noch nicht glauben konnte. Wenngleich meine Hoffnung, dass er irgendwann vor der Tür stehen würde, in der Zwischenzeit verschwunden war, hatte ich nie akzeptieren können, dass wir wirklich nie mehr voneinander hören würden. Und er offenbar auch nicht. Das war ein gutes Zeichen. Das war sogar ein hervorragendes Zeichen. Dieses Jahr begann wirklich nicht schlecht.

Wie um zu bestätigen, dass nun endlich alles besser werden würde, klingelte zwei Tage später mein Handy. »Guten Tag, Frau Mahnke, in unserer Klinik ist ein Platz für Sie freigeworden. Können Sie am Montag in Mannheim sein?«

Ich war überrumpelt. Diesen Montag schon? Ich hatte zu Weihnachten eine Karte für ein Pink-Konzert geschenkt bekommen. Am Dienstag wollte ich mit Agneta zusammen dorthin.

»Naja … was passiert denn, wenn ich absage? Wann wird der nächste Platz frei?«

»Das kann ich Ihnen nicht sagen. Aber ehrlich gesagt, das kann dauern. Manche Patienten warten monatelang auf ihren Platz.«

Ich beschwor all meine Vernunft. Nein, es war nicht sinnvoll, jetzt auf den Platz zu verzichten, nur um zu einem Konzert zu gehen. Und erwachsen war es schon gar nicht. Das sollte ich aber langsam mal werden.

»In Ordnung, ich kann Montag einrichten.«

Ich rief Agneta an, die sofort anbot, meine Pink-Karte für mich auf Ebay zu verkaufen. »Also bitte, die Klinik ist wichtiger. Du hattest doch wohl nicht ernsthaft vor, trotzdem zum Konzert zu gehen?«

»Nicht so richtig … aber ich hatte mich doch schon so gefreut. Egal, die Klinik ist natürlich wichtiger. Und ich glaube, Mareike und Niko sind auch glücklich, wenn sie ihre lethargische Mitbewohnerin nach Mannheim schicken können.«

»Du gehst wirklich nach Mannheim?«

»Leider ja. Aber da ist es bestimmt wunderschön.«

»Klar, darauf wette ich. Wer wollte nicht schon immer mal nach Mannheim? Och Mensch, da kann man dich nicht einmal besuchen!«

»Ist etwas weit weg. Das ist ja der Sinn der Sache.«

»Aber telefonieren können wir schon?«

»Klar.«

»Sag mal … wie lange wirst du denn da bleiben?«

»Weiß man noch nicht. Höchstens drei Monate.«

Wenn alles gut ging, würde ich Anfang Mai aus der Klinik kommen. Wenn nicht … dann konnte ich nicht zu Agnetas Hochzeit gehen. Kein guter Start für einen Neuanfang. Allerdings konnte ich mir nicht vorstellen, dass mir die Klinik nicht auch notfalls für das Hochzeitswochenende freigeben würde. Allein aus therapeutischen Gründen. Denn bei Agnetas Hochzeit nicht dabei zu sein, würde mich definitiv in eine neue Depression stürzen.

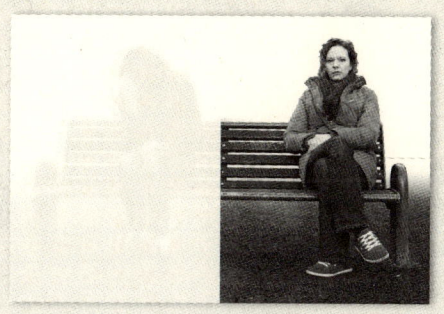

13

TANGO

Mannheim. Wieso so weit weg? Und warum nicht wenigstens in einem netteren Ort als ausgerechnet Mannheim? Auf der anderen Seite war das vielleicht sogar gut: In Berlin oder Hamburg hätte Lola sich vielleicht ablenken lassen, in Mannheim dagegen kannte sie niemanden, und dass es dort eine riesige Partyszene gab, konnte ich mir auch nicht vorstellen. Trotzdem fand ich es ein bisschen schade, dass sie nicht in der Nähe blieb.

Hauptsächlich aber war ich froh, dass überhaupt etwas passierte. Denn meine Geduld mit dem System war schon längst aufgebraucht. Erst dieser seltsame Psychiatrie-Aufenthalt, der überhaupt keine richtigen Therapie-Elemente enthalten hatte. Dann zu Mareike und Niko und wieder warten. Immer galt es, einen weiteren Zettel auszufüllen oder auf eine weitere Reaktion von irgendeiner Versicherung, der Psychiaterin oder von wem auch immer zu hoffen. Parallel dazu die Hartz-IV-Anträge, die ebenfalls lange nicht bewilligt worden waren. Genaues wusste ich nicht – denn ich traute mich nicht recht, nachzuhaken. Im Regelfall verschlechterten allzu bohrende Fragen Lolas Stimmung noch weiter und das wollte ich nicht. Um herauszufinden, was los war, hatte ich also warten müssen, bis sie selbst etwas erzählte – und das war eher selten der Fall. Lag es daran, dass sie das Thema nicht energisch genug vorantrieb und sich dafür schämte? Oder kümmerte sie sich und war deprimiert, weil es trotzdem nicht voranging? Vielleicht war ich auch bloß wieder zu ungeduldig. Aber eigentlich fand ich das nicht: Immerhin waren seit dem Telefonat, in dem mir Lola von ihrem Entschluss erzählt hatte, in eine Klinik zu gehen, fast drei Monate vergangen. Und das Einzige, was bisher dabei herausgekommen war, war die neue Diagnose. Meine Verwunderung und mein Ärger wuchsen mit jedem Tag. Hier war ein Mensch, der wegen Depressionen und einer Interaktionsstörung behandelt werden musste. Und dieser Mensch bekam zu hören: mal sehen. Warteliste. Vielleicht in einem Monat. Wenn alles gut geht. Wenn es schlecht geht, in zwölf Wochen.

Dabei war Lola ja sogar privat versichert. Kassenpatienten, so hatte sie erzählt, warteten noch viel länger auf einen Klinikplatz. Sie kannte einen Fall, bei dem es sogar anderthalb Jahre gedauert hatte.

Wie um alles in der Welt konnte das sein? Wenn schon das Leben und die Gesundheit des Einzelnen nicht als besonders wichtig galten – war es nicht wenigstens volkswirtschaftlich gesehen sinnvoll, psychisch Erkrankte so schnell wie möglich zu behandeln? Immerhin blieb bei erfolgreicher Behandlung die Lücke im Lebenslauf relativ klein und damit die Chance auf einen Arbeitsplatz größer. Stattdessen hatte jeder getan, als hätte Lola alle Zeit der Welt. Sie selbst hatte sich ebenfalls so benommen. Aber von Lola war ich das zumindest gewöhnt: Ihr Zeitempfinden funktionierte ganz anders als meines.

Umso erleichterter war ich, dass sie nun einen Platz in der Klinik bekommen hatte, selbst wenn noch nicht klar war, wie lange sie in Mannheim bleiben müsste. Ich überlegte, ob ich sie vielleicht doch besuchen sollte, aber den langen Weg für ein potenziell eher unbehagliches Treffen auf mich zu nehmen, wirkte nicht gerade verlockend. Und offenbar hatte Lola ohnehin kein großes Interesse daran, dass jemand kam. Wahrscheinlich war es besser, wenn ich es bleiben ließ.

Jedenfalls schien sie sich sehr zu freuen, dass es endlich weiterging, das war schon einmal positiv. In meine eigenen Gefühle mischte sich die Nervosität. Hoffentlich würde nun alles gut werden. Hoffentlich war die Therapie die richtige für sie. Hoffentlich würde sie mitmachen und die Behandlung bei ihr anschlagen.

Und: Hoffentlich kam sie rechtzeitig zur Hochzeit wieder heraus. Diese war für Ende Mai geplant, der Aufenthalt in der Klinik sollte ungefähr drei Monate dauern, je nachdem, wie gut es lief. Es war bereits Anfang Februar – was, wenn sie während der Feier noch in Mannheim war? Könnte sie dann überhaupt kommen? Eigentlich hatte man auch am Wochenende im Krankenhaus zu bleiben. Aber vielleicht konnte sie im Notfall irgendwie freinehmen, für die Hochzeit ihrer besten Freundin? Es war sicherlich nicht im Sinne einer Therapie, ihr das zu verwehren. Dennoch: Ganz verdrängen konnte ich die Sorge nicht.

*

Nachdem sich Lola in Mannheim eingelebt hatte und mit dem ihr eigenen Humor fröhliche »SMS vom Ditschie« schrieb, verabredeten wir uns für ein Telefonat. Bereits beim ersten Anruf ging sie ans Telefon – damit hatte ich nicht gerechnet. Immerhin war sie in einer Klinik, das musste doch sehr belastend sein.

»Alles gut bei dir?«, fragte ich.

»Bestens.« Sie sprudelte los. »Hier sind lauter lustige Leute. Ich bin bei den Borderlinern gelandet.«

»Nicht bei den Depressiven?«

»Nein. Aber die Borderliner sind viel amüsanter. Und spannender. Die hocken nicht einfach nur in der Ecke.«

»Was machen die denn genau?«

Ich hatte nur eine ganz diffuse Vorstellung von der Krankheit. Hatte nicht Angelina Jolie mal einen Oscar bekommen für die Darstellung einer Borderlinerin?

»Ganz verschieden. Hier ist voll der süße Typ, so ein tätowierter Proll aus Schweinfurt.«

»Klingt obersüß.«

Lola und ihr beknacktes Beuteschema!

»Es gibt eine Regel, dass man hier mit niemandem etwas anfangen darf, aber die wird dauernd gebrochen.«

»Seid ihr in einem Kinderheim, oder warum gibt es diese Regel?«

»Nein, aber so eine Beziehung wäre emotional zu aufwühlend und auch ablenkend. Dann kann man sich nicht auf die Therapie konzentrieren.«

»Okay …«

»Das eine Mädel und der eine Typ sind jedenfalls so halb zusammen. Und die ist wohl 'ne ziemliche Stalkerin, jedenfalls hat sie ihn schon durch die Klinik verfolgt.«

»Alter Schwede!« Ich fand das nicht ganz so lustig wie Lola.

»Ich bin fast in einen üblen Streit der beiden reingeraten.«

»Okay, vielleicht habe ich jetzt ein paar Vorurteile, aber … ist das nicht gefährlich? Wer weiß, wie sehr die einen an der Klatsche haben?«

»Nee. Das ist eigentlich eher aufregend. Und dann hat einer eine lustige Aktion gebracht. Der hat die ganze Station umdekoriert. Alle Stühle umgedreht, Pflanzen verstellt, Bilder abgehängt. Und am Ende hat er außen ans Gebäude ein riesiges Transparent gehängt, auf dem stand: ›Achtung, Bordis schmeißen mit Scheiße.‹ Bordis nennen sich die Borderliner selbst.«

»Warum hat er das gemacht? Wie alt ist der? Klingt nach Teenie-Aktion.«

»Mitte dreißig. Wir haben uns totgelacht, aber die Ärzte waren nicht so amüsiert, weil die Patienten der anderen Stationen Angst vor uns bekommen haben. Die dachten wohl wirklich, dass wir mit Scheiße schmeißen. Herrlich! Agneta, das ist voll toll hier.«

»Lola, du spinnst.«

»Nein, wirklich. Ich bin zum Beispiel gerade dabei, eine Karnevalsparty zu organisieren.«

Jetzt wurde es mir langsam zu viel. »Eine Karnevalsparty? Findest du, dass eine Psychoklinik der richtige Ort dafür ist?«

Sie ließ sich nicht stoppen. »Ja, auf jeden Fall. Ich gehe nachher Luftschlangen und blöde Hüte einkaufen. Das Dumme ist bloß, dass man hier nichts trinken darf.«

»Sag mal, verarschst du mich gerade?«

»Nein, das wird klasse!«

Was zum Teufel war nun wieder mit ihr los? Vielleicht war das ein Denkfehler, aber: Lola war in einer Klinik, um dort therapiert zu werden. War das wirklich der richtige Moment, um Partys zu schmeißen? Ich wurde das Gefühl nicht los, dass sie die Situation überhaupt nicht ernst nahm. Wenn sie sie aber nicht ernst nahm, war das nicht schlecht für die Therapie? Immerhin hieß es doch dauernd, wie wichtig es für den Heilungserfolg wäre, dass sich der Patient voll und ganz auf die Situation einlässt. Dazu passte ja auch die Regel, dass man keine Affären mit anderen Patienten starten sollte. Ob Lola sich daran halten würde, da war ich mir nicht so sicher, vor allem, wenn sie schon ein Auge auf jemanden geworfen hatte. Die Vorstellung, dass sie etwas mit einem verprollten Ruhrpott-Borderliner anfing, kam mir jedenfalls sehr kontraproduktiv vor.

Momentan klang es für mich eher so, als würde sie komplett verdrängen, wo sie gerade gelandet war. Und wie es bei den anderen Patienten ankommen würde, wenn sie eine Karnevalsparty veranstaltete, war mir auch nicht ganz klar. Ich konnte mir beim besten Willen nicht vorstellen, dass die in der richtigen Stimmung waren. Oder doch? Diese »Bordis schmeißen mit Scheiße«-Aktion klang tatsächlich eher nach Klassenfahrt als nach Klinik.

Drei Tage später versuchte ich erneut, Lola zu erreichen. Und scheiterte. Wie früher ging sie nicht ans Handy. Auch nicht an den folgenden Tagen. Offenbar war sie nun eher in der »angemessenen« Stimmung. Ich bereute meine Reaktion auf unser letztes Gespräch. Wahrscheinlich war ihre Überdrehtheit nur ihre erste Reaktion auf die schwierige neue Situation gewesen. Kein Wunder, schließlich versuchte sie immer, die seltsamsten Dinge mit Humor zu nehmen – und eigentlich gefiel mir das an ihr. Oder war das Ausdruck der sogenannten histrionischen Seite ihrer Interaktionsstörung? Mir wollte immer noch nicht in den Kopf, dass ausgerechnet die Seite an Lola, die ich – zumindest meistens – so an ihr mochte, krankhaft sein sollte.

Was auch immer es war, zumindest verhielt sich Lola nun wieder so, wie ich es von ihr kannte. Dass sie in der Klinik nicht erreichbar sein würde, damit hatte ich gerechnet. Besonders lieb war es mir dennoch nicht, denn ich hatte immer noch keinen Schimmer, wann sie entlassen werden würde. Ich konnte es auch nicht in Erfahrung bringen, denn sie blieb stumm. Es verging der ganze März, ohne dass ich etwas von ihr hörte. Auch wenn ich nicht überrascht war: Nervös machte es mich schon.

Ich hätte so gerne gehört, wie es ihr ging. Und wenn ich ehrlich war, hätte ich auch langsam gerne gewusst, ob sie nun zu meiner Hochzeit kommen würde. Die Planung schritt immer weiter voran, und ich versuchte, Lolas Fehlen so weit wie möglich zu ignorieren. Die Frage nach dem DJ hatten Nils und ich geklärt; ein Freund von uns legte in seiner Freizeit auf und hatte Lust, das auch bei unserer Feier zu tun. Das fanden wir toll, denn er kannte unseren Musikgeschmack viel besser als ein fremder DJ. Nun ging es auf Ringsuche.

Wir standen vor einem Juwelierschaufenster und blickten auf die Trauringe. Ich war etwas unruhig. Vermutlich würde es lange Diskussionen geben, denn wir hatten oft sehr unterschiedliche Geschmäcker. Und nun mussten wir uns auf ein Schmuckstück einigen, das wir hoffentlich ein Leben lang tragen würden. Ich wollte etwas Originelles, ging jedoch davon aus, dass Nils sich etwas möglichst Klassisches wünschte.

»Schau mal, den da finde ich schön.« Nils deutete auf einen Weißgold-Ring. Der glänzte und hatte einen schräg verlaufenden Streifen in der Mitte.

Ich staunte. »Im Ernst? Glänzend?«

»Ja, wieso?«

»Ich hätte hundert Euro gewettet, dass du gebürstetes Metall ohne jeglichen Schnickschnack willst. Bist du sicher, dass dir der schräge Streifen nicht zu extravagant ist?«

»Ja. Ich trag ja sonst keinen Schmuck ...«

»Das ist es doch gerade!«

»... und daher finde ich: wenn schon, denn schon.«

Ich sah das Ringpaar an. Die Variante für die Frau hatte einen kleinen Stein in der Mitte. Das Modell gefiel auch mir am besten. Und dazu waren die Ringe vergleichsweise günstig, was sie mir noch viel sympathischer machte – ich neigte dazu, Dinge zu verlieren, und ein Platinring für zweitausend Euro würde mich eher nervös machen als glücklich, da war ich mir sicher.

»Dann lass uns den doch nehmen.«

Nun schaute Nils genauso erstaunt, wie ich mich fühlte. »Echt jetzt? Sollten wir nicht noch andere anprobieren?«

»Wir können ja einmal drüber schlafen. Aber ganz ehrlich: Wann gefällt uns beiden schon mal spontan dasselbe? Das müssen wir ausnutzen.«

»Da hast du recht.« Er grinste und nahm mich in den Arm. »Ich dachte, wir streiten stundenlang über das richtige Modell.«

»Frag mich mal.« Ich lächelte ihn an und wir küssten uns.

»Damit haben wir unsere Wochenaufgabe abgehakt und können essen gehen, finde ich.«

»Absolut.« Ich überlegte kurz. »Wir liegen ziemlich gut in der Zeit. Hauptsache, ich finde ein Brautkleid, alles Weitere ist eigentlich nicht so schwierig, oder? Dein Outfit sollte ja nicht allzu problematisch werden.«

»Ja, glaube ich auch. Ich dachte an Bordeauxrot.«

»Was? Auf keinen Fall, ich bitte dich!«

Nils lachte. »Na toll. Das wars dann wieder mit der Einigkeit.«

*

Am folgenden Wochenende stand endlich der Kleiderkauf an. Ich brachte meine Mutter, Sanni und Melle mit, denn Luisa hatte ja abgesagt. Zu meinem Erstaunen war ich die einzige Braut, die so eine große Entourage dabei hatte, alle anderen wurden lediglich von ihrer Mutter oder einer einzelnen Freundin begleitet. Hatte ich also schon wieder zu viele dumme Ami-Filme im Kopf gehabt?

Während wir auf die Beratung warteten, blätterten wir im Katalog.

»Das gefällt mir«, meinte meine Mutter.

»Och nee, Mama, das geht gar nicht, viel zu konservativ.«

Das konnte ja heiter werden.

»Und was hältst du von dem hier?«

»Oh Gott, rosa Rüschen, also ganz im Ernst!«

»Und das?«

»Ich kann diese eckigen Ausschnitte nicht leiden.«

»Gefällt dir denn hier überhaupt irgendwas?«

»Nicht in diesem Katalog, wenn ich ehrlich bin.«

Die Verkäuferin kam an unseren Tisch. »So die Damen, was darf es sein?«

»Ich hätte gern ein einteiliges Brautkleid mit möglichst wenigen Pailletten und Rüschen, aber wenns geht, einem originellen Schnitt.«

»Gut.« Sie blickte meine Mutter und die Mädels an. »Sie können sich gern setzen. Ich werde mit der Braut einmal herumgehen und passende Kleider raussuchen, dann geht es in die Anprobe.«

Am Ende der Runde hatten wir vier Kleider, die mehr oder weniger meinen Geschmack trafen. Vermutlich musste ich sie erst einmal anziehen. Mir war seltsam zumute. Und es wurde nicht entspannter: »Ich helfe Ihnen beim Anziehen, das können Sie nicht alleine.« Von einer fremden Frau mittleren Alters ein Kleid angezogen zu bekommen, war nicht meine Lieblingstätigkeit. Und der sperrige Reifrock ging mir jetzt schon auf die Nerven.

»Dumme Frage, aber wie geht man mit so einem Ding auf Toilette?«, fragte ich.

»Naja, da nehmen Sie am besten Ihre Trauzeugin mit, die Ihnen das Kleid hält.«

Au weia. Ich war doch kein kleines Kind, das nicht allein aufs Klo gehen konnte. Dabei hatte ich mir eigentlich immer ein

Modell mit weitem Rock vorgestellt … Als ich das Kleid anhatte, fühlte ich mich jedoch gleich besser. Das sah wirklich klasse aus. Das nächste war noch viel schöner. Und erst das übernächste … unversehens wandelte sich meine Skepsis in Begeisterung. Aber welches sollte ich nehmen? Ich schwankte zwischen einer eher klassischen Variante mit Reifrock und Schleppe und einem engen Modell namens »Tango«, ohne lästigen Reifrock. Letzteres war meiner Mutter natürlich zu sexy. Das klassische Kleid hingegen sah zwar feierlicher aus, aber das Gefühl, darin gefangen zu sein, ging nicht ganz weg. Tanzen würde wohl schwierig werden. Melle und Sanni fanden, dass das enge Kleid viel mehr nach mir aussah. Damit stand es zwei zu eins. Ich wollte mich gerade entscheiden, da mischte sich eine Fremde vor der Umkleidekabine ein: »Wenn ich das sagen darf: Ich würde definitiv das klassische nehmen. Das hat einen richtigen Wow-Effekt.«

Gleichstand. Ich gab auf. »Mädels, macht mal ein paar Fotos, dann zeig ich das zu Hause Luisa und schicke es Lola, die beiden sollen auch ihren Senf dazu abgeben.«

Melle und Sanni fotografierten, was das Zeug hielt, und wir verließen den Laden. Kurz überlegten wir, in ein zweites Geschäft zu schauen – dann fiel mir auf, dass ich keine Lust hatte, die Wahl durch ein drittes infrage kommendes Kleid weiter zu erschweren.

Luisa zeigte ich die Fotos am nächsten Tag. Sie schlug sich auf die Seite meiner Mädels. »Das enge Kleid sieht wirklich nach Tango aus. Sehr gelungener Name. Das andere nach Walzer. Walzer passt zwar zu einer Hochzeit, aber du bist einfach eine Tangofrau.«

Fehlte noch Lolas Meinung. Ich schickte ihr die Fotos und wählte ihre Nummer.

Das Handy war aus. Natürlich. Ich schaute auf mein Display. Wann sie sich wohl wieder melden würde? Hoffentlich bedeutete ihr Abtauchen nicht, dass die Therapie sie überforderte. Aber selbst wenn, was konnte ich tun? Lola war in Mannheim, völlig außer Reichweite. Ich wusste nicht, wie lange sie bleiben würde, wie es ihr ging, warum sie sich nicht meldete.

Nachdem ich eine Weile ratlos auf mein Handy gestarrt hatte, gab ich mir einen Ruck. Die Kleider waren nur für zwei Tage zurückgelegt. Ich schaute noch einmal alle Fotos an und entschied mich schließlich für das enge Kleid. Ich war wirklich keine Walzertänzerin. Das würde Lola sicher auch so sehen.

14

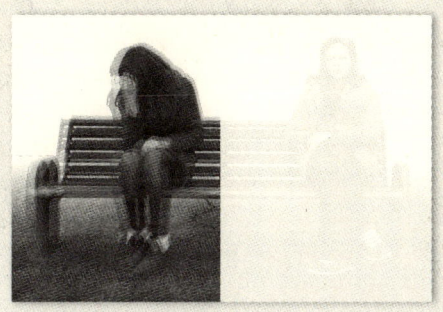

BORDI, BORDI!

Der Zug nach Mannheim fuhr um 09:26 Uhr von Gleis 12. Meine Eltern, die mich zum Bahnhof gebracht hatten, winkten mir zum Abschied. Wieder hatte ich meinen San-Francisco-Rucksack gepackt, wieder war ich aufgeregt wie vor einer Urlaubsreise. Stärker als bei der Fahrt in die Psychiatrie mischte sich nun allerdings etwas anderes in meine optimistische Nervosität: Versagensangst. Was war eigentlich, wenn die Therapie nicht anschlug? Was sollte ich dann machen? So weit hatte ich bisher nicht gedacht, nun aber kam diese Angst auf einmal hoch. Ich wollte nicht für immer ein Sozialfall bleiben.

Ich hatte noch am Bahnhof einen schwedischen Krimi gekauft und versuchte, darin zu lesen, schweifte aber immer wieder ab. Zwar hatte es mir in der Psychiatrie besser gefallen, als ich befürchtet hatte. Ich fühlte mich auch schon ein bisschen stabiler als im Herbst. Aber zwischen den beiden Klinikaufenthalten Freunde und Bekannte zu treffen – die ich großenteils monatelang nicht gesehen hatte – war trotzdem eher deprimierend gewesen. Agneta hatte ja schon länger einen Job, andere waren in den vergangenen Monaten mit ihrem Studium fertig geworden und feierten nun die ersten Gehälter. Wer eine Ausbildung gemacht hatte, verdiente sowieso schon lange selbst. Lina machte zwar noch ihren Master, aber sie war jünger als ich. Aus meinem Abitur-Jahrgang hingegen waren nur noch wenige übrig, die sich wie ich nicht selbst ernähren konnten. Zu dieser Gruppe wollte ich eigentlich nicht gehören. Ich war zwar nie der Karrieretyp gewesen, aber einen interessanten Job, bei dem ich genügend Geld für Reisen und eine hübsche Wohnung verdiente, das wollte ich schon.

Außerdem wollte ich gern eine Familie gründen. Natürlich nicht jetzt, jetzt musste ich erst einmal mit mir selbst klarkommen. Aber irgendwann. Ich wollte einen Mann, und ich wollte Kinder, ein ganz normales Leben eben. Aber abgesehen davon, dass ein Mann gerade weit und breit nicht in Sicht war – und ich mir gerade auch beim besten Willen keinen festen Freund vorstellen konnte – machte ich mir Sorgen um die Kinderfrage. Konnte ich eine gute Mutter sein, als persönlichkeitsgestörte Depressive? Das Problem ging schon mit der Schwangerschaft los, denn die Medikamente, die ich gerade nahm, vertrugen sich nicht gut mit einem Kind in meinem Bauch. Das hieß im Umkehrschluss: Ich musste vorher so stabil werden, dass ich keine Medikamente mehr brauchte. Dabei war ich nicht mehr Anfang zwanzig, sondern in einem Alter, in dem viele Leute bereits Eltern wurden.

Wie auch immer, ich musste mich voll und ganz auf die Klinik konzentrieren. Die Krankenkasse hatte mir sechs Wochen dort bewilligt, was mir ziemlich kurz vorkam in Anbetracht der Tatsache, dass ich schon seit Jahren in psychologischer Behandlung war. Umso mehr musste ich mich in die Therapie stürzen, um das Maximum herauszuholen. Einmal mehr war ich froh, dass die Klinik in Mannheim stand. Dort würde mich sicher nichts von der Therapie ablenken, auch wenn die Internetseite der Stadt nach Kräften versuchte, einen anderen Eindruck zu erwecken: »Viele Gäste und Besucher hat die Stadt mit ihrem pulsierenden Leben und der offenherzigen Art der ›Monnemer‹ begeistert und sogar zu längerem Bleiben bewegt«, hieß es dort. Viel floskelhafter ging es wohl nicht. Womöglich tat ich Mannheim unrecht, aber »pulsierendes Leben« gab es für mich eher in Berlin.

Ich fing an, mich über mich selbst zu ärgern. Nun war ich insgeheim ja doch wieder traurig über den Standort der Klinik. Dabei sollte ich nicht das Nachtleben genießen, sondern in einer Klinik lernen, mit meinem Leben klarzukommen. Wo die Klinik stand, durfte in den kommenden Wochen gar keine Rolle spielen.

Der Zug näherte sich dem Mannheimer Bahnhof, und ich griff mir meinen Rucksack und meinen Laptop, den ich dieses Mal auch mitgenommen hatte. Da es W-LAN gab, konnte ich wenigstens versuchen, mit meinen Freunden in Hamburg und Berlin in Kontakt zu bleiben.

»Zentralinstitut für seelische Gesundheit«, nannte sich meine Klinik. Sie bestand aus vier unterschiedlichen Häusern. Unsicher ging ich in eines von ihnen, zum Pförtner. »Guten Tag, ich soll hier heute aufgenommen werden. Dolores Mahnke mein Name.«

»Hallo Frau Mahnke, das bezweifle ich. Sie sind in der Kinder- und Jugendpsychiatrie gelandet.«

Na klasse. Das passte zu der bescheuerten Aussage meiner Psychiatrie-Ärzte, ich sei emotional noch nicht erwachsen.

»Nein, da möchte ich natürlich nicht hin. Ich soll in die psychosomatische Klinik.«

»Die ist in dem Haus links von hier untergebracht. Darin finden sich allgemeine Psychosomatik, Essstörungen, Borderline- und Trauma-Patienten. Die Suchtmedizin ist in dem Gebäude rechts von hier.«

»Dann stimmt das so, eine Sucht habe ich nicht.« Höchstens vielleicht nach João, dachte ich in mich hinein. Ich dankte dem Pförtner und wechselte zur anderen Station. Dort wurde ich willkommen geheißen und bekam einen Raum zugewiesen. Ich traute meinen Augen nicht. Ich hatte wieder ein Einzelzimmer, aber was für eins! Eigenes Bad, Panoramafenster mit Blick auf den Park, kleine Schreibtischecke. Das Bett sah gemütlich aus – zwar war es ein Einzelbett, aber hatte kein Metallgitter als Rückenlehne, sondern Holz. Sogar einen Fernseher mit Flachbildschirm gab es. Hier würde ich mich wohlfühlen, so viel war klar. Ein Pfleger gab mir den Wochenplan. Noch heute war meine erste Einzeltherapie angesetzt. In den nächsten Tagen würden weitere Programmpunkte folgen, von denen ich zunächst nur die Hälfte verstand: Gruppen- und Einzeltherapie, Skills-Training, Achtsamkeitstraining, Sport. Am Wochenende hatte man frei und durfte das Gelände verlassen, über Nacht allerdings nur nach vorheriger Anmeldung.

Nachdem ich alles durchgelesen und mich eingerichtet hatte, machte ich mich auf den Weg zur Einzeltherapie. Als ich den

Gang hinunterlief, kam ich an einer Sitzecke vorbei, in der gerade eine Gruppe von Patienten eine Besprechung abhielt. Schlagartig fühlte ich mich unwohl. Mir fiel das Wort »Gruppentherapie« vom Wochenplan ein. So etwas war gar nicht mein Ding.

Wo musste ich eigentlich hin? Ich hatte nicht auf den Weg geachtet. Die ganze Sitzecke lachte über meinen verwirrten Gesichtsausdruck, wenn auch freundlich. »Hinten links«, beschied mir einer. Beschämt schlich ich zu meiner Therapeutin. Sie machte einen burschikosen Eindruck: praktischer Kurzhaarschnitt in Grau, sportliche Figur. Wahrscheinlich trug sie mit Vorliebe Windjacken und Fleecepullis. Ihr Büro wirkte sehr zweckmäßig. Ein Aquarell, eine Orchidee, keine Fotos, kein Krimskrams. Das war mir gleich sympathisch.

»Vielleicht stellen Sie sich erst einmal vor«, begann sie. »Wie geht es Ihnen, was erwarten Sie von Ihrem Aufenthalt hier?«

»Also, ich habe eine histrionische und passiv-aggressive Verhaltensstörung«, sprudelte ich los, »mit schwerer Depression. Aber das mit der Depression, das weiß ich eigentlich schon länger, deswegen bin ich auch schon seit Jahren in Behandlung. Insofern würde ich mich in der Therapie gerne auf den histrionischen und den passiv-aggressiven Aspekt konzentrieren, weil ich glaube, dass mir das mehr bringt. Zur Depression ist, sozusagen, alles gesagt.«

»Aha.« Frau Haaß grinste, doch ich ließ mich nicht bremsen. Eine Stunde redeten wir über meine Ausgangssituation. Am Ende schloss ich: »Ich bin topmotiviert und möchte auf jeden Fall alles tun, damit die Therapie zum Erfolg wird. Ich bin inzwischen von mir selbst total genervt. Es kann doch nicht so schwer sein, normal zu funktionieren, andere tun das ja auch.«

Ihr Grinsen wurde breiter.

»Ja, und weil ich hier ja nur sechs Wochen habe, möchte ich die Zeit einfach optimal füllen …«

»Liebe Frau Mahnke, Sie setzen sich fast gar nicht unter Druck, oder?«

Nun musste ich auch ein bisschen lächeln.

»Also eine Angst kann ich Ihnen gleich mal nehmen, nämlich die mit den sechs Wochen. Es ist normal, dass Krankenkassen das so bewilligen, aber ebenso üblich ist es, dass wir gerade bei jenen, die zum ersten Mal hier sind, einen Folgeantrag stellen, und der wird in der Regel auch bewilligt. Das wären dann also zwölf Wochen.«

Ich erschrak. »Aber Ende Mai muss ich auf jeden Fall wieder draußen sein, da heiratet meine beste Freundin, und ...«

Jetzt lachte sie. »Frau Mahnke, das kommt mit zwölf Wochen ja genau hin. Nun fahren Sie erst mal ein bisschen runter. Sie sind doch keine Maschine, an der wir ein bisschen herumschrauben, und dann passt alles wieder. Sie dürfen sich nicht so stressen, sonst wird das nichts.«

Ich atmete durch. »Sie haben recht. Ich möchte einfach nicht mehr so viel über meine Depression reden, im Verhältnis.«

»Das klingt sinnvoll, das kriegen wir hin. Ich würde jedenfalls sagen, Sie sind sehr richtig hier.«

Na danke.

Ich verließ ihr Büro mit gemischten Gefühlen. Zu Frau Haaß hatte ich gleich Vertrauen gefasst, ich mochte es, wenn Frauen nicht so mütterlich waren, einen nicht behüten wollten. Andererseits war ich ziemlich geknickt. Dass ich länger als sechs Wochen bleiben müsste, hatte mir meine Psychiaterin bereits vorausgesagt, aber aufgrund der Bewilligung der Krankenkasse hatte ich gehofft, dass alles schneller gehen würde. In meinen Tagträumen hatte ich mich schon im Frühling in einem regulären Job gesehen. Das konnte ich mir wohl abschminken. Wieso dauerte bloß alles immer so lange? Bei einer »normalen« Krankheit war das doch auch nicht so.

Auf dem Weg zurück kam ich wieder an der Sitzecke vorbei. Es saßen immer noch dieselben Leute dort. Ich blieb stehen, um mich vorzustellen. »Hi, ich bin Lola.«

Die Gruppe begrüßte mich freundlich. Ich fragte nach Raucherecke, Essenszeiten und anderen Eckdaten und fing gerade an, etwas entspannter zu werden, als eine hagere, große Frau mit seltsamer Topffrisur und einem unförmigen Sack von T-Shirt um die Ecke kam. »Sind Sie Frau Mahnke?« Was für eine Piepsstimme!

»Ja, bin ich … ?« Was wollte sie nur von mir?

»Ich bin Ute, Ihre Patin.« Au weia. Patin? Was bedeutete das? Die Frau hatte Potenzial zur Nervensäge, das merkte ich gleich. Würde ich sie nun dauernd an der Backe haben?

»Sie sehen aber jung aus.«

»Hä?«

»Gar nicht wie 46.« Bewundernd und gleichzeitig irritiert guckte sie mich an.

»Entschuldigung, ich bin 27.« Das konnte ja heiter werden.

»Dann habe ich das falsch verstanden.« Sie lachte schrill. »Kam mir auch wirklich komisch vor. 46-Jährige tragen keine zerrissenen Jeans. Wollen wir uns dann duzen?«

»Gern. Ich bin Lola.« Ich zwang mir ein Lächeln ins Gesicht. Ute hatte mir zwar nichts getan, aber sie stresste mich jetzt schon.

»Hallo Lola. Soll ich dich ein bisschen rumführen?«

»Klar, kann nicht schaden.«

Ute zeigte mir den kleinen Park und die Raucherecke. Zu meiner Begeisterung gab es auch ein Schwimmbad, das man jederzeit nutzen konnte. Ich würde einfach jeden Abend schwimmen gehen, dann würde ich hoffentlich die lästigen Kilos wieder los werden, die ich mir durch mein neues Antidepressivum angefressen hatte. Während sie mir alles zeigte, plapperte Ute unaufhörlich vor sich hin. Sie war Mitte dreißig und war in ihrem Leben immer gemobbt worden, erst in der Schule, dann auf der Arbeit. Ich erwiderte so wenig wie möglich und hoffte, dass die Tour bald vorbei sein würde.

Am nächsten Morgen klingelte mein Wecker um Viertel vor sieben, aber, wie üblich, hörte ich ihn nicht. Erst um acht schreckte ich hoch, bis dahin hatte er im Fünfminutentakt geklingelt. Frühstück gab es von 7 bis 8:30 Uhr. Was für ein Zeitfenster! Wer stand denn so früh auf? Um 9 Uhr ging der Tagesplan los, in meinem Fall mit Gruppentherapie. Meine Lust auf diesen Termin hielt sich immer noch in engen Grenzen. Ich hatte amerikanische Filme im Kopf, in denen irgendwelche Verlierer in Selbsthilfegruppen aufstanden und sagten: »Hallo, ich bin Bernd, ich habe ein Alkoholproblem«, woraufhin dann alle klatschten. Sicher, dies war keine Selbsthilfegruppe, aber würde es nicht genauso laufen?

Zögernd schlich ich in die Gruppe hinein. Wir waren zu neunt. Einer fiel mir besonders ins Auge: Dieter. Er hatte zottelige Haare, Karottenjeans und fahle Haut. Die Frisur, erfuhr ich später, war deshalb so zottelig, weil Dieter an diversen Zwangsstörungen litt – darunter jener, sich krampfhaft die Haare auszureißen. Glücklicherweise tat er das nicht vor anderen Leuten, aber das Ergebnis war gruselig genug. Dieter hatte außerdem einen Rechtfertigungszwang, wie ich gleich feststellen durfte, als er ein Gespräch mit mir versuchte.

»Hi, ich bin Dieter.«

»Hallo. Lola. Ich bin neu hier.«

»Herzlich willkommen! Wie gefiel dir das Frühstück?«

»Ganz gut.«

»Tatsächlich?« Er sah mich misstrauisch an und hakte nach. »Was hast du zum Frühstück gegessen?«

»Ein Käsebrötchen, und du?« Es gab kaum Dinge, die mich weniger interessierten.

»Ich hatte ein Wurstbrötchen.« Er sprach hektisch und pulte dabei an seinem Daumennagel. »Ich habe auch lange über ein Käsebrötchen nachgedacht, aber mich dann letztendlich für Wurst entschieden. Der Käse sah schon ein bisschen alt aus, fandest du nicht?«

»Ging eigentlich …«

»Also mir kam der Käse alt vor. Die Wurst hat viel besser ge-schmeckt. Ich habe außerdem schon fast die ganze letzte Woche Käse gegessen, da ist Wurst eine willkommene Abwechslung, dachte ich mir. Oder meinst du, dass Käse vielleicht doch besser gewesen wäre?«

Glücklicherweise kam in diesem Moment der Therapeut. So verrückt wie Dieter war ich nicht. Definitiv nicht.

Die Gruppentherapie funktionierte so: Zu Beginn machte jeder ein »Blitzlicht«, das heißt, er teilte mit, wie sehr er auf einer Skala von 1 bis 100 unter Spannung stand. Unter 30 war man depressiv und teilnahmslos, ab 70 kurz vorm Durchdrehen. Jeder konnte »Thema machen«, das heißt, er konnte etwas ansprechen, was ihn gerade beschäftigte, und dann sagten die anderen etwas dazu. Eine wichtige Regel war: Was immer hier besprochen wurde, blieb in der Gruppe. Davon hatte mir Ute schon erzählt und darauf hingewiesen, dass dies von jedem befolgt wurde. Das leuchtete mir ein, denn ich empfand diese Therapieform ohnehin als An-griff auf meine Intimsphäre. Was mich wirklich beschäftigte, war mir eigentlich viel zu persönlich, als dass ich das hier mit irgend-welchen Ditschies besprechen wollte, die ich nicht einmal kannte. Insofern konnte es nur funktionieren, wenn sich wirklich jeder an die Schweigepflicht hielt.

Die erste Stunde trug nicht dazu bei, meine Vorurteile abzu-bauen. Meine Gruppe war ziemlich gemischt zusammengesetzt, aber es sprachen hauptsächlich drei Frauen mittleren Alters, und was sie zu sagen hatten, hatte mit meinen eigenen Problemen wenig zu tun. Alle drei hatten Kinder und daher sprachen sie hauptsächlich über Familienthemen. Vor allem eine tat sich sehr hervor. Ursula. Offenbar musste sie zwanghaft im Mittelpunkt stehen, denn sie riss immer wieder das Wort an sich. Wäre es nicht Aufgabe des Therapeuten gewesen, das zu unterbinden? Er kam mir ein wenig zu zurückhaltend vor. Oder war das Absicht? Ich hielt mich jedenfalls auch zurück und beschloss, mich auf die

Einzeltherapiestunden zu konzentrieren, oder »Einzel«, wie Ute sie genannt hatte.

Nach der Stunde trat ein kahlrasierter Typ auf mich zu. »Hey, ich bin Ingmar.« Sein Outfit wirkte martialisch, das passte gar nicht zu dem gemütlichen Namen. »Kommst du mit, eine rauchen?« Ich hatte bereits festgestellt, dass hier automatisch davon ausgegangen wurde, dass man rauchte. Die Ärzte hatten bei meiner Ankunft sogar darauf hingewiesen, dass dies kein kluger Zeitpunkt sei, um aufzuhören – zu viel zusätzlicher Stress. Ingmar und ich gingen in die Raucherecke, wo bereits Michael stand.

Michael hatte ich bisher erst einmal kurz auf dem Gang gesehen, aber er war mir gleich aufgefallen. Er lief im Muskelshirt herum, obwohl die Flure eigentlich nicht sonderlich warm waren, wodurch sein Tribal-Tattoo auf dem Arm voll zur Geltung kam. Sein Ohrläppchen war platt gewalzt und mit einem breiten, ringförmigen Ohrring durchstanzt, sodass man durch das Loch hindurchschauen konnte. Mit seinen vollen, dunklen Haaren erinnerte er mich ein bisschen an João, wenngleich er prolliger wirkte. Offenbar stand er unter Hochspannung, denn er konnte keine Sekunde stillstehen. Als er mich sah, lächelte er. Seine dunkelbraunen Augen schauten mich derart intensiv an, dass mir ganz warm wurde.

»Dich habe ich schon gesehen, aber wie war dein Name noch mal?«

»Lola.«

»Schön, dich kennenzulernen, Lola. Kann mir einer von euch beiden vielleicht eine Kippe geben? Meine sind alle.«

»Mal wieder, Michael? Kein Ding, ich hab noch jede Menge.« Ingmar hielt uns Zigaretten hin. Er wirkte wesentlich friedlicher, als sein Aussehen vermuten ließ.

Michael rauchte derart hastig, dass man sich fragte, ob er zwischendurch überhaupt atmete.

»Was geht am Wochenende?«

Die Frage kam mir irgendwie lustig vor. Sie wirkte so normal. Unpassend für eine Klinik.

»Noch nicht viel, und selbst?«

»Ich wollte mir eine neue Jeans kaufen. Willst du nicht mitkommen?«

Überrascht sagte ich zu. Vor dem Nichtstun am Wochenende graute mir ohnehin und außerdem faszinierte Michael mich. Dass Ingmar ironisch grinste, ignorierte ich.

»Fein, dann hol ich dich Samstag um zwölf in deinem Zimmer ab.« Michaels Zigarette war bereits aufgeraucht. Er schnipste sie in die Gegend und rauschte ab.

Ich wand mich Ingmar zu. Der grinste noch immer. »Ist schon ein Süßer, der Michael, oder?«

»Na, süß ist der falsche Ausdruck. Heiß trifft es eher. Aber meinen Männergeschmack muss man nicht sofort verstehen.«

Ich wollte jetzt wirklich nicht mit Ingmar über Männer diskutieren. Etwas anderes interessierte mich viel mehr.

»Hör mal, wenn das okay für dich ist, stell ich dir jetzt einfach ein paar Fragen, die du natürlich nicht beantworten musst.«

»Kein Ding.«

»Warst du schon mal hier?«

»Ja, einmal.«

»Und warum bist du hier?«

»Bordi.«

»Bitte?«

»Ich habe eine Borderline-Persönlichkeitsstörung. Wir nennen uns aber Bordis.«

»Aha. Ist Michael auch Bordi?«

»Ja. Er hat außerdem noch ADHS.«

Das hatte ich bislang eher mit den Zappelphilipps in der Schule verbunden, die mit Ritalin ruhiggestellt wurden. Dass es auch Erwachsene mit diesem Syndrom gab, darüber hatte ich noch nicht nachgedacht, es leuchtete mir aber ein.

»Viele ADHSler entwickeln eine Borderline-Persönlichkeits-störung oder sie kriegen Depressionen. Denn sie werden ja immer invalidiert.«

Ich schaute ihn verwirrt an.

Ingmar grinste entschuldigend. »Sorry, man kommt hier ganz schnell in den Slang rein. Das heißt, jeder vermittelt ihnen, dass es falsch ist, wie sie sind und was sie fühlen. Daraus entsteht der Eindruck, dass sie ihren Gefühlen nicht trauen können. Die Gefühle werden invalidiert. Wir haben hier lauter solche Wörter. Ich zum Beispiel gleite häufiger in eine Diss ab. Das ist bei uns keine Doktorarbeit, sondern eine Dissoziation. Viele von uns Bordis haben das.«

»Und was bedeutet das?«

»Du rutschst aus der Realität raus. Schwer zu beschreiben.« Ingmar überlegte. »Im Regelfall wachst du sozusagen irgendwann auf und kannst dich an nichts erinnern. Die meisten von uns sitzen in der Zeit nur da und starren vor sich hin, das kann Stunden dauern. Ist aber harmloser, als wenn sie anfangen, in dem Zustand aktiv zu werden. Einer hier auf der Station, Hauke, der gerät beispielsweise in einen Kaufrausch. Neulich hat er erzählt, wie er in seiner Wohnung wieder zu sich kam und dort zehn Plasmabildschirme standen. Die musste er dann alle wieder zurückbringen. Im schlimmsten Fall kann es sogar passieren, dass man sich etwas antut.«

»Klingt übel!«

»Also hattest du so was noch nie?«

»Nein.«

»Sei froh.« Er seufzte.

Ich dachte nach, dann fiel mir etwas ein. »Manchmal habe ich ein ganz ekliges Gefühl, dass mein Körper irgendwie gar nicht zu mir gehört …«

»Ja, das kenne ich auch. Auch das ist typisch für Bordis. Könnte man vielleicht als Vorstufe einer Diss bezeichnen.«

Ich starrte ihn überrascht an. Bisher hatte ich gedacht, dass niemand dieses Gefühl nachvollziehen konnte. »Woran erkennt man denn so eine Diss, von außen zum Beispiel?«

»Man merkt es nur daran, dass der Betroffene nicht mehr auf Ansprachen reagiert. Das passiert etwa, wenn die Spannung zu groß wird. Viele Bordis stehen unter Hochspannung. Wenn sie zu stark ist, kann es passieren, dass sie weggleiten. Daher müssen sie versuchen, die Spannung in den Griff zu bekommen. Ich weiß nicht, ob du schon im Wochenplan von den Gruppentrainings gelesen hast?«

»Nur, dass es sie gibt.«

»Man wird in unterschiedliche Gruppen eingeteilt, eine davon ist die Skill-Gruppe. Da lernt man unter anderem, die Spannung auf harmlose Weise abzubauen. Igelbälle in der Hand massieren, sich mit einem Gummiband gegen die Hand schnipsen, so was kann helfen. Viele tun leider weniger harmlose Dinge, ritzen sich die Arme oder so was.«

»Ach, dazu ist das gut?«

»Auch. Manche bestrafen sich auch damit, aber es kann auch helfen, die Beziehung zum Körper wieder herzustellen. Ich selbst mach das nicht, insofern können die anderen dir das sicher besser erklären. Jedenfalls: Wenn du es nicht schaffst, die Spannung abzubauen, driftest du weg und kommst entweder ein paar Stunden später von selbst wieder zu dir oder andere können dir helfen, zurückzukommen. Viele Bordis hier in der Klinik haben daher immer ein Fläschchen mit Ammoniak dabei. Inge zum Beispiel, die heute in unserer Gruppentherapie war. Inge ist dauernd weg. Wenn du das mal mitkriegst, fass sie auf keinen Fall an, sondern sprich ruhig mit ihr und halt ihr das Fläschchen unter die Nase.«

»Inge?«

»Ja. Die mit den bandagierten Armen. Ich weiß nicht, ob du die Wunden in ihrem Gesicht gesehen hast. Die kommen daher, dass sie sich das Gesicht aufritzt. Und ihre Hände. Eigentlich alles.«

Ich hatte genug gehört. Das musste ich erst einmal verarbeiten. Da meine Zigarette aufgeraucht war, wandte ich mich der Tür zu. »Danke erst mal, mir wird kalt. Ich geh wieder rein.«

*

Am Samstag ging ich mit Michael Jeans kaufen. Dabei brauchte er eigentlich gar keine neuen, seine Hosen saßen alle ausgezeichnet und betonten seinen Knackarsch. Ich hingegen hatte kaum noch etwas anzuziehen, seit die dämlichen Medikamente dafür gesorgt hatten, dass ich aus allen Jeans herausplatzte.

Michael holte mich ab und grinste herausfordernd. »Auf gehts, Baby!«

Auf dem Weg versuchte ich, mehr über ihn herauszufinden. Er war zwei Jahre jünger als ich, was mich nicht weiter störte, und kam aus Schweinfurt, was ich zugegebenermaßen etwas unerotisch fand.

»Und warum bist du hier?«

»Polizeiliche Auflage.« Das kam dermaßen trocken, dass es eigentlich kein Witz sein konnte. Oder doch? Was genau meinte er damit?

»Ich hätte sonst in den Knast gemusst.« Offenbar hatte er das Fragezeichen auf meiner Stirn gesehen. Nun blieb er stehen und sah mir direkt in die Augen. »Ist das ein Problem für dich?«

Ich beschloss, das mit Humor zu nehmen. »Solange du niemanden abgestochen hast, ist doch alles super.«

»Nein. Drogenhandel im größeren Stil.«

Verarschte er mich? Ich beschloss, das erst mal so stehen zu lassen.

Inzwischen hatten wir mehrere Jeans und Oberteile gefunden und gingen gemeinsam in die Umkleidekabine. Michael roch verdammt gut. Und wie sich seine Muskeln durch das Shirt abzeichneten! Am liebsten wäre ich sofort über ihn hergefallen, aber ich ließ es bleiben. Denn in meinem Fall wäre es sogar doppelt falsch: Zum einen hatten die Therapeuten generell darum gebeten, dass wir nichts mit anderen Patienten anfingen. Zum anderen gab es bei vielen von uns noch ein zusätzliches Verbot, das unmittelbar mit unserer Therapie zusammenhing. Wer gegen so ein »besonderes« Verbot verstieß, musste ein Verhaltensprotokoll schreiben. In den meisten Fällen ging es dabei um ein Alkoholverbot, aber bei mir waren es Männer.

Ein Verhaltensprotokoll wollte ich nicht schreiben. Aber Michael war der erste Mann, den ich seit João interessant fand. Nun zog er auch noch sein Shirt aus. Schnell probierte ich die Hose an. »Seh ich damit dick aus?« Zweifelnd drehte ich mich vor dem Spiegel.

»Ich finde, du siehst heiß aus.« Wieder sah er mich so intensiv an, dass ich mich beherrschen musste, ihn nicht zu küssen. Schließlich riss ich mich los und ging mit meiner Jeans zur Kasse. Er folgte. »Gehst du abends eigentlich auch immer ins Onyx?«

»Naja, so lange bin ich ja noch nicht hier. Einmal war ich schon dort. War ganz lustig.«

Das Onyx war eine kleine, altmodische Disko mit abgeranzter Einrichtung und schlechter Chartmusik neben der Klinik. Sie hatte sich offenbar auf die Patienten eingestellt, denn sie öffnete jeden Abend um acht Uhr – und um zehn Uhr wurde sie schlagartig leer, weil die Klinik um halb elf schloss. Außer den Patienten ging dort kaum jemand hin. Ich hatte dort großen Spaß gehabt, obwohl oder gerade, weil wir alle komplett nüchtern waren. Es war die perfekte Ablenkung von den anstrengenden Therapiegesprächen. Was mir gut gefiel, war, dass ich mich hier zu nichts verabreden und verpflichten musste. Weil so gut wie alle Patienten dreimal am Tag komplett die Laune wechselten, war keiner morgens in der Lage zu sagen, ob er abends mit ins Onyx kommen würde. Wenn jemand spontan absagte, musste er sich nie rechtfertigen.

»Ich war da auch noch nicht oft. Habe überlegt, heute hinzugehen, aber gerade ist mir mehr nach Fernsehabend.«

Das passte irgendwie nicht zu ihm. Er wirkte eher wie einer von denen, die jeden Abend in der verschrammelten Disko zubrachten.

»Ich wollte *Schlag den Raab* gucken. Hast du auch Lust?«

»Klar«, sagte ich so cool wie möglich. Mit ihm zusammen auf seinem Bett zu liegen …

»Gut, dann bis später, ich muss noch mal in den Supermarkt. Du weißt schon.« Er grinste frech. Offenbar gehörte auch er zu denen, die das Alkoholverbot nicht besonders ernst nahmen. Ungefährlich war das nicht: Die Klinik führte regelmäßig Alkoholtests durch. Ich hatte daher in meiner ersten Woche noch keinen Tropfen getrunken und wollte das auch so beibehalten.

Als ich abends in Michaels Zimmer schlüpfte, roch es nach Rauch. Auch das war eigentlich verboten, schließlich gab es ja eigens Raucherecken. Wir legten uns auf sein Bett und stellten den Fernseher an – ich bekam aber schnell Probleme, mich zu konzentrieren. Denn Michael fing an, mir den Rücken zu streicheln. Irgendwann küssten wir uns. Mit João konnten seine Lippen natürlich nicht mithalten, aber er küsste überraschend gefühlvoll. Langsam zog er mir das Shirt aus.

»Aber die Regeln«, flüsterte ich.

»Scheiß auf die Regeln«, flüsterte er zurück und küsste meinen Hals.

Ich nahm meine kümmerlichen Reste Selbstbeherrschung zusammen. »Nee, im Ernst, ich hatte mir vorgenommen, mich an die Regeln zu halten.«

»Tatsache?«

Er wirkte so verwundert, dass ich lachen musste.

»Ja. Ich geh mal lieber. Schlaf schön!«

»Du auch!«

Schnell verließ ich sein Zimmer – und bereute es schon auf dem Weg zu meinem Bett. Aber jetzt wieder zurückgehen? Unmöglich.

Ich hatte ja nicht ohne Grund Männerverbot. Und dieser Typ war nicht gerade der nette Nachbar von nebenan. Seltsam, früher hatte ich doch auch durchaus brauchbare Männer gut gefunden, warum in letzter Zeit nicht mehr? Aber eine psychosomatische Klinik war wohl sowieso nicht der beste Ort, um nach Männern Ausschau zu halten.

Wie konnte ich mich am besten von Michael ablenken? Ich überlegte hin und her. Um auf andere Gedanken zu kommen, surfte ich ziellos durchs Internet. Auf YouTube wurden mir Karnevalssongs vorgeschlagen, einer schlimmer als der andere. Trotzdem klickte ich ein paar an, schließlich war in einer Woche Rosenmontag.

Dabei kam mir eine Idee: Vielleicht sollte ich einfach eine Karnevalsparty veranstalten. Auch wenn ich in einer Klinik war. Oder sogar gerade deswegen. Immerhin waren hier ein paar Rheinländer, die wussten das vielleicht zu schätzen. Und ich selbst hatte noch nie Karneval gefeiert, was ich für ein echtes Versäumnis hielt. Ja, das war die Idee schlechthin.

Abwechselnd an Michael und die Karnevalsparty denkend, schlief ich ein. Am nächsten Tag machte ich mich gleich daran, die ganze Station einzuladen. Viele waren begeistert, einige fanden die Idee jedoch völlig bescheuert. Aber das war mir egal. Es war mir auch egal, als wir am kommenden Wochenende mit Luftschlangen vom Einkaufen kamen und Ingmar mir kopfschüttelnd beim Dekorieren zusah. Selbst, als wir »Reise nach Jerusalem« spielten und Michael kurz vorbeischaute, nur um uns mitzuteilen, wie scheiße er unsere Idee fand, störte es mich nicht. Zu begeistert war ich davon, endlich einmal Karneval feiern zu können.

So begeistert, dass ich am nächsten Tag aufgekratzt meiner Therapeutin von dem lustigen Abend erzählte. Die zeigte sich einmal mehr liebevoll-amüsiert. »Finden Sie denn wirklich, dass es adäquat ist, in einer psychosomatischen Klinik so eine Party zu veranstalten?«

»Und wie! Wir wollen hier schließlich auch mal Spaß haben!«

»Es ist Ihnen sehr wichtig, allen zu vermitteln, dass man mit Ihnen Spaß haben kann, oder?«

»Schon. Wer mag denn schon Langweiler?«

»Ist man denn automatisch langweilig, wenn man nicht die ganze Zeit überdreht?«

Ich schwieg.

»Vielleicht versuchen Sie mal, ein bisschen runterzufahren und zu schauen, ob die anderen Patienten Sie trotzdem noch mögen?«

»Ich weiß nicht ... vielleicht.«

»Wie läuft es denn generell mit den anderen Patienten?«

»Eigentlich gut. In der anderen Klinik war ich damals mit Depressiven zusammen, das war etwas ganz anderes. Weniger ... unterhaltsam. Allerdings sind die irgendwie pflegeleichter. Hier, bei den Borderlinern, gibt es ständig Streit. Ich will da ungern zwischen die Fronten geraten. Insgesamt sind hier ganz schön viele Borderliner, oder?«

»Naja, Frau Mahnke, das liegt daran, dass Sie auf der Borderline-Station sind.«

»Im Ernst?« Ich war entgeistert. Wieso war mir das nicht aufgefallen? Welche Papiere hatte ich da nicht ordentlich gelesen? »Aber ich bin das doch nicht? Ich bin doch persönlichkeitsgestört?«

Sie lächelte geduldig. »Diagnosen sind eine komplizierte Angelegenheit. Ich würde gerne erst einmal auf die anderen Patienten zurückkommen. Wer ist denn besonders anstrengend für Sie? Wer triggert Sie?«

Triggern bedeutet, dass man auf eine Sache oder eine Person besonders anspringt. Ich überlegte. Viele waren überaus genervt von Ursula, weil sie sich so in den Mittelpunkt stellte. Das ging mir eigentlich nicht so.

»Esther stresst mich«, gab ich schließlich zu. Das schien auch meine Therapeutin zu überraschen.

»Esther? Können Sie das begründen?«

»Schwierig. Esther macht eigentlich gar nichts. Sie sitzt einfach da. Und ist langweilig und hässlich. Das macht mich wahnsinnig.«

Die Therapeutin erwiderte nichts.

»Entschuldigung, das ist nicht politisch korrekt.«

»Warum stört sie Sie so sehr?«

»Ich glaube … ich habe Angst, ihr ähnlich zu sein, selbst langweilig und hässlich zu sein.«

»Aha. Da kommen wir der Sache schon näher. Warum fürchten Sie sich davor?«

»Weil ich eigentlich total schüchtern bin. Und weil … weil die Jungs zu mir immer gesagt haben, ich sei langweilig und hässlich, als ich ein Teenie war.«

»Frau Mahnke, ich habe das Gefühl, Sie verleugnen einen Teil Ihres Selbst. Damit lässt es sich schlecht glücklich werden. Es kann sein, dass Sie Ihr inneres Kind ablehnen. Dem müssen wir nachgehen.«

Schon die Formulierung fand ich gruselig. »Inneres Kind?«

»Ja. Das innere Kind, das verletzlich und schüchtern ist. Lehnen Sie das möglicherweise ab? Das ist doch eine sehr schöne Seite von Ihnen. Ein Mensch muss nicht immer laut sein, um liebenswert zu sein.«

»Ich will … um ehrlich zu sein, will ich mit dieser Seite von mir einfach nichts zu tun haben.«

*

Erschöpft tappte ich nach der Sitzung in Richtung meines Zimmers. Inneres Kind! Was war toll daran, wenn man schüchtern war? Aber je länger ich darüber nachdachte, desto mehr leuchtete es mir ein. Die Karnevalsidee war wirklich überdreht gewesen. Auch hatte ich mich, wenn ich mit mir selbst ehrlich war, viel zu sehr in die Michael-Angelegenheit hineingesteigert. Zum Teil, um mich von meinen wirklichen Problemen abzulenken. Aber wenn er mich doch immer so ansah …

Dass er auch andere Patientinnen so ansah, war mir in der Zwischenzeit allerdings ebenfalls aufgefallen. Oder drastischer gesagt: dass eigentlich alle paar Tage eine andere aus seinem Zimmer kam. Offenbar hatte er da irgendeine Zwangsstörung. Hatte ich eigentlich Lust, auf einen zweifelhaften Proll mit potenzieller Sexsucht reinzufallen?

In dem Moment kam Michael an mir vorbei. Ohne mich anzuschauen. Er ging direkt weiter. Wollte er zu Bianca? Aber selbst wenn – konnte er mich nicht ganz normal ansehen und grüßen? Innerhalb von Sekunden war ich stinksauer. Dass ich vor drei Minuten beschlossen hatte, mich nicht mehr mit ihm zu befassen, war mir egal. Ich lief hinterher. »Sag mal, kannst du nicht ein bisschen höflicher sein?«

»Was?«

»Findest du, man läuft an Frauen, mit denen man gerade geknutscht hat, schweigend vorbei, ohne sie eines Blickes zu würdigen?«

Irritiert starrte er mich an. »Hab ich das gemacht?«

»Tu doch nicht so!«

»Hmm, dann sorry.«

Er klang komplett gleichgültig und ging einfach weiter. Ich drehte mich um und verschwand in meinem Zimmer. Was für ein blödes Machoarschloch! Ich konnte mich überhaupt nicht beruhigen. Meinte wohl, er konnte sich Frauen gegenüber benehmen, wie er wollte. So ein Idiot! Vergeblich versuchte ich, meinen Ärger in den Griff zu bekommen. Nach einer halben Stunde nahm ich meine Zigaretten und ging zur Raucherecke. Ich hatte Glück, denn Ingmar stand bereits da und grinste mir entgegen.

»Ingmar, ich habe gerade einen derartigen Hals auf Michael.«

»Ach was.«

»Ja, der meint, er kann hier einfach jede Patientin poppen, die er will!«

»Habt ihr auch?«

»Nein!« Ich zog an der Zigarette. »Aber ich hätte gerne, zugegebenermaßen.«

»Warum regt dich das denn so auf?«

Gute Frage. Warum eigentlich?

»Weiß nicht. Ich fühle mich schnell gekränkt, wenn ein Mann mich ignoriert ... und ich glaube, sein Verhalten hat mich an meinen Exfreund erinnert.«

»Inwiefern?«

Ich erzählte ihm die João-Geschichte in Kurzform. Ingmar hörte geduldig zu.

»... João war einfach ... naja, wie diese blöden Kugelmenschen bei Platon, weißt du? Wir waren eins. Ich wollte mit ihm verschmelzen.«

Ingmar lachte lauthals. »Du Bordi!«

»Was?«

»Verschmelzungswünsche sind so was von typisch für Bordis!«

»Ich bin aber gar keiner!«

»Bordi, Bordi!« Er kriegte sich gar nicht wieder ein, irgendwann musste ich auch lachen. Insgeheim aber wunderte ich mich. Dass meine Beziehung zu João schwer gestört gewesen war, sah ein Blinder mit einem Krückstock. Aber war es wirklich ein Krankheitssymptom, mit seinem Partner verschmelzen zu wollen? Vielleicht nur, wenn man es übertrieb?

Was ich in dem Moment nicht wusste: Michael hatte ich zum letzten Mal gesehen. Denn am nächsten Tag war er weg. Es hieß, er habe die Behandlung abgebrochen. Ob er deswegen wirklich in den Knast musste oder ob das Angeberei gewesen war, wusste keiner. Er war einfach weg.

Als ich das hörte, brach ich in Tränen aus. Ich konnte mich gar nicht wieder beruhigen. Nicht, dass ich mich unsterblich in ihn verliebt hätte. Aber jetzt wurde mir mit einem Schlag meine Situation klar: Ich war in einer Klinik. Mit anderen Patienten. Wir hatten alle einen Knall. Ich musste aufhören, mich mit Karnevalspartys und Flirts von meiner Situation abzulenken.

Stundenlang saß ich schluchzend in der Sitzecke. Hier war das keine ungewöhnliche Verhaltensweise, darum war es mir auch nicht peinlich. Ursula ging an mir vorbei und lächelte mitfühlend. »Dritte Woche?« fragte sie nur. Ich nickte wortlos. »Dritte Woche«, das war auch so ein geflügeltes Wort in der Klinik. Nach drei oder vier Wochen erlitten viele der Patienten einen Zusammenbruch. Offenbar brauchte das Gehirn eine Weile, um sich wirklich auf eine Therapie einzulassen.

Das würde ich ab sofort tun. Von nun an, beschloss ich, würde ich keine Patienten mehr aufreißen. Ich musste mich auf meine Heilung konzentrieren. Und außerdem musste ich wissen, was es mit meiner Diagnose auf sich hatte. Beim nächsten Mal würde mir die Therapeutin hoffentlich nicht ausweichen.

15

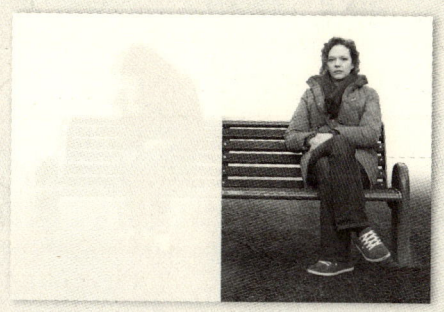

WOCHENAUFGABE

Hey Lola! Endlich Frühling, ich hoffe, ihr habt auch so geniales Wetter wie wir! Nils ist gerade auf Anzugkauf. Drück die Daumen, dass etwas Brauchbares dabei rauskommt . ;-)

Ich drückte auf »Senden« und legte mein Handy zur Seite. Eine Antwort erwartete ich nicht. Das war meine neue Strategie: Ich schrieb Lola regelmäßig SMS, die absichtlich so formuliert waren, dass sie nicht zu antworten brauchte. Natürlich wusste ich nicht, ob sie die Nachrichten auch las. Ich hoffte es einfach. Ebenso, wie ich nur hoffen konnte, dass sie sich darüber freute. Und dass sie keine Schuldgefühle hatte, weil sie nicht in der Lage war, zu antworten.

Nadja hatte mir geschrieben, dass Lolas andere Freunde ebenfalls nichts mehr von ihr hörten. Diese Info, so traurig sie einerseits war, hatte andererseits auch etwas Beruhigendes: In jedem Fall lag es nicht an mir, dass sie mal wieder verstummt war. Zu wissen, dass alle von ihr hörten, nur ich nicht, hätte die Sache definitiv nicht besser gemacht.

Aber wie man es auch drehte und wendete: Es war bereits April, und ich hatte seit zwei Monaten kein Lebenszeichen von ihr bekommen. Das ließ sich nicht schönreden. Ich wusste noch immer nicht, ob sie vor der Hochzeit entlassen werden würde oder nicht.

Ich versuchte, diesen ganzen Themenkomplex zu verdrängen, aber es fiel mir mit jedem Tag schwerer. Ich wollte endlich Bescheid wissen.

Wie aber konnte ich sie dazu bringen, sich zu melden? Bei meinen letzten Anrufen war das Handy ausgeschaltet gewesen. Sollte ich es trotzdem noch einmal versuchen? Warum konnte sie sich nicht ein einziges Mal aus eigenem Antrieb melden? Wenngleich ich nicht wütend auf Lola war – ich wusste, dass sie es nicht mit Absicht tat – ging mir die lange Funkstille mit jedem Tag mehr auf die Nerven. Diese dämliche Krankheit!

Kurz ließ ich mich dazu hinreißen, doch noch einmal auf das Handy zu schauen. Natürlich hatte ich keine Antwort. Resigniert schob ich das Thema schließlich beiseite und schaute auf meinen Laptop. Ich war gerade mit der Suche nach einem Stylisten für die Hochzeit beschäftigt. Das erste Google-Ergebnis gefiel mir überhaupt nicht. 400 Euro für Haare und Make-up? Wer war denn bereit, so viel zu zahlen? Überhaupt, dieses ganze Hochzeitsthema wurde immer teurer. Dabei hatten wir schon diverse Extras weggelassen. Da unser Restaurant, die Küchenwerkstatt, über ein Trauzimmer verfügte, brauchten wir zum Beispiel keinen Oldtimer oder dergleichen, um nach der Trauung standesgemäß zur Feier zu gelangen. Ein bisschen bedauerte ich das – ich liebte Hochzeits-Hupkonzerte – aber eigentlich war es ja auch wesentlich entspannter, wenn alles an einem Ort stattfand. Wir hatten auch nur das kleine Fotografenpaket gebucht. Wer den Fotografen von morgens bis abends dabeihaben wollte, zahlte locker 2.000 Euro.

Nach einer Stunde zunehmend genervten Recherchierens fand ich zwei günstigere Stylistinnen. Beide hatten schon Erfahrung mit Hochzeitsfrisuren, und die Beispiele auf ihren Websites sahen hübsch aus. Ich schrieb ihnen E-Mails und fuhr meinen Laptop herunter. Einen Tag später hatte ich ein konkretes Angebot für nur 120 Euro. Ich verabredete mich zum Probefrisieren am folgenden Dienstag und hakte diesen Punkt auf meiner imaginären Hochzeits-To-do-Liste ab.

Als der Dienstag gekommen war, wurde ich unsanft von Nils geweckt, der mir in die Seite piekste. »Musst du nicht ins Bad?«

»Hmm?«

Schläfrig sah ich ihn an.

»Dein Wecker hat nicht geklingelt, dabei ist es schon total spät.«

»Hä? Ich hab doch heute frei! Der Probe-Schmink- und Frisiertermin, habe ich dir hundertmal erzählt!«

»Ach echt, das ist heute? Sorry, hab ich vergessen.«

»Goldfischgedächtnis.« Typisch Nils. Er konnte sich nie Termine merken. Ich drehte mich um und schlief wieder ein. Zwei Stunden später stand ich auf, machte mir Frühstück und schaute im Internet nach den Adressen. Nach dem Styling würde ich auch noch einmal das Brautkleid anprobieren müssen. Die Näherinnen hatten es an einigen Stellen geändert.

Die Sonne strahlte vom Himmel, als ich das Haus verließ und in die Bahn stieg. Eigentlich hätte ich bester Laune sein können. Das Brautmodengeschäft war direkt in der Innenstadt. Wenn das Wetter so blieb, konnte ich mich nach dem Termin noch ein wenig an die Alster setzen. Aber die lolaspezifische Ungeduld ließ mich nicht los. Kleid, Frisur, Hochzeit – so etwas besprach man einfach mit seiner besten Freundin. Wie schön wäre es gewesen, wenn sie mitgekommen wäre und mich beraten hätte. Luisa musste natürlich arbeiten. Sicher hätte sie sich für mich freigenommen, aber ich hatte das Gefühl, dass sie ohnehin einen sehr großen Teil ihrer Freizeit für die Vorbereitung der Hochzeit opferte. Natürlich erzählte sie nichts, aber hin und wieder rutschte dem einen oder anderen Freund etwas raus. Mein Junggesellinnenabschied zum Beispiel. Auch hier lief offenbar nicht alles problemlos. So hatte meine Mutter bei mir angerufen und mit Panik in der Stimme losgelegt: »Agneta, wunder dich nicht, aber die können sich irgendwie auf keinen Termin einigen.«

Mein Einwand, dass diese Info bei mir eigentlich gar nicht landen durfte, weil Junggesellinnenabschiede eine Überraschung sein sollten, verhallte.

»Stell dich bloß darauf ein, dass vielleicht nicht so viele kommen werden.«

»Mama, das ist das Gegenteil von beruhigend. Ich möchte mich eigentlich auf gar nichts Konkretes einstellen, sondern einfach Spaß haben, okay?«

»Wollte dich ja nur warnen.« Sie klang etwas beleidigt.

»Das ist nett, aber es ist irgendwie nicht konstruktiv. Ich lasse das einfach auf mich zukommen.«

In zunehmendem Maße bekam ich das Gefühl, dass sich alle mehr Sorgen und Gedanken um unsere Hochzeit machten als wir selbst. Das war zwar rührend, aber auch ein bisschen besorgniserregend. Es sollte doch einfach eine spaßige Party werden. Allmählich spürte auch ich den Druck, auch wenn ich es mir nicht eingestehen wollte. Ich hatte keine Lust, eine hysterische Braut zu werden – aber komplett ließ sich das wohl nicht vermeiden.

Insofern wäre Lola vermutlich auch nicht sonderlich hilfreich gewesen. Sie hatte die Angewohnheit, stärker mit ihren Freunden mitzufühlen als diese selbst es taten. Insofern wäre sie sicherlich noch nervöser als ich und würde mich an den Rand einer Panik bringen, überkritisch die Frisur begutachten oder bei der Kleidanprobe unzufrieden am Stoff herumzupfen.

Die Stylistin arbeitete in einem Hinterhof, sodass ich sie nicht auf Anhieb fand. Eine Nachfrage beim örtlichen Bäcker half. Sie begrüßte mich freundlich und unaufgeregt. Das beruhigte mich gleich.

»Was möchten Sie denn?«

»Ein möglichst natürliches Make-up und hochgesteckte Haare, aber nicht zu streng. Ich dachte an ein paar Blümchen im Haar.«

»Okay, das kriegen wir hin. Sie haben ja sehr schöne Locken, aus denen kann man eine wunderbare romantische Hochsteckfrisur machen.« Sie hielt schon ein paar Haarnadeln in der Hand. »Wenn Ihnen irgendetwas nicht gefällt, einfach schreien.«

Eine Stunde später war ich geschminkt und frisiert, beides sah sehr gelungen aus. Zu dumm, dass ich nicht in der Lage war, meine Haare selbst hochzustecken, ohne einen Tobsuchtsanfall zu bekommen. Und die Schminke war wunderbar natürlich geworden. Wie machte sie das bloß mit dem Lidschatten? Dazu war ich entweder zu grobmotorisch oder zu ungeduldig.

Ich bedankte mich und verließ die Stylistin in Richtung Braut-laden. Hochsteckfrisuren gaben mir immer das Gefühl, dass ich meinen Kopf nicht mehr bewegen durfte – umso besser war es, dass ich mich jetzt noch ein bisschen daran gewöhnen konnte. Wie die Frisur zum Kleid passen würde? Ob das Kleid überhaupt passte? Beim ersten Mal war es etwas zu eng gewesen. Als ich nun in der Umkleidekabine stand, kam es mir allerdings zu weit vor. Es hatte keine Träger, und ich hatte keine Lust, bei der Feier plötzlich oben ohne dazustehen, weil das Oberteil gerutscht war. Die Verkäuferinnen waren zwar anderer Meinung, steckten es aber ohne Murren ein weiteres Mal um. Meine Schmuckauswahl hatte ich ebenfalls mitgebracht. Die Kette mit den lilafarbenen Steinen sah gruselig dazu aus, der Perlenschmuck hingegen passte hervor-ragend. Ich fühlte mich fast schon wie eine richtige Braut. Am Ende erwarb ich noch ein fieses chemisches Antifleckenmittel – wie ich mich kannte, würde ich in kürzester Frist eine Menge Rotwein auf den hellen Stoff kippen – und schlenderte dann an die Alster, wo ich mich in ein Café setzte und Cappuccino bestellte.

Eine Kollegin hatte mir wenige Tage zuvor eine von diesen un-säglichen Hochzeitszeitschriften in die Hand gedrückt. Obwohl sie mir sehr kitschig vorkam, holte ich sie aus der Tasche und fing an, darin zu blättern. »Last Minute Tipps«, das klang doch ganz gut.

Nehmen Sie sich auf jeden Fall die Woche vor der Hochzeit frei. Buchen Sie beispielsweise einen Wellness-Tag für sich und Ihre Trauzeugin.

Die ganze Woche? Das würde mich eher zusätzlich nervös machen. Ebenso wie ein Wellness-Tag. Erholen wollte ich mich nach der Hochzeit.

Einen Monat vor dem Tag der Tage sollten Sie anfangen, auf Ihre Maße zu achten. Wenn Sie es nicht geschafft haben, Ihr Wunschgewicht zu erreichen, dann kann es kurz vorher noch helfen, eine Entwässerung durchzuführen.

Oh je. Gab es wirklich Leute, die sich so einen Stress machten? Genervt stopfte ich das Magazin zurück in die Tasche, nahm noch einen Schluck Cappuccino und versuchte, mich zu entspannen.

Keine Chance. Gleich fiel mir Lola wieder ein. Ob ich sie doch anrufen sollte? Aber wozu, sie würde ohnehin nicht ans Telefon gehen.

Ich überlegte hin und her, dabei wurde meine Ungeduld immer größer. Schließlich hielt ich es nicht mehr aus und griff zum Telefon. Ihr Handy war vermutlich sowieso ausgestellt. Aber wenn ich es einmal probiert hätte, würde ich mir wenigstens für heute nicht mehr die Frage stellen, ob ich sie nicht doch erreichen könnte.

Mein Handy wählte die eingespeicherte Nummer – und ich erschrak: ein Freizeichen. Damit hatte ich nicht gerechnet. Abrupt war ich hochnervös. Konnte es sein, dass sie tatsächlich …

»Hi Agneta.«

»Hi Lola! Du … nanu?« Vor lauter Überraschung fiel mir gar nicht ein, was ich sagen wollte.

»Ja, ich gehe tatsächlich ans Telefon.« Lola lachte.

»Wie komme ich zu dieser unglaublichen Ehre?« Ich flüchtete mich in Ironie, auch wenn mir die Knie weich geworden waren.

»Tja, ich weiß, wie sich das anhört – aber ich wollte dich ohnehin heute anrufen.«

»Merkst du selbst.« Jetzt musste ich wirklich lachen. Natürlich wollte sie mich anrufen, wollte sie ja immer.

»Ich weiß, aber ich meine das ernst. Es ist meine Wochenaufgabe.«

»Wochenaufgabe?«

»Ja. Es geht mir langsam endlich besser. Und ich habe mit meiner Therapeutin besprochen, dass ich nun nach und nach in die Welt zurückkehre. Daher haben wir vereinbart, dass ich dich in dieser Woche auf jeden Fall anrufen muss.«

»Ach, so ein Mist, das heißt, ich habe dir jetzt die Wochenaufgabe abgenommen?«

»Ja, sozusagen.« Sie lachte wieder. »Ziemlich cool, danke!«

Wir redeten beide viel zu schnell. Man konnte gar nicht erkennen, wer aufgeregter war.

»Lola, wie geht es dir denn? Wann kommst du raus? Wie ist alles? Okay, vielleicht eine Frage nach der anderen?«

»Es geht mir … eigentlich gut.«

Sie atmete durch und sprach dann ein bisschen langsamer. »Es ist unglaublich anstrengend hier, aber irgendwie auch echt schön. Wie du gemerkt hast, hatte ich die ganze Zeit keine Kraft, mich zu melden, aber das lag wirklich nur daran, dass ich ausgelaugt war, und nicht daran, dass es mir wirklich schlecht ging.«

»Das hört sich an, als hätte der Aufenthalt etwas gebracht.«

»Ja, die Klinik ist wirklich toll. Und ich werde Anfang Mai entlassen.«

»Also kannst du zur Hochzeit kommen?«

»Ja, klar, das doch sowieso! Vorausgesetzt, du willst mich weiterhin da haben.«

»Selbstverständlich will ich das!«

»Wie geht es denn dir eigentlich?«

»Bestens. Ich war gerade bei der Stylistin und habe meine Haare probestecken lassen. Das Kleid ist auch noch einmal angepasst worden, jetzt darf ich nicht mehr spontan fett werden.«

»Als ob du fett werden würdest.«

»Ich mein ja nur. Also wir liegen im Zeitplan. Ich versuche, mich nicht von der allgemeinen Hysterie anstecken zu lassen, das gelingt unterschiedlich gut, je nach Tagesform.«

»Das kann ich mir vorstellen, ich bin auch schon total aufgeregt! Du heiratest Nils!« Sie quietschte.

»Himmel, jetzt fang du nicht auch noch an. Das macht die Sache nicht besser, verdammte Axt!«

»Entschuldigung. Das wird alles ganz toll und ganz lustig und wir werden Spaß haben und feiern, bis der Arzt kommt.«

»Schon besser. Hör mal, ich sitz hier gerade im Café und telefoniere vom Handy aus. Lass uns bald mal ausführlicher reden ... bist du jetzt wieder telefonisch erreichbar?«

»Ja, ich denke schon. Ich kann natürlich nicht darauf schwören, aber es ist mein fester Plan.«

»Bestens. Ich freu mich auf deine Rückkehr!«

»Ich mich auch, und wie! Auf euch und auf Hamburg. Mannheim ist ja nett, aber ... nicht der Hit.«

»Du Arme. Halt durch!«

Wie enthusiastisch sie klang. Das übertrug sich sofort auf mich. Die Therapie hatte gewirkt, sie kam zurück, sie würde zu meiner Hochzeit kommen, es würde ihr besser gehen. Überhaupt: Ich hatte sie angerufen, und sie war einfach so ans Telefon gegangen. Nach zwei Monaten des zunehmend ungeduldigen Wartens konnte ich das gar nicht glauben. Nur langsam beruhigte ich mich. Was für ein blöder, aber auch lustiger Zufall, dass ich sie ausgerechnet anrief, nachdem die Therapeutin ihr die Aufgabe gestellt hatte, sich bei mir zu melden. Ich freute mich gewaltig darauf, Lola in drei Wochen endlich wiederzusehen und mich in Ruhe mit ihr zu unterhalten. Über die Hochzeit. Ihren Klinikaufenthalt. Wobei ich mir bei letzterem Thema nicht ganz sicher war: Würde sie überhaupt darüber reden wollen oder lieber alles so schnell wie möglich hinter sich lassen? Das konnte ich überhaupt nicht einschätzen. Bei Dingen, die sie wirklich belasteten, war Lola manchmal sehr verschwiegen. Andererseits war ihr Gesamtfazit zum Klinikaufenthalt ja offenbar positiv. Ich beschloss, abzuwarten, was sie von selbst erzählte.

16

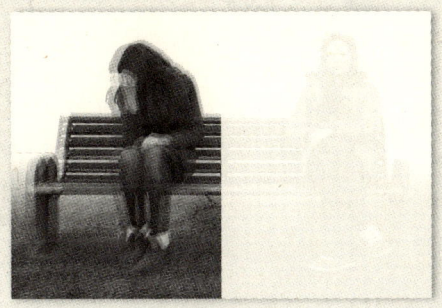

AUA!

War das wirklich ich? Mein Körper? War ich hier? Jetzt? In dieser Welt?

Es war morgens, ich lag noch im Bett und versuchte, diese seltsamen Fragen zu verdrängen. Doch es gelang mir nicht. Mein Körper … ich hatte einen Körper … aber er gehörte nicht zu mir. Oder doch? Um das unangenehme Gefühl loszuwerden, stand ich auf und ging zum Zähneputzen ins Bad. Dort blickte ich in den Spiegel. Und erschrak. Das war ich. So sah ich aus. Wirklich. Ich sah mir in die Augen und hatte den Eindruck, direkt in mich hineinschauen zu können. Konnten andere das auch?

Ich schüttelte den Kopf und fing an, mir die Zähne zu putzen. Nachdem ich von den anderen Patienten gelernt hatte, dass ich mit diesem seltsamen, widerlichen Gefühl nicht alleine war, war ich erleichtert gewesen, aber so richtig half es auch nicht. Dass Ingmar mir erklärt hatte, dass er sich am Anfang einer Dissoziation so fühlte, hatte mich eher verwirrt. Hieß das, dass ich auch eine Borderlinerin war?

Diese Frage war für mich immer noch nicht geklärt. Ich war nun seit neun Wochen hier. Dass ich meine Therapeutin zum ersten Mal danach gefragt hatte, war sechs Wochen her. Aber schlauer geworden war ich bis dato nicht. Sie antwortete immer ausweichend. Offenbar sollte ich selbst darauf kommen, was mit mir los war. Das aber war leichter gedacht als getan. Die Definition der Störung hatte ich mir auf Wikipedia durchgelesen. Demnach mussten mindestens fünf der folgenden Kriterien erfüllt sein:

- *Starkes Bemühen, tatsächliches oder vermutetes Verlassenwerden zu vermeiden*
- *Ein Muster instabiler, aber intensiver zwischenmenschlicher Beziehungen, das durch einen Wechsel zwischen den Extremen der Idealisierung und Entwertung gekennzeichnet ist*
- *Identitätsstörung: Eine ausgeprägte und andauernde Instabilität des Selbstbildes oder der Selbstwahrnehmung*

- *Impulsivität in mindestens zwei potenziell selbstschädigenden Bereichen (beispielsweise Geldausgeben, Sexualität, Substanzmissbrauch, rücksichtsloses Fahren, zu viel oder zu wenig essen)*
- *Wiederholte suizidale Handlungen, Selbstmordandeutungen oder Selbstverletzungsverhalten*
- *Affektive Instabilität infolge einer ausgeprägten Reaktivität der Stimmung (etwa Reizbarkeit oder Angst, wobei diese Verstimmungen gewöhnlich einige Stunden und nur selten mehr als einige Tage andauern)*
- *Chronische Gefühle von Leere*
- *Unangemessene, heftige Wut oder Schwierigkeiten, die Wut zu kontrollieren*
- *Vorübergehende, durch Belastungen ausgelöste paranoide Vorstellungen oder dissoziative Symptome*

Ich tuschte meine Wimpern und überlegte weiter. Mein Problem war, dass ich viele der Kriterien für ziemlich dehnbar hielt. Womit ich mich total identifizieren konnte: die instabilen zwischenmenschlichen Beziehungen. João war das beste Beispiel, aber auch Freunden war ich immer wieder ganz nah und kurze Zeit später sehr fern. Eine Instabilität des Selbstbildes konnte ich ebenfalls bei mir erkennen. Ich fand mich einerseits intelligent und attraktiv, andererseits dumm, schüchtern und hässlich. Dass das nicht zusammenpasste, war mir bewusst, änderte aber nichts daran. Auch affektive Instabilität leuchtete mir ein. Meine Stimmungen schwankten sehr schnell und für andere schwer nachvollziehbar. Ich wusste nie, wie ich mich in drei Stunden fühlen würde.

Andere Punkte konnte ich wohl streichen: Ich drohte niemandem mit Suizid, hatte noch nie versucht, mich umzubringen, und unkontrollierbare Wutanfälle waren bei mir auch kein übliches Phänomen, wenngleich ich durchaus oft wütend war. Aber wer war das nicht? Ich beschloss, dass ich das Kriterium mit den dissoziativen Symptomen ebenfalls nicht erfüllte, selbst wenn es bei mir offenbar Ansätze dazu gab.

Bei den weiteren Aspekten war ich mir erst recht unsicher. Dazu gehörte die innere Leere. Das Gefühl kannte ich zwar gut, aber war es chronisch? Schwer zu sagen, denn meist versuchte ich, die Leere durch Ablenkung zu füllen. Wenn ich allein zu Hause war, lief immer der Computer mit irgendwelchen Videos oder ich verlor mich in Tagträumen. Wie sehr das der Fall war, hatte mir in der Vorwoche eine Hausaufgabe meiner Therapeutin gezeigt. Sie gab mir häufig Aufgaben mit, und in jener Woche sollte ich mich eine halbe Stunde selbst beobachten. Ich sollte in meinem Zimmer sitzen, durfte nichts tun, mich auch nicht wegträumen, und musste aufschreiben, wie ich mich dabei fühlte.

Es war die Hölle gewesen. Ganze Sätze aufzuschreiben, dazu sah ich mich nicht in der Lage. Auf meinem Zettel standen nur Stichworte: »Angst, Panik, Verzweiflung.« Ohne Ablenkung tauchten alle meine verdrängten Ängste und Fragen wieder auf. Wie sollte ich im Leben bestehen? Wie sollte ich einen Job finden? Welchen Sinn hatte das Leben überhaupt? Und nicht zuletzt: Hatte ich überhaupt noch Freunde? Hatte ich nicht alle von mir weggestoßen? Gab es noch jemanden, dem ich etwas bedeutete?

Kurz, nachdem ich in der Klinik angekommen war, hatte ich in der Gruppentherapie erzählt, dass ich meinen Freunden eine Rundmail schreiben wollte. Darin wollte ich erklären, dass ich nun in der Klinik war, dass das emotional sehr anstrengend war und ich mich daher voraussichtlich erst nach meiner Entlassung wieder melden würde. Das war inzwischen ein Running Gag geworden. Start der Gruppentherapie, erste Frage: »Lola, was macht die Rundmail?«

Und alle lachten. Nicht bösartig, aber das änderte nichts daran, dass ich die Rundmail wieder verschoben hatte. Denn natürlich sollte sie perfekt erklären, wieso ich untergetaucht war. Lustig klingen und zuversichtlich, aber dennoch rüberbringen, dass die Lage ernst war. Am besten noch eine persönliche Ansprache für jeden enthalten. Kurz: Ich erwartete viel zu viel von mir, sodass ich über die Absicht nicht hinauskam und mich tatsächlich bei niemandem mehr meldete.

Ich zog mir Hose und Shirt an und verließ mein Zimmer, um zum Frühstück zu gehen. Dabei dachte ich über die weiteren Punkte auf der Liste nach. Bei der Impulsivität war ich mir ebenfalls sehr unsicher. Eigentlich hielt ich mich nicht für sonderlich impulsiv. Ich lag doch immer bloß auf dem Bett und rauchte! Wenn ich aber genau drüber nachdachte, stimmte das so nicht ganz. Spontane Fressanfälle hatte ich schon manchmal und die waren letztlich auch selbstschädigend, denn immerhin ging mir mein kleiner Rettungsring unglaublich auf die Nerven. Außerdem handelte es sich bei solchen Anfällen auch nicht um »normale« Lust auf Schokolade oder dergleichen, sondern ich aß und aß und konnte einfach nicht mehr aufhören. Erst, wenn mir der Bauch wehtat. Weil ich das Gefühl hatte, die innere Leere mit dem Essen wenigstens ein bisschen füllen zu können. Zählte das bereits? Oder waren »echte« Essstörungen wie Bulimie oder Magersucht gemeint? Dann passte es nicht mehr.

Rücksichtsloses Fahren war jedenfalls definitiv nicht mein Ding und Substanzmissbrauch eigentlich auch nicht. Sicherlich trank ich etwas zu viel Alkohol, aber das war nun wirklich nicht so ungewöhnlich. Ich rauchte, aber das war ebenfalls nicht selten. Andere Drogen dagegen machten mir Angst, weshalb ich in meinem Leben nicht viel ausprobiert hatte. Womöglich deshalb, weil ich bei meinem allererersten Joint auf einem schrecklichen Horrortrip gelandet war. Nein, Drogen brauchte ich nicht.

Als ich im Frühstücksraum saß, war ich gedanklich beim selbstverletzenden Verhalten angekommen. Viele der Mitpatienten ritzten sich. Was war denn damit? Ich hatte es noch nie ausprobiert. Aber warum nicht? Weil es nicht mein Fall war oder war ich einfach nur nie darauf gekommen? Vielleicht half es mir ja, immerhin schien es einigen Patienten danach besser zu gehen.

Das wollte ich jetzt wissen. Schnell trank ich meinen Kaffee aus und ging zurück in mein Zimmer. Dort nahm ich mir eine scharfe Nagelschere, setzte mich aufs Bett – und zögerte. Wie eine gute Idee fühlte es sich nicht an. Wo sollte ich es ausprobieren? Auf dem Arm? Lieber nicht, sonst sahen es die anderen. Ich dachte eine Weile nach, zog dann schließlich mein Hosenbein hoch und ratschte mit der Schere über die Haut am Schienbein.

Ein scharfer, unangenehmer Schmerz schoss durch meinen Körper. Ich rief unwillkürlich »Aua« und ließ die Schere fallen. Ritzen war definitiv nicht mein Ding.

Manche Borderline-Symptome hatte ich also auf jeden Fall, manche mit Sicherheit nicht, und bei den restlichen war ich mir unsicher. Was aber bedeutete das nun? War ich Borderlinerin oder nicht? Ich musste unbedingt mit meiner Therapeutin darüber sprechen. Glücklicherweise hatte ich am selben Tag eine Stunde bei ihr. Ich rettete mich durch den Vormittag und die Mittagspause und stand überpünktlich bei Frau Haaß vor dem Büro. Glücklicherweise hatte sie schon Zeit. Ich trat ein, nahm Platz und legte direkt los. »Frau Haaß, ich habe nach Ihrer Hausaufgabe noch einmal viel über meine Diagnose nachgedacht. Bin ich denn nun Borderlinerin oder nicht?«

»Worin genau ist Ihr Zweifel begründet?«

»Naja.« Ich zögerte. Es war mir unangenehm, aber ich musste es dennoch aussprechen. »Ich bin jemand, der gern dazugehören möchte. Ich fürchte ein bisschen, dass ich mir einrede, dass ich auch Borderlinerin bin, weil alle anderen in diesem Haus es sind. Viele der Kriterien auf der Skala kann man so und so auslegen, das macht mich unsicher. Beispielsweise impulsives Handeln. Bin ich impulsiv?«

»Sie haben sich gerade spontan grüne Strähnchen in die Haare gefärbt.« Die Therapeutin konnte ihr ironisches Grinsen nicht verbergen.

»Sehen Sie, das ist ein gutes Beispiel. Lisa hat sich Rastazöpfe machen lassen, wie Ihnen vielleicht aufgefallen ist. Und dann hat sie ganz stolz davon erzählt und fragte, ob ich nicht auch eine neue Frisur möchte. Ich stimmte spontan zu und ließ mir die grünen Strähnchen machen. Nun weiß ich aber nicht, ob das wirklich mein Impuls war oder ob ich mich nur wegen Lisa dafür entschieden habe.«

Die Therapeutin sah mich aufmunternd an, sagte aber nichts. Ich überlegte kurz und sprach dann weiter. »Die Bordis sind … unterhaltsam. Sie sind etwas Besonderes. Und sie definieren sich auch als etwas Besonderes. Gunnar beispielsweise nennt alle anderen Menschen ›Flachfühler‹. Und ich möchte ja auch immer besonders sein. Darum habe ich Angst, dass ich mir nur einrede, ich wäre Borderlinerin.«

»Was spricht dafür, dass Sie keine Borderlinerin sind?«

»Ich bin … einfach weniger extrem, glaube ich. Ich habe zwar schon den Eindruck, dass ich einiges mit den anderen gemeinsam habe. Besonders bei ganz unwesentlichen Kleinigkeiten. Aber bei den hervorstechenden Eigenschaften … Ich ritze mich nicht. Ich falle nicht fünf Stunden lang in eine Parallelwelt. Ich nehme keine richtigen Drogen. Ich bin einfach moderater.«

Frau Haaß nickte. »Da haben Sie vollkommen recht. Moderater als viele andere sind Sie wirklich. Sie müssen aber Folgendes bedenken: Es gibt jede Krankheit in unterschiedlichen Ausprägungen. Dass Sie nicht die schwerste Form haben, heißt nicht, dass Sie die Krankheit gar nicht haben. Außerdem sind die Diagnosen wirklich sehr kompliziert, ich kann das nur noch einmal wiederholen. Wir sprachen bereits darüber, dass die meisten Ihrer Mitpatienten noch eine Zusatzdiagnose wie beispielsweise ADHS oder Depressionen haben. Daher sind sie untereinander schwer vergleichbar. Und dann gibt es noch eine weitere Sache zu bedenken: Sie sind schlicht und ergreifend ziemlich intelligent und selbstreflektiert. Darum geben Sie auch nicht jedem Impuls und jedem Gefühl nach.«

Ich war überrascht, aber nur kurz. Eigentlich war mir der Zusammenhang auch selbst schon klar gewesen. Trotz aller Selbstzweifel wusste ich, dass ich nicht blöd war. Aber es war schön, das auch von jemand anderem gesagt zu bekommen.

»Wenn man sich selbst kennt und versteht, warum man dieses oder jenes tut und lässt, ist es viel einfacher, an sich zu arbeiten. Das mag wie eine Binsenweisheit klingen, aber es ist so. Bei Ihnen habe ich den Eindruck, dass Sie zu Ihren Impulsen und Gefühlen auch die Einwände und Gegenargumente mitdenken. Das ist sehr gut, behalten Sie das bei. Es hilft bei der Heilung. Patienten, die das nicht tun, werden, um ein plakatives Beispiel zu wählen, eher harte Drogen nehmen. Seien Sie ehrlich – Sie nehmen doch nicht deswegen keine Drogen, weil sie nicht interessiert sind, oder?«

Wir grinsten beide.

»Nein, da haben Sie recht. Ich nehme Drogen deshalb nicht, weil ich Angst vor ihrer Wirkung habe.«

»Sehen Sie, das ist doch hervorragend. Ein Punkt also, an dem Ihre Ängstlichkeit eine positive Folge hat. Wo wir gerade bei Drogen sind: Vermissen Sie den Alkohol? Wie sieht es da mit Ihrem Suchtdruck aus?«

Ich ärgerte mich. Das Wort mochte ich nicht. Ich hatte zugegeben, dass mir der komplette Verzicht auf Alkohol schwerfiel, aber deswegen war ich noch lange keine Alkoholikerin. Frau Haaß bemerkte meinen Ärger. »Das Wort bedeutet nicht, dass Sie süchtig sind. Ich will einfach wissen, wie schwer Ihnen konkret der Verzicht fällt.«

»Es ist zumindest nicht ganz einfach«, gab ich zu. »Aber der Verzicht auf Männer ist schwieriger.«

»Sollen wir einen Anti-Sex-Vertrag schließen?«

»Nein, das brauchen wir nicht. Seit Michael weg ist, interessiert mich hier ohnehin kein Mann mehr.«

Frau Haaß wusste sofort, wovon ich sprach. Als Michael die Klinik verlassen und ich in der Folge meine »Drei-Wochen-Krise« bekommen hatte, hatte sie mir das sofort angesehen und gefragt, ob ich eine »Notfall-Einzel« benötigte. Die Therapiestunden folgten zwar eigentlich einem festen Stundenplan, aber wenn es einem Patienten besonders schlecht ging, konnte er eine Sonderstunde bekommen, die ich zu dem Zeitpunkt auch gerne in Anspruch genommen hatte. Eigentlich hatte ich ihr zwar gar nicht von Michael erzählen wollen, denn immerhin sollte ich in der Klinik keine Männergeschichten haben. Aber dann war es doch aus mir herausgeplatzt.

Frau Haaß hatte nur verständnisvoll geschaut, geseufzt und vermutlich gedacht: ›Wieder eine, die wegen dieses Typen zusammenbricht. Was hat der bloß an sich?‹ Sicherlich war auch ihr nicht verborgen geblieben, dass Michael wirklich jede Patientin mit in sein Zimmer nahm, die halbwegs brauchbar aussah.

»Denken Sie noch an Michael?«

»Ach, nicht wirklich. Er war eigentlich nur eine Ablenkung von João. Leider eine ziemlich schlechte Ablenkung für mein Ego.«

»Sie ziehen Ihr Selbstbewusstsein immer noch sehr aus Männern, oder?«

»Woraus denn sonst?« Diese Antwort kam, ohne dass ich überlegt hatte. »Ich habe ja nicht viel vorzuweisen.«

»Frau Mahnke, Sie sind noch immer viel zu streng mit sich.«

Das fand ich nicht, aber mit ihr darüber diskutieren wollte ich auch nicht.

Zurück in meinem Raum fiel mir ein, dass ich mich allmählich wirklich bei meinen Freunden melden sollte, um sie nicht zu verlieren. Das Problem war bloß: Ich hatte den Eindruck, dass alle gerade unendlich weit von mir und meinem Leben entfernt waren.

Die Klinik war ein großer, angenehmer Kokon. Ich fühlte mich so seltsam wohl mit all diesen Menschen, die genau so irre waren wie ich. Bei denen ich mich für nichts rechtfertigen musste. Die mich verstanden. Die nie enttäuscht von mir waren, anders als meine »normalen« Freunde.

Ich schaute aus dem Fenster. Dieses Thema musste ich unbedingt nächste Woche mit Frau Haaß angehen. Es passierte einfach zu oft: Freunde waren enttäuscht von mir, ich schämte mich, meldete mich nicht mehr und machte sie erst recht traurig. Diesen Teufelskreis wollte ich unbedingt durchbrechen. Er war kraftraubend, für mich und für die anderen.

Als ich eine Woche später Frau Haaß' Büro betrat, hatte sie sich offenbar schon ganz ähnliche Gedanken gemacht. Jedenfalls kam sie bald auf meine Freunde zu sprechen. Ich erläuterte ihr mein Problem und verfiel dabei schnell in Selbstvorwürfe. Schließlich unterbrach sie mich. »Sie haben einen großen Freundeskreis, Frau Mahnke, oder?«

Ich überlegte. Wie groß war groß?

»Vergleichen Sie das mal mit anderen Patienten. Bei denen gibt es oftmals sehr wenige Bezugspersonen außerhalb von Klinik und Familie. Sie hingegen nennen sehr viele Namen.«

»Kann sein.«

»Ist Ihnen mal der Gedanke gekommen, dass das etwas Gutes über Sie aussagt?«

»Wie meinen Sie das?«

»Nun, Sie haben eine Menge Freunde, und die sind traurig, wenn Sie sich nicht melden. Das ist doch nur deswegen der Fall, weil diese Menschen Sie mögen. Weil Sie eine sympathische Person sind. Wenn Sie allen egal wären, wäre doch niemand enttäuscht, wenn Sie abtauchen.«

Ich starrte sie verblüfft an. So hatte ich das noch nie gesehen. Warum eigentlich nicht? Schließlich war ich doch, wie Frau Haaß mir immerhin bestätigt hatte, nicht blöd.

Sie sprach weiter. »Sie kommen also gut bei Menschen an und möchten diese auch nicht enttäuschen. Das sind erst einmal zwei positive Dinge. Dummerweise enttäuschen Sie sie dann aber doch. Es fragt sich also, wie Sie das künftig besser hinkriegen.«

Ich sah sie abwartend an. Das wollte ich wirklich gern wissen.

»Enttäuschungen kommen von zu hohen Erwartungen. Von Ihnen selbst und von den anderen. Mir scheint, dass Sie gern mit allen Ihren Freunden sehr engen Kontakt hätten. Das liegt an Ihrem Perfektionismus. Es ehrt Sie, ist aber unrealistisch. Für gesunde Menschen, aber für Sie erst recht.«

Ich schluckte.

»Ich fürchte, Sie müssen Ihre Freundschaften für sich selbst neu definieren. Wenn man klar vor Augen hat, wie man zu seinen Freunden steht und was man überhaupt leisten kann, sind auch realistischere Erwartungen möglich.«

Sie schaute mich an. »Haben Sie irgendwen kontaktiert seit Ihrem Zusammenbruch vor sieben Wochen?«

»Nur meine Familie.«

»Also keine Freunde. Vermutlich sind Sie enttäuscht von sich.«

»Ja.«

»Hören Sie auf damit. Es ist sehr schwierig, in einem so anstrengenden Umfeld wie einer psychosomatischen Klinik den Kontakt nach draußen aufrecht zu erhalten. Vielen Menschen gelingt das nicht. Das eigene Umfeld versteht das aber im Regelfall, auch wenn es nicht unbedingt die einzelnen Gründe kennt. Bei wem ist es Ihnen am wichtigsten, den Kontakt wiederherzustellen?«

»Bei Agneta.«

»Gut. Dann fangen wir mit ihr an. Und zwar wirklich erst einmal nur mit ihr. Melden Sie sich bei Agneta. Nehmen Sie sich nicht vor, sich auch bei den anderen zu melden, das wird zu viel.«

Schon beim Gedanken daran wurde ich nervös. Immerhin war ich mal wieder wochenlang stumm gewesen. Dabei hatte sie mir einmal pro Woche eine nette SMS geschrieben, über die ich mich auch gefreut hatte. Unfähig, wie ich war, hatte ich nie geantwortet. Ich wollte Frau Haaß erklären, was für eine schlechte Freundin ich war, aber sie unterbrach mich und erinnerte mich an das »SMART«-Mantra. Das kam eigentlich aus dem Projektmanagement, wurde aber auch uns Patienten immer wieder vor Augen gehalten. Ziele sollten spezifisch, messbar, angemessen, realistisch und terminierbar sein. Also nicht: Ich will eine bessere Freundin sein, sondern zum Beispiel: Ich will mich bis nächste Woche Donnerstag mit einer SMS bei Agneta melden. Eine SMS schien mir die einfachste Lösung zu sein, anzurufen traute ich mich nicht.

Am nächsten Tag dachte ich, dass ich es lieber am übernächsten Tag machen würde, weil ich gerade schlechte Laune hatte. Am übernächsten Tag entschied ich mich für einen Tag später, denn mein Handy war fast leer. Am dritten Tag fiel mir nicht recht ein, was ich schreiben wollte. »Hi Agneta« – und dann?

Schließlich war von der Woche nur noch ein Tag übrig und ich war einmal mehr total wütend auf mich. Ich saß auf dem Bett und starrte das Handy an. Wieso konnte ich nicht einfach eine SMS schreiben? Jeder konnte das, wieso denn ich nicht? Ich war wirklich der schlimmste Mensch auf der Welt!

Es klingelte.

Das Handy klingelte. Ich zuckte zusammen. Reflexartig wollte ich es zur Seite legen, so wie ich es meistens machte. Trotzdem schaute ich kurz aufs Display – und erschrak erst recht. Es war Agneta! Nun wollte ich das Handy am liebsten im Schrank verstecken. Doch dann dachte ich an meine Therapiesitzung am nächsten Tag. Wollte ich wirklich vor Frau Haaß treten und zugeben, dass ich es nicht geschafft hatte, Agneta zu kontaktieren? Dies war meine Chance. Ich musste nicht mal eine SMS schreiben, ich musste nur rangehen.

»Hi Agneta.«

»Hi Lola! Du … nanu?«

Sie klang dermaßen überrascht, dass ich lachen musste, obwohl sich mir vor Aufregung fast der Magen umdrehte.

»Ja, ich gehe tatsächlich ans Telefon.«

»Wie komme ich zu dieser unglaublichen Ehre?«

Ob sie mir glauben würde? Ich erzählte von meiner Wochenaufgabe. Und dass ich mich heute auf jeden Fall bei ihr hatte melden wollen. Sie klang etwas ungläubig, aber nicht wütend. Schließlich fragte sie mich, ob ich denn nun zu ihrer Hochzeit kommen würde.

Hatte ich das wirklich nicht gesagt? Oder war sie so verunsichert, dass sie meiner Zusage nicht mehr traute? Gut, sie wusste nicht, wann genau ich entlassen wurde, aber ich hatte doch extra ganz am Anfang meines Klinikaufenthalts geklärt, dass ich im Notfall auch Ausgang haben könnte. Aber nun fiel mir auf, dass ich das Agneta gar nicht mitgeteilt hatte. Also war sie wochenlang im Unklaren gewesen …

»Na klar komme ich zur Hochzeit, ist doch logisch!«

»Hervorragend!« Sie klang erleichtert und fröhlich. Kurz darauf beendeten wir das Telefonat. Mit einer Mischung aus Freude und Ärger legte ich auf. Freude über ihren Anruf. Ärger über mich selbst. Wie immer, wenn es eng wurde, hatte mir eine glückliche Fügung das Problem abgenommen. Ich war echt zu nichts fähig!

Am nächsten Tag erzählte ich Frau Haaß von meinem Versagen. Sie sah das allerdings ganz anders. »Frau Mahnke, hören Sie auf mit diesem Selbsthass. Sie haben nicht versagt. Sie sind ans Telefon gegangen. Das ist auch eine Leistung. Dass Agneta gerade diese Woche angerufen hat, war Glück und ist kein Grund, sich zu ärgern. Freuen Sie sich lieber, dass Sie eine gute Freundin haben, die offenbar nicht böse auf Sie ist. Daran können Sie sehen, dass alles gar nicht so schlimm ist.«

Ich atmete durch. Eigentlich hatte sie recht. Ans Telefon gehen war wirklich ein Akt für mich. Jeder andere hatte damit kein

Problem, aber ich … halt, stopp. Ich unterbrach meinen nerv-
tötenden Gedankenkreislauf und lächelte sie an. »Gut, dann habe
ich das wohl erledigt. Wie geht es weiter?«

»Das müssen Sie wissen. Wen möchten Sie als Nächstes
kontaktieren?«

»Lina.«

Wir einigten uns auf eine Postkarte. Das schien in diesem Fall
das Einfachste zu sein – eine nette Geste, die aber nicht sofort beantwortet werden konnte. Ein langsames Herantasten also.

*

Auch, wenn es Rückschläge gab, ging es mir inzwischen viel
besser. Zum Glück, denn mein Aufenthalt in der Klinik war am
Ende angelangt. In meiner letzten Therapiesitzung mit Frau Haaß
besprachen wir einige organisatorische Details, dann kamen wir
auf meine Diagnose zu sprechen.

»Also was bin ich nun? Bin ich Borderlinerin oder nicht?«

»Was meinen Sie?«

Ich überlegte. »Ich glaube, ich würde es so zusammenfassen:
Ich bin seit meiner Kindheit sehr ängstlich, sowohl im sozialen
Sinne als auch im Sinne von Versagensängsten. In meiner Jugend
habe ich dann die histrionischen Persönlichkeitsmerkmale ent-
wickelt, um meine extreme Schüchternheit zu überdecken, und die
passiv-aggressiven, um mit meinen Versagensängsten umzugehen.
Denn wenn ich nicht handle, kann ich auch nicht versagen. Da
diese beiden Strategien nicht gesund waren und ich damit Teile
meiner Persönlichkeit verdrängt habe, wurde ich depressiv. Und
alles zusammen macht mich emotional instabil.«

Ich sah sie erwartungsvoll an. Sie nickte. »Emotional instabil«,
als Synonym für die Borderline-Störung, gefiel sowohl ihr als auch
mir viel besser. Es war nicht so stark stigmatisiert, und ich konnte
mich gut damit identifizieren.

»Ich finde, das haben Sie sehr gut zusammengefasst«, sagte Frau Haaß. »Außerdem glaube ich, dass Sie zuversichtlich nach Hause fahren können. Sie denken vermutlich, dass ich das sagen muss, aber ich meine es wirklich so. Zwar werden Sie immer emotional instabil bleiben. Aber ich habe den Eindruck, dass Sie es schaffen können, gut damit zu leben. Und wenn Sie auf sich achten, haben Sie die Möglichkeit, die Depressionen in den Griff zu bekommen.« Sie gab mir die Hand. »Ich wünsche Ihnen viel Erfolg dabei!«

17

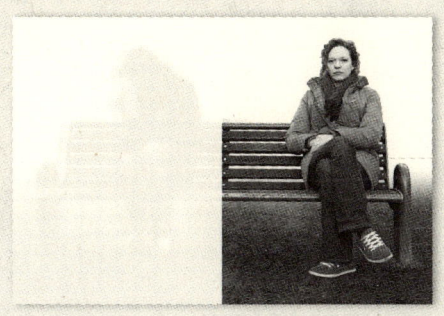

ETWAS BLAUES

W ie heißt du eigentlich nach der Hochzeit?« Meine Kollegin schaute mich neugierig an, während ich versuchte, der Kaffeekanne noch eine lauwarme Tasse für mich abzupressen. Ich unterdrückte ein Augenrollen. Sie konnte nicht wissen, wie sehr mich diese Frage und das daran anschließende, immer gleiche Gespräch nervten.

»Wir behalten beide unseren Namen.«

»Echt? Ach so. Aber ist das nicht doof, wenn man später Kinder hat? Dann heißt ja einer gar nicht wie die Kinder.«

»Genau.« Ich versuchte, mich zu beherrschen. »Ich möchte einfach gern meinen Namen behalten und Nils auch. Ob die Kinder genauso heißen, interessiert doch heutzutage überhaupt nicht mehr. Es hat ohnehin jedes zweite Kind eine Patchworkfamilie.«

»Stimmt auch wieder.« Ihrem Gesicht konnte man ansehen, dass sie das komplett anders sah.

Ich nahm meinen Kaffee und flüchtete aus der Küche. So sehr mir die Hochzeitsvorbereitungen Spaß machten: Ein wenig freute ich mich inzwischen auch darauf, wenn alles vorbei war. Auf diese speziellen Gespräche hatte ich einfach keine Lust mehr. Immer die gleichen Fragen: Wie jetzt, ich hatte den Antrag gemacht und nicht Nils? Als *Frau*? Ich wollte meinen Namen behalten? Nicht in der Kirche heiraten? Trotzdem ein weißes Kleid? Wieso überhaupt heiraten, und das schon so jung? Passte doch gar nicht zu mir.

Jeder schien eine Meinung zu haben und im Regelfall stimmte die nicht mit meiner überein. Dazu kamen die vielen abergläubischen Bemerkungen. Wir machten das Fotoshooting vor der Trauung? Aber dann sah Nils mich doch vorher im Kleid! Das brachte Unglück! Und so weiter und so fort. Allmählich machten mich diese Kommentare nervös. Schließlich wollte ich nur, dass alle Spaß hatten auf unserer Hochzeit.

»Hey Agneta! Gehts dir gut mit der Selbstaufgabe?« Die nächste Kollegin. Geschieden und daher dem ganzen Themenkomplex gegenüber skeptisch eingestellt.

»Bestens.«

»Wie heißt du eigentlich nach …«

»Melzer. Ich behalte meinen Namen.« Ich sah sie angriffslustig an. Noch einmal konnte ich dieses Gespräch nicht führen.

»Hervorragend! Ich finde es super, dass du deine Persönlichkeit nicht aufgibst.« Sie winkte mir fröhlich zu und lief weiter. Das war mir wiederum auch zu viel. Es war doch nur ein Name. Ein paar Buchstaben. Wieso interpretierte jeder so viel dort hinein?

Umso glücklicher war ich über meine Mädels. Die waren über keine unserer Entscheidungen verwundert, weder über die unkonventionellen noch die traditionellen. Ich wollte beispielsweise etwas Altes, Neues, Geliehenes und Blaues zur Hochzeit tragen. Das Kleid war neu, ich würde die alte Perlenkette meiner Großmutter und dazu das geliehene Perlenarmband meiner Mutter tragen. Aber Blau? Wie brachten andere Bräute die Farbe unter? Das Strumpfband war hellblau, aber das würde ich auf keinen Fall die ganze Zeit tragen können, denn es rutschte bereits nach wenigen Minuten. Blieb also nur die Unterwäsche. Brautunterwäsche war eigentlich weiß, aber letztendlich erschien mir das ziemlich egal. Die verheirateten Frauen, die ich kannte, meinten lapidar, dass man sich nicht mit erotischen Gedanken an die Hochzeitsnacht aufhalten sollte. Denn entweder schliefe man nach der anstrengenden Feier ohnehin besoffen ein, oder der Mann »robbt halt aus Traditionszwang einmal über die Frau rüber«, wie mir sehr anschaulich mitgeteilt wurde. Nils und ich hatten daher bereits beschlossen, dass wir keine krampfhafte Robbensituation erzeugen wollten, denn die Party sollte nicht vor fünf Uhr morgens enden. So gesehen konnte die Unterwäsche ebenso gut blau sein – ich selbst würde es wahrscheinlich auch werden.

Nach Feierabend rief ich Lola an, um sie nach ihrer Meinung zu fragen. Das war nun möglich. Einfach so. Ich konnte ihre Nummer wählen, und dann ging sie ans Telefon. Daran gewöhnt hatte ich mich noch nicht. Aber seit sie vor einer Woche aus

Mannheim zurückgekehrt war, war sie tatsächlich erreichbar. Und, wie ich Luisas Andeutungen entnahm, auch für meine Trauzeugin.

»Hey, wie läufts?«, begrüßte sie mich.

»Soweit eigentlich ganz gut. Ich möchte mir bloß ein Schild basteln, auf dem steht: ›Ich habe den Antrag gestellt, ich heirate nicht in der Kirche, ich behalte meinen Namen, der übrigens nichts mit dem Fernsehkoch Tim Mälzer zu tun hat, und Kinder sind erst einmal nicht angedacht, später aber schon.‹«

»Klingt nach einer guten Idee. Du könntest das mit Comics illustrieren, sodass die Aussage auf den ersten Blick klar wird.«

»Ja, das mache ich, hilfst du mir?«

»Dann kann aber wegen meiner nicht vorhandenen Malkünste keiner mehr erkennen, was du sagen wolltest.«

»Stimmt auch wieder. Apropos sagen wollen – eigentlich hat mein Anruf durchaus einen Grund: Ich denke gerade darüber nach, wie ich das Blaue in mein Outfit einbauen kann.«

»Ohrringe?«

»Sind mit weißem Perlmutt besetzt. Ich dachte an Unterwäsche.«

»Das ist doch super, so unschuldig weiße Unterwäsche passt sowieso nicht zu dir. Darf ich zum Einkaufen mitkommen?«

»Na klar doch! Was hältst du von Samstag?«

»Bin dabei!«

Einkaufen mit Lola, das klang so … normal. Wir waren schon seit Ewigkeiten nicht mehr zusammen shoppen gewesen. Der »Vorfall« lag mittlerweile fast ein Jahr zurück, seither hatten wir uns nur ein paar Mal gesehen, dabei nur ein einziges Mal allein. Ansonsten hatten wir – vor allem ich – immer dafür gesorgt, dass noch andere Leute dabei waren. Das wurde mir jetzt erst so richtig klar. Und es zeigte, auf welch wackeligen Beinen unsere Freundschaft noch stand. Natürlich war es schon seit Lolas Umzug nach Berlin eine Telefonfreundschaft gewesen, aber dennoch hatten wir uns regelmäßig zu zweit getroffen. Und jetzt überhaupt nicht mehr. Der Gedanke machte mich nervös.

Lola kam fast zeitgleich mit mir vor dem Einkaufszentrum »Hamburger Meile« an. Sie hatte erzählt, dass sie sich grüne Strähnchen in die Haare gefärbt hätte, was schon immer ihr Traum gewesen sei. Das klang für meinen Geschmack ziemlich bescheuert, nach einer Teenie-Frisur, nicht unbedingt für einen Erwachsenen geeignet. Aber als sie ankam, wirkte es viel dezenter, als ich es mir vorgestellt hatte. Sie sah eher alternativ aus als kindisch. Froh darüber, dass ich ihre Frisur ehrlich loben konnte, umarmte ich sie.

Offenbar war sie genauso nervös wie ich, denn sie plapperte wasserfallartig drauflos. Bloß keine Lücke entstehen lassen. Bloß so tun, als sei alles wie früher.

»Wo gehen wir denn hin? Wir können ja schlecht bei H&M schauen.«

»Das geht wirklich auf keinen Fall. Ich weiß auch nicht, ich kaufe so selten teure Unterwäsche und nie in diesem Einkaufszentrum.«

»Ich weiß, dass im Erdgeschoss zwei Dessousläden sind. Möchtest du eigentlich auch einen BH?«

»Nein, der passt nicht unter das Kleid. Ich brauche nur einen String. Insofern sollte es eigentlich einfach sein, etwas zu finden.«

Wir nahmen die Rolltreppe und blieben vor einem Laden stehen.

»Puh, was hier im Schaufenster ist, sieht aber ziemlich pink und rosa aus.«

»Naja, die werden ja irgendwo im Geschäft auch etwas Blaues haben, meinst du nicht?«

»Schauen wir mal.« Lola verschwand zwischen den Wäscheständern und ging die Modelle durch. »Hässlich, unförmig, langweilig ... und alles nicht blau.«

»Hier auch nicht.«

»Da hinten. Aber da ist irgendein Muster drauf …«

»Herzchen! Auf keinen Fall!«

Wir wühlten weiter. Langsam entspannte ich mich etwas. Zusammen shoppen zu gehen war bei genauerer Betrachtung eine ziemlich gute Idee. So hatten wir ein gemeinsames Gesprächsthema, das nichts mit uns oder Lolas Krankheit zu tun hatte, und konnten uns langsam wieder aneinander gewöhnen.

»Lola, hier gefällt mir nichts. Du meintest doch vorhin, es gäbe noch einen anderen Laden?«

»Ja. Lass uns da schauen.«

»Hoffentlich ist das Angebot dort besser. Ist Blau denn so eine ungewöhnliche Farbe für Unterwäsche?«

»Keine Ahnung, ich hab so was jedenfalls nicht. Aber bei H&M gibt es ganz viele knallbunte Sachen.« Sie grinste.

»Du bist doof. H&M-Hochzeitsdessous widersprechen bestimmt irgendeinem Aberglauben. Das gibt schlechtes Karma für die Ehe.«

»Das finde ich aber auch.« Wir liefen an der Fressmeile und den künstlichen Pflanzen vorbei und standen schließlich vor dem anderen Geschäft. Auch hier schien Blau nicht die beliebteste Farbe zu sein, zumindest nicht im Schaufenster. Lola lief zielstrebig zu einem Wäscheständer hinten links.

»Hier leuchtet was blau.«

Sie wühlte und hielt schließlich einen hübschen String hoch. Aber die Farbe …

»Der ist lila, Lola.«

»Schnickschnack, das liegt nur an dem komischen Licht hier.« Ich lachte. »Du hast 'nen Knall.«

Aber nach einer erfolglosen Runde durch hautfarbene Spitze und Blümchenmuster änderte ich meine Meinung. »Blaulila vielleicht.«

»Eben. Das wird ja wohl reichen.«

»Gut, dann nehmen wir den.«

Erleichtert gingen wir zur Kasse. Ich sah, dass Lola etwas auf dem Herzen hatte.

»Sag mal, wo wir gerade bei Outfits sind. Man darf ja nicht Knallrot tragen auf einer Hochzeit ...«

»Ach Quatsch, das ist mir völlig Wurst. Solange du nicht gerade ein Brautkleid trägst, kannst du anziehen, was du willst. Diese Knallrot-Sache zum Beispiel habe ich neulich erst gehört und weil ich das vorher nicht wusste, bin ich selbst mit einem tiefroten Kleid bei ein paar Hochzeiten gewesen. Ich hoffe, da war niemand beleidigt.«

»Puh, danke! Sonst hätte ich jetzt noch ein neues Kleid kaufen müssen, und dass mein Konto nicht gerade überquillt, weißt du ja.«

»Wirklich kein Problem. Wollen wir noch einen Kaffee trinken?«

»Ja, eine halbe Stunde habe ich noch. Dann muss ich allerdings los.«

Dagegen hatte ich nichts einzuwenden – besser, wir übertrieben es nicht gleich mit der Zweisamkeit. Wir setzten uns in das italienische Café im Erdgeschoss. Gleich kam ein gut gelaunter Kellner auf uns zu und wartete auf die Bestellung.

»Nimmst du auch einen Cappuccino?«

»Ja.«

»Mit wem bist du denn gleich noch verabredet?«

»Mit Ilka aus der Klinik.«

»Echt? Schon wieder?«

»Ja, Sabine kommt auch vorbei.«

»Aha ...«

Ich überlegte, wie ich meine Verwirrung formulieren sollte, ohne dass sie unpassend klang.

»Glaubst du wirklich, dass es dir hilft, die Leute aus der Klinik wiederzutreffen? Dabei, das Ganze schnell hinter dir zu lassen, meine ich?«

»Das möchte ich ja gar nicht. Die Zeit in der Klinik war wirklich schön.«

»Das verstehe ich immernoch nicht ...«

»Ich weiß, aber so ist es nun mal. Dort konnte ich ... wirklich ich selbst sein. Niemand hat sich darüber gewundert, wie ich war, weil alle anderen auch so bescheuert waren. Ich musste mich nicht rechtfertigen, jeder verstand mich und ich verstand die anderen. Das war ein ganz neues Gefühl für mich.«

»Das leuchtet mir schon stärker ein.«

»Und darum ist es eben schön, mit den Leuten in Kontakt zu bleiben. Weil die mich auf eine ganz andere Weise verstehen.«

»Na gut, aber ... ich weiß nicht, die haben doch ihre eigenen Probleme ... und davon hast du doch selbst schon genug ...« War es nicht erst einmal wichtiger, dass Lola sich um sich selbst kümmerte, statt Ansprechpartnerin für ehemalige Mitpatienten zu sein? Denn so kam sie mir vor – seit sie entlassen worden war, erzählte sie permanent von irgendwelchen Krisensituationen der anderen »Ditschies«. Ich befürchtete, dass sie sich auch deswegen so sehr um sie kümmerte, weil sie sich nicht mit ihren eigenen Problemen befassen mochte, aber vielleicht war das auch ungerecht. Oder ein falscher Ansatz. Vielleicht war es genau richtig, wenn sie sich um andere kümmerte? Schließlich sagte sie oft genug, dass sie keine Lust mehr hatte, ausschließlich um sich selbst zu kreisen. Dennoch: Es würde sie Kraft kosten, die anderen zu unterstützen, und davon hatte sie weniger als andere.

Und besser würde es nicht werden. Noch lebten von den »Ditschies« nur Ilka und Sabine in Hamburg, aber bald würde auch Ingmar herziehen. Mit ihm wollte Lola sogar eine WG gründen, was mir gar nicht gefiel. Ingmar war sicher ein netter Kerl, aber mir wäre es lieber gewesen, wenn Lola mit einer stabilen Person zusammengewohnt hätte, die sie aufmuntern und mitreißen konnte.

»Klar habe ich ausreichend eigene Probleme. Ich muss auch aufpassen, dass ich mich nicht zu sehr mit den Schwierigkeiten der anderen identifiziere. Abgrenzung nennen die das in der Klinik. Man muss lernen, eine Grenze zu ziehen, wenn etwas einem nicht mehr gut tut.«

Das immerhin klang ziemlich vernünftig.

»Ich habe diverse Ordner und Diagramme zu Hause, muss ich dir alles mal zeigen, wenn die Hochzeit vorbei ist.«

»Ja, mach das auf jeden Fall, da bin ich sehr gespannt drauf! In dem Zusammenhang fällt mir auf, dass ich immer noch nicht ganz verstanden habe, was es mit deiner Diagnose auf sich hat. Erst warst du depressiv, dann warst du passiv-aggressiv und histrionisch, nun bist du auf einmal Borderlinerin.«

»So kann man das nicht sagen ... eigentlich bin ich eher alles zusammen. Meine Diagnose lautet kombinierte Persönlichkeitsstörung. Und die Depression habe ich noch obendrauf.«

»Du bist mir nicht böse, wenn ich das etwas unübersichtlich finde, oder? Und Borderlinerin ist für mich so eine extreme Vokabel.«

»Diese Unübersichtlichkeit ist aber ganz normal für Bordis, auch wenn normal da jetzt natürlich ein seltsamer Begriff ist. Wir sind kompliziert.«

Wir lachten.

»Was ich damit meine«, fuhr Lola fort, ist: »Bei vielen Patienten in der Klinik kam der Begriff Borderline erst nach Jahren der Therapie auf. Das liegt unter anderem an der Definition. Früher wurden diejenigen Patienten als Borderliner bezeichnet, bei denen man wusste, dass etwas nicht mit ihnen stimmt, aber nicht genau, was es ist. Darum hatte meine Klinik es auch nicht leicht, überhaupt ein spezielles Haus für Borderliner durchzusetzen. Heutzutage ist der Begriff immer noch ein bisschen schwammig. Darum sprechen die Ärzte auch zunehmend von einer emotional instabilen Persönlichkeitsstörung, das ist weniger stigmatisierend.«

Ich grinste. »Ich will nichts sagen, aber …«

»Ich weiß«, unterbrach sie mich. »Emotional instabil ist irgendwie jeder.«

»Genau.«

»Das stimmt, das hat mich an dem Begriff auch erst gestört. Andererseits: Alle Störungen leiten sich von ›normalen‹ Persönlichkeitsausprägungen ab. Wenn diese zu stark sind, werden sie krankhaft. Du magst auch instabile Phasen haben, aber du willst sicher nicht abstreiten, dass ich wesentlich instabiler bin als du.«

»Auf keinen Fall.«

Ich war immer noch durcheinander. Dass Lola nicht »nur« depressiv war, hatte ich sofort verstanden, denn so hatte sie auf mich nie gewirkt. Aber über Borderliner hatte ich gerade in einem Artikel gelesen, dass sie manipulativ wären und zum Beispiel mit Suizid drohten, um Menschen an sich zu ketten. Das fand ich gruselig, das passte nicht zu meiner Lola.

Sie schien meine Gedanken zu erraten. »In der Klinik sagten sie manchmal, ich sei Borderlinerin light. Ich stehe nicht immer unter Hochspannung, deswegen muss ich mir auch nicht die Arme aufritzen. Bei mir macht sich die Krankheit am ehesten am starken Wechsel meiner Stimmungen bemerkbar und an meinem Problem, Nähe und Distanz in eine gesunde Balance zu bringen, hauptsächlich bei Männern, aber auch bei Freunden.«

»Okay, das verstehe ich.«

Einen Moment schwiegen wir. Dann schien sie sich einen Ruck zu geben. »Nun aber genug von mir, wie geht es dir denn jetzt so? Bist du im Zeitplan? Es sind ja nur noch drei Wochen! Ich bin schon total aufgeregt.«

»Ja, weiß nicht, keine Ahnung …« Ich lachte. »Der Reihe nach. Wir liegen gut im Zeitplan. Mir geht es insgesamt gut, aber ich bin auch schon ziemlich nervös. Ein kleiner Teil von mir freut sich darauf, dass alles endlich vorbei ist. Ein größerer Teil findet es schlimm, dass wir nun seit einem Jahr einen einzigen Tag vorbereiten. Es ist halt nur ein Tag, auch wenn da etwas Besonderes passiert. Verdammt kurz.«

»Und fühlt es sich komisch an, sich fest an jemanden zu binden?«

»Direkt vor dem Antrag war es komisch. Da haben wir uns auf einmal nur noch gezofft. Das hast du ja nicht so mitgekriegt …«

»Nein.« Lola schaute beschämt. Zu dem Zeitpunkt hatten wir schließlich keinen Kontakt gehabt.

»Ich habe mich bei jedem stehen gelassenen Teller gefragt: ›Will ich wirklich bis an mein Lebensende mit jemandem zusammen sein, der nicht in der Lage ist, Teller in die Spülmaschine hineinzustellen?‹ Das war sehr anstrengend. Seit ich den Antrag gemacht habe, streiten wir uns kaum noch, denn dann hatte ich die Entscheidung ja getroffen.«

»Das klingt logisch. Und freust du dich auf die Hochzeitsnacht?«

»Stark überschätzt, heißt es. Den Stress machen wir uns nicht. Wir holen das einfach in Barcelona nach.« Dort wollten wir die Woche nach der Hochzeit verbringen. Die eigentlichen Flitterwochen in Südamerika waren erst für den Herbst geplant.

»Und wir werden auf der Hochzeit alle bis zum Umfallen feiern, wetten?«

»Erst mal kommt der Junggesellinnenabschied.«

»Ja. Luisas Planung ist top, ich wette, sie wird dir gefallen.«

»Daran habe ich keinen Zweifel. Neulich hat sie mich angerufen und fragte: ›Ich weiß, du willst kein Bunnykostüm oder dergleichen und eigentlich soll alles eine Überraschung sein, aber eines muss ich jetzt doch fragen: Erwartest du T-Shirts?‹«

Lola lachte. »Ja, da waren wir uns echt nicht sicher. Wir dachten eher nicht, aber wollten auch nicht, dass du hinterher enttäuscht bist. Sag mal, gibt es auf deiner Hochzeit eigentlich heiße Singlemänner?«

»Tja, ich fürchte, das Verhältnis Singlemänner zu Singlefrauen wird nicht ganz stimmen, zuungunsten der Frauen. Da müsst ihr euch dann kloppen!«

»Ich hab zuerst gefragt, ich darf wählen!«

»Von mir aus, ich halte mich da raus.«

Ich grinste sie an und freute mich darüber, wie gut unser erstes Treffen zu zweit verlief. Wir hatten uns immer noch etwas zu sagen. Wir hatten wieder Spaß miteinander.

Doch jetzt wurde Lola plötzlich unruhig. »Ich bräuchte noch Kopfhörer«, sagte sie zögerlich, »aber die kann ich sonst auch wann anders kaufen, wenn das unpassend ist.«

»Kein Problem, lass uns doch kurz zu Saturn gehen.«

Nun schaute sie mich an, als hätte ich mich spontan nackt ausgezogen.

»Wieso guckst du denn so verwirrt?«, fragte ich lachend, »wolltest du woanders hin?«

»Nein. Ich hatte bloß vergessen, wie unkompliziert du bist.«

Was gab es denn bei Kopfhörern kompliziert zu sein? Ich grinste. Ganz verstehen würde ich diese Frau vermutlich nie. Sie bemerkte meinen Gesichtsausdruck.

»Andere Leute würden jetzt eine Diskussion darüber anfangen, dass das ein selbstbezogener Vorschlag ist, wo es doch heute um dich und nicht um mich gehen soll. Ich bin einfach froh, dass es nicht so ist. Und dass wir wieder miteinander Spaß haben können.«

18

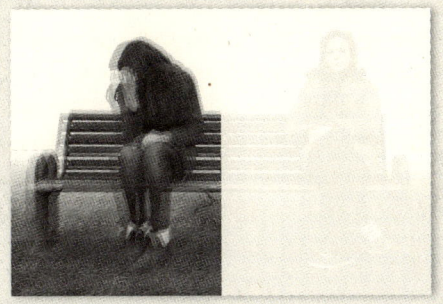

SOFORTREAKTION

Es war schön, mit Agneta ihre Hochzeitsunterwäsche kaufen zu gehen. Zumindest, nachdem wir unsere Nervosität in den Griff bekommen hatten. Wenigstens war das eine wichtige Aufgabe, bei der ich anwesend sein konnte. In der Klinik war das Thema oft sehr weit weg gewesen, aber kaum war ich nach Hamburg zurückgekehrt, war es wieder präsent: Meine beste Freundin heiratete und ich hatte sie während der Vorbereitungszeit allein gelassen.

Das wollte ich nun wiedergutmachen. Umso mehr freute ich mich, als mir Luisa eine SMS schrieb – gerade während ich im Dessousladen einen besonders rüschenbeladenen String in der Hand hielt. Als ich das Handy aus der Tasche zog, grinste Agneta. »Du schaust auf dein Handy – das ist ein Anblick, an den ich mich noch gewöhnen muss.«

»Ja, ist auch für mich ein neues Gefühl. Das ist die Sofortreaktion. Das habe ich in der Klinik gelernt. Wenn jemand so wie ich dazu neigt, alles aufzuschieben, dann sollte er es einfach gleich tun, bevor er sich Gedanken darüber machen kann.«

Ich blickte aufs Handy und überlegte kurz, ob die SMS geheim war – aber dass Agneta eine Hochzeitszeitung bekam, wusste sie sicherlich.

»Luisa hat geschrieben. Sie will etwas wegen der Hochzeitszeitung wissen.«

Als ich das Handy wieder wegstecken wollte, fing Agneta an zu lachen. »Wie wäre es denn dann, wenn du ihr jetzt sofort antwortest, passend zu deiner neuen Strategie?«

Ich musste mitlachen. »Du hast recht. Ich glaube, so ganz verinnerlicht habe ich das noch nicht. Dann schreib ich doch einfach mal kurz zurück. Wie abgefahren!«

Als wir Unterwäsche gefunden hatten, fiel mir wieder ein, dass ich eigentlich noch Kopfhörer für meinen iPod kaufen wollte. Wie sollte ich das jetzt unterbringen? Schließlich ging es um Agnetas Hochzeit und nicht um meinen iPod. Andererseits hatte ich in der Klinik gelernt, dass ich meine Wünsche äußern sollte. Wir gingen noch einen Kaffee trinken und schließlich nahm ich meinen Mut zusammen. »Ich bräuchte noch Kopfhörer ... aber die kann ich sonst auch wann anders kaufen, wenn das unpassend ist.«

»Kein Problem, lass uns doch kurz zu Saturn gehen.«

Kein Problem? Einen Moment lang war ich so überrascht, wie man nur sein kann. So unkompliziert ging es also auch! Jemand wie João hätte einen Aufstand gemacht und auch Lina wäre nicht glücklich gewesen. Agneta kam einfach mit zu Saturn. Für jemanden wie mich, der überall Probleme oder Schwierigkeiten vermutet, war sie wirklich eine Wohltat.

Umso dringender musste ich jetzt etwas für ihren großen Tag tun. Gut, dass ich Luisa gleich zurückgeschrieben hatte. Sie hatte mich darauf hingewiesen, dass am kommenden Mittwochabend ein Treffen der Hochzeitszeitungsredaktion stattfand. Wenn ich wollte, könnte ich gerne dazukommen.

Von einer Hochzeitszeitungsredaktion hatte ich noch nie gehört. Zugegebenermaßen hatte ich mich auch noch nie intensiv mit diesem Thema befasst, aber eigentlich war meiner Meinung nach der Trauzeuge dafür zuständig, ein paar Berichte einzusammeln, und damit hatte sich die Sache. Luisa jedoch hatte mich schon vorgewarnt: Außer ihr würden Carla, Sanni, Melle und Jochen kommen. Lauter Leute, die mir fremd waren. Natürlich, getroffen hatte ich sie alle schon ein paar Mal und Agneta hatte von ihnen erzählt, aber nur Luisa kannte ich näher.

Entsprechend war ich unglaublich nervös. Wie würden die auf mich reagieren? Ich ging stark davon aus, dass Agneta ihnen von meinem zweiten Klinikaufenthalt erzählt hatte – den ersten hatte ich sogar selbst erwähnt, beim Pokern. Auch dass ich nun sozusagen verspätet dazustieß, war nicht gerade hilfreich. Luisa würde mir bestimmt den einen oder anderen Vorwurf machen.

Nichts dergleichen passierte.

Als ich ankam, begrüßten mich alle freundlich und erzählten mir vom Stand der Dinge. Auch eine Aufgabe gab es für mich:

Korrekturlesen. Weder machten sie mir Vorhaltungen, noch stellten sie Fragen. Es war, als hätte ich schon die ganze Zeit dazugehört. Nur Luisa erkundigte sich kurz, wie es mir ginge – aber auch das glücklicherweise ohne vorwurfsvollen Unterton.

»Schwer zu sagen«, antwortete ich. »Viel besser als vorher. Aber auch ungewohnt. Ich habe schon eine neue Psychologin, die meine Klinik-Therapeutin gut kennt. Das finde ich sehr beruhigend, denn mit der kam ich gut zurecht. Außerdem wurden mir ein paar Förderprogramme vom Arbeitsamt vorgeschlagen.«

»Was für Programme?«

»Zur Wiedereingliederung. Ich bin momentan noch arbeitsunfähig gemeldet. Es gibt unterschiedliche Reha-Programme, bei denen man Schritt für Schritt lernt, mit der Belastung klarzukommen. Die helfen einem wohl auch, ein Praktikum oder sogar einen richtigen Job zu finden.«

»Das ist doch nicht schlecht!«

»Nee, das ist prinzipiell sogar super. Insofern fühle ich mich insgesamt … schon irgendwie unsicher, aber tendenziell zuversichtlich.«

»Wirst du denn in Hamburg bleiben?«

»Ja.«

»Wie schön!«

Luisas Freude war echt. Und auch ich freute mich darauf, wieder in Hamburg zu wohnen. Das hatten wir bereits während der Therapie festgestellt: Für mich war es besser, ein soziales Netz aus Familie und Freunden um mich zu haben. Natürlich gab es auch in Berlin Leute, die mir wichtig waren, aber eben nicht so viele. Vor allem Lina würde sicherlich traurig sein, aber Berlin war ja letzten Endes auch nicht so weit von Hamburg entfernt.

Wir kehrten zurück ins Wohnzimmer, und ich machte mich wieder an die Arbeit. Nach und nach wurde mir klar, wie dick die Hochzeitszeitung werden würde. Was für Mühe sich alle gegeben hatten! Wieder war ich traurig, dass ich nicht von Anfang an dabei gewesen war.

Besonders die Foto-Lovestory machte mich unglücklich. Die Redaktion hatte Agnetas und Nils' Kennenlernen in einer Bildergeschichte nachgespielt. Dazu hatten sie sich Pappschilder mit Porträtfotos der beiden vor das Gesicht gehalten und Fotos, soweit möglich, an den Originalschauplätzen gemacht. Wie gerne hätte ich dabei Agnetas Rolle übernommen. Außerdem störten mich ein paar Details – zum Beispiel waren die beiden gar nicht miteinander in der Tanzschule gewesen. Solche Besserwissereien wollte aber sicher keiner hören, also behielt ich sie für mich. Nur als es um die Frage ging, ob man Nils per Photoshop als Harry Potter verkleiden dürfe, hielt ich es nicht mehr aus. Eine gewisse Ähnlichkeit war zwar da, aber Nils hasste den Vergleich.

»Nils wurde früher schon immer als Harry Potter bezeichnet, das können wir ihm in der Hochzeitszeitung nicht antun!«

Nach diesem Beitrag fühlte ich mich schon besser. Ich kannte die beiden immer noch am besten, auch wenn ich monatelang fort gewesen war.

*

Die Vorbereitungen schritten voran, und mit jedem Tag entspannte ich mich etwas mehr. Ich schaffte es, einen eigenen Text für die Zeitung zu schreiben, nachdem ich meine Erwartungen an mich heruntergeschraubt hatte – der Text musste nicht pulitzerpreisverdächtig sein, sondern sollte einfach nur rüberbringen, wie froh ich war, Nils und Agneta als Freunde zu haben. Als mir das klar war, ging das Schreiben erstaunlich schnell. Und auch sonst kamen wir gut voran. Dass ich wirklich helfen konnte, gab mir ein gutes Gefühl – und dass die Redaktion am Ende darauf bestand, mich ins Impressum aufzunehmen, erst recht. Auch, wenn die Arbeit ganz schön zeitraubend war. Denn eigentlich gab es ja noch andere Themen, um die ich mich kümmern musste.

Mit der neuen Psychologin hatte ich bereits einen Termin ausgemacht. Den Wiedereingliederungskursus vom Arbeitsamt zu bekommen, war dagegen schon komplizierter. Mein erster Termin mit dem Sachbearbeiter war abgesagt worden, nun erreichte ich niemanden mehr. Weder per Telefon noch per E-Mail noch per Post. Zugegebenermaßen brauchte ich immer ein paar Tage, mich zum nächsten Versuch aufzuraffen, aber rein theoretisch hätte ja auch mal jemand zurückrufen können.

Zudem musste ich jede Menge »Ich bin wieder da«-Besuche bei meinen Freunden machen. Das kostete mich bei manchen immense Kraft. Denn natürlich war Agneta nicht die Einzige, die ich mit meinem Verhalten verärgert hatte. Viele waren auf Abstand gegangen, andere waren sogar ernsthaft böse auf mich. In den Klinikmonaten hatte ich mich bei kaum jemandem gemeldet. Lina beispielsweise fand das weniger lustig, was sie mir unter anderem mit vorwurfsvollen SMS gezeigt hatte.

Ich musste mir ehrlich überlegen, wie ich meine Freundschaften neu gestalten wollte, welche Möglichkeiten und Probleme ich sah, was zu leisten ich in der Lage war – und das den anderen auch mitteilen, damit die Enttäuschungen ein Ende hatten. Keine leichte Aufgabe. Also tat ich das, was ich leider meistens tat: Ich schob es vor mir her.

Immerhin: Dass ich in Hamburg bleiben würde, hatte ich inzwischen jedem erzählt, inklusive Lina. Sie war natürlich traurig gewesen, weil sie mich gern wieder in Berlin haben wollte, aber schließlich hatte sie es eingesehen. Meine Eltern hatten recht klaglos darauf reagiert, dass ich nicht zu ihnen zurückziehen würde. Ich wohnte übergangsweise bei Roland, einem langjährigen Freund. Mittelfristig wollte ich in eine WG mit Ingmar ziehen, der bisher in Paderborn gelebt hatte, aber nach seiner Entlassung aus der Klinik nach Hamburg kommen würde. Allein zu wohnen konnte ich mir derzeit nicht vorstellen, und eine WG mit einer Klinikbekanntschaft fand ich sinnvoll. Ingmar war jemand, der mich auch ohne viele Worte verstand, wenn ich mich seltsam verhielt. Wir schauten bereits sporadisch nach Wohnungen, kamen aber nicht recht voran. Wenn man die Berlin-Verhältnisse gewohnt war, nervte die Wohnungssuche in Hamburg noch viel mehr. Musste man hier erst jemanden bestechen, um erfolgreich zu sein? Zwar hatte Roland gesagt, ich könnte bei ihm wohnen, solange ich wollte – allerdings wollte ich das nicht zu sehr ausreizen, denn ich hatte den Eindruck, dass ihm meine immer noch vorhandenen depressiven Stunden zusetzten.

Von all diesen Herausforderungen und Problemen waren die Hochzeitsvorbereitungen eine perfekte Ablenkung – und produktiv noch dazu, im Vergleich zu meinen sonstigen Ablenkungsbeschäftigungen. Kein schwedischer Roman, keine zweifelhafte Männerbekanntschaft, kein YouTube-Video. Ich war definitiv auf dem Weg der Besserung.

*

Einen Tag vor Agnetas Junggesellinnenabschied klingelte mein Handy. Agnetas Nummer. Sie klang so kraftlos, dass ich erschrak. »Hi Lola, du wirst es nicht glauben – ich liege mit Fieber im Bett. Ist das nicht superpassend?«

»Ach du Scheiße! Sollen wir morgen absagen?«

Bis zur Hochzeit waren es nur noch fünf Tage, einen Alternativtermin für den Junggesellinnenabschied gab es also nicht.

»Keine Ahnung. Überlege ich auch schon die ganze Zeit. Aber eigentlich … lieber noch nicht. Ich habe mir Antibiotika verschreiben lassen und hoffe, dass sie morgen wirken. Könntest du eine SMS-Kette starten? Dass alle schon mal vorgewarnt sind? Luisa hab ich bereits Bescheid gesagt. Ich versuche, heute möglichst nur zu schlafen, und melde mich morgen früh.«

»Alles klar, machen wir so!«

Hektisch klärte ich mit Luisa, wer wen anmorsen würde. Sie hatte, wie immer, alles hervorragend geplant.

Als ich Agneta am nächsten Tag anrief, klang sie glücklicherweise schon etwas fröhlicher. »Ganz fit bin ich nicht. Aber ich würde es gern probieren. Ich trinke natürlich keinen Alkohol, und wenn ich merke, dass ich nicht mehr kann, brechen wir ab.«

»In Ordnung!«

Agneta wusste nicht, was sie erwartete, hatte aber ziemlich explizite Wünsche abgegeben, was sie nicht wollte. Kein Bauchladen, kein Bunnykostüm, keinen Wellnesstag. Außerdem hatte sie immer wieder dezent darauf hingewiesen, dass sie noch nie im Dollhouse, Hamburgs bekanntestem Stripclub, gewesen war. Da das tatsächlich für uns alle galt, war der letzte Programmpunkt auf der Liste klar, und auch alles andere hatte Luisa sich gut überlegt. Wir fingen an mit Schwarzlicht-Minigolf, einer Indoor-Variante von Minigolf, bei der die Bahnen gestaltet waren, als wäre man unter Wasser. Agneta freute sich, denn sie spielte gerne Minigolf. Sie gewann locker, obwohl ihr Kreislauf so schwach war, dass wir ihr immer einen Stuhl hinterhertragen mussten. Ich hingegen fühlte mich seltsam. Nun heiratete sie also wirklich. Das war zwar schön, denn Nils war eine verdammt gute Wahl, und ich liebte Hochzeiten. Trotzdem machte es mich ein bisschen traurig. Die Frage, ob ich auch irgendwann heiraten würde, bekam ich nicht so recht aus dem Kopf. Und die Tatsache, dass jemand anders Trauzeugin war, stimmte mich ebenfalls nicht froh. Nur die Tatsache, dass sich Luisa als derart talentiert für diesen Job erwies, beruhigte mich, wenn ich wieder mit mir haderte.

Während ich das alles überlegte, fiel mir auf, dass ich im Laufe des Tages noch kaum einen Ton gesagt hatte. Ob Agneta das bemerkt hatte? Ich wollte nicht, dass sie sich ausgerechnet heute Sorgen machte, und versuchte darum, mich stärker in die Unter-

haltung einzumischen. Zum Glück war der nächste Programmpunkt ein Partyschiff – dort musste man sich nicht unterhalten,
dort konnte man tanzen. Zunächst waren wir unsicher, ob ein
schwankendes Schiff für Agnetas Kreislauf die beste Idee war, aber
das erwies sich als unbegründet, denn sie hüpfte begeistert auf der
Tanzfläche herum. Das Schiff war ein normaler Alsterdampfer,
der im Hafen seine Kreise zog, sodass die Aussicht entsprechend
grandios war.

»Kann ich ein Foto von euch machen?«

Karla kam auf Agneta und mich zu. Wir hatten gerade besonders ausschweifend zu einem seltsamen Balkan-Popsong ge-
zappelt und mussten nun kurz Luft holen.

»Ja, klar.«

Agneta legte den Arm um mich und lächelte in die Kamera.
Eine plötzliche Freude breitete sich in mir aus. Agneta wollte
ein Foto mit mir machen. Wir waren wieder Freunde. Es blitzte.
Ob man dem Foto jetzt ansehen konnte, was für eigenartige Gedanken durch meinen Kopf schossen?

»Komm, wir gehen wieder rein, ich nehm noch 'ne Apfel-
schorle«, sagte Agneta ironisch grinsend und brach damit den
Bann. »Kann mich immer noch nicht daran gewöhnen, dass
ausgerechnet ich bei meinem Junggesellinnenabschied nüchtern
bleibe. Ich hatte eigentlich vor, mich völlig auszuknocken.«

»Wenigstens bist du sehr originell.«

»Ja, das stimmt natürlich!«

Nach drei Stunden auf dem Schiff gab Luisa das Zeichen, dass es
weiterging. »Vermutlich kannst du dir schon ein bisschen denken,
was nun kommt«, sagte sie zu Agneta. Die nickte grinsend.

»Leider hat das mit der Tischreservierung nicht geklappt ...«

»Gar kein Ding, ich schaue eh lieber anderen zu, wie sie mit den
Zähnen Geldscheine in Strings stecken müssen.«

Luisa lachte erleichtert.

»Umso besser, dann rein mit uns!«

Das Dollhouse hatte mit Erotik so viel zu tun wie die Reeperbahn mit einer Reihenhaussiedlung. Eher war es ein Industriebetrieb: überfüllt mit Junggesellenabschiedsgruppen, sowohl Frauen- als auch Männerrunden. Dazwischen Touristen. Keinen Tisch zu haben, war tatsächlich nicht schlimm, denn im Dollhouse herrschte große Hektik: »Eure Zeit ist um«, bellte eine resolute Dame und verscheuchte eine Gruppe Frauen mit rosa T-Shirts und »Germany's next Top Wife«-Aufdrucken. Dann sprühte sie alles mit Desinfektionsmitteln ab, und die nächste Gruppe durfte Platz nehmen.

Die Stripper sahen zwar alle gut aus, aber sehr künstlich. Umso spaßiger war es, dabei zuzusehen, wie sich die verschiedenen Gruppen während ihrer Privatshow genierten. Agneta hatte recht, die Bräute und Bräutigame mussten wirklich eifrig mitmachen. Meistens war das eher widerwillig der Fall. Wir zogen durch den Raum und freuten uns über die unfreiwillige Komik. Über jedem Tisch schien ein unsichtbares »Wir müssen jetzt gefälligst total lustig sein und ausflippen«-Schild zu schweben.

Irgendwann wurde allerdings Agnetas Gesicht blass.

»Ich glaub, es reicht mir. Die Luft hier ist definitiv nicht optimal, wenn man krank ist. Ich gehe nach Hause, danke euch allen. Trotz Fieber so einen tollen Junggesellinnenabschied gehabt zu haben, das kann nicht jede behaupten. Und im Gegensatz zu anderen Bräuten werde ich auch morgen noch wissen, was ich gemacht habe.«

Die meisten Mädels schlossen sich Agneta an. Ich hingegen kam gerade erst in Stimmung. Es war doch erst halb zwei!

»Luisa, kommst wenigstens du noch mit mir feiern?«

»Meinst du, das ist für Agneta okay?«

Ich überlegte kurz und tippte sie an. »Sollen wir mitkommen? Sonst würden wir noch ganz gerne eine Kiezrunde drehen.«

»Klar, macht das, ist ja ein Samstag! Solange ihr mich nach Hause lasst …«

»Bestens! Wir sehen uns spätestens Freitag, oder?«

»Ja.«

»Zur Hochzeit.«

Ich hüpfte, Agneta wirkte gelassen.

»Übrigens, falls du morgens noch jemanden brauchst, der dir hilft … ich bin gern dabei.«

»Luisa holt den Brautstrauß ab, aber ich glaube, sie muss dann noch einige andere Sachen organisieren. Wenn du magst, kannst du mir ins Kleid helfen. Da komm ich nicht alleine rein, so albern das klingt.«

»Unbedingt! Ich bin jetzt schon so aufgeregt! Wann soll ich da sein, um elf?«

»Quatsch. Zwölf reicht völlig. Um elf werde ich noch gestylt, das ist total unspannend.«

Fand ich zwar nicht, aber sie war die Braut. »Gut, dann bis spätestens Freitag um zwölf, aber wir telefonieren ja sicher noch.«

»Klar.«

Wir umarmten uns.

»Das wird die beste Hochzeit der Welt!«

Agneta lachte. Dass sie fünf Tage vor ihrer Hochzeit so ruhig war! »Klar, was denn sonst! Viel Spaß noch!«

19

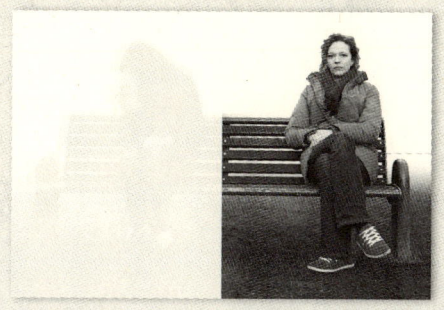

NOTHING ELSE MATTERS

Ich wachte tatsächlich um neun Uhr morgens vom Weckerklingeln auf. Damit hatte ich nicht gerechnet. Eher hätte ich gedacht, dass ich am Tag meiner Hochzeit schon um fünf Uhr aus dem Bett springen würde. Umso besser: So war ich wenigstens frisch und ausgeruht.

»Wann kommen Lola und Luisa?« Nils blinzelte mich verschlafen an.

»Lola um zwölf. Luisa holt um zehn die Blumen ab und bringt sie mir dann.«

»Und die Stylistin?«

»Um elf.«

»Na, dann haben wir ja noch Zeit.« Nils machte die Augen wieder zu.

Ich piekste ihn in die Seite. »Könntest du am Tag unserer Hochzeit zur Ausnahme mal ohne Zögern aufstehen? Ich habe keine Lust, dass heute irgendetwas hektisch wird.«

»Gleich.«

»Schatz!« Ich haute ihm ein Kissen auf den Kopf.

Nils musste lachen. »Ist ja gut, ich bin doch praktisch schon beim Zähneputzen!«

Wir machten uns fertig und setzten uns an den Frühstückstisch.

»Hast du schon realisiert, dass wir heute heiraten?«

»Nicht so richtig. Das geht wahrscheinlich los, wenn wir gestylt sind, oder?«

»Ich hoffe. Momentan begreife ich noch gar nichts. Dabei müsste Luisa schon gleich …«

Ich konnte den Satz nicht zu Ende sprechen, denn es klingelte an der Tür. Luisa stand mit einem Berg weißer und lilafarbener Callas und Orchideen davor und grinste leicht genervt. »Da hast du deinen Brautstrauß und das Gesteck für euren Tisch. Ist beides echt schön geworden, aber nicht gerade ideal, um es auf dem Fahrrad zu transportieren. Was tut man nicht alles als Trauzeugin!«

»Oh je, sorry, ich hatte es mir irgendwie kleiner vorgestellt.« Ich nahm Luisa den Blumenwald ab und trug ihn ins Wohnzimmer. »Willst du etwas trinken?«

»Danke, aber ich muss gleich weiter. Wir müssen noch ein paar Sachen organisieren, und dann muss ich mich hübsch machen.«

»Ja, dringend, sonst versaust du uns alle Fotos.« Ich grinste. »Bis später!«

Kaum war Luisa aus der Tür, klingelte die Stylistin. Sie begrüßte uns und kam dann ohne Umschweife zur Sache. »Wir brauchen einen Stuhl für Sie und etwas freien Raum, sodass ich gut drum herumlaufen kann. Ein Tischchen wäre auch von Vorteil.« Als ich mich gesetzt hatte, fing sie an, meine Haare hochzustecken. Bald hatte ich eine gefühlte Tonne Haarnadeln am Kopf.

»Sind Sie schon aufgeregt?«, fragte sie.

»Geht eigentlich.« Langsam kam ich mir komisch vor, aber richtig nervös war ich noch nicht. Vielleicht lullten mich aber auch bloß die Dämpfe des Haarsprays ein.

»Wo möchten Sie die Blumen haben? Hier links?«

»Ja, klingt gut.« Sie befestigte vier Blumen an meinem Kopf und sprühte mich weiter ein. »Gut, dann schminke ich Sie jetzt.«

Das Styling war beruhigend, fast einschläfernd. Nach einer halben Stunde hielt sie mir den Spiegel hin.

»Sind Sie zufrieden?«

»Hervorragend!« Es sah wirklich klasse aus. Auch wenn ich mich wie schon nach dem Probestyling kaum traute, den Kopf zu bewegen. Aber mit der Zeit würde ich mich schon daran gewöhnen.

Nils' Frisur war im Preis mit inbegriffen und so wurde er als Nächstes mit Haarspray eingenebelt. Es dauerte keine zwei Minuten, dann war er fertig. »Sehen Sie«, sagte die Stylistin, »darum kostet es keinen Aufpreis, den Bräutigam zu frisieren.«

»Umso besser. Vielen Dank!«

»Ich wünsche Ihnen beiden alles Gute und viel Glück!«

Die Stylistin rauschte aus der Wohnung und wenig später kam Lola. Sie hüpfte vor der Tür hin und her.

»Ihr heiratet, ihr heiratet!« schrie sie zur Begrüßung und fiel mir um den Hals.

Ich wich lachend zurück. »Achtung, die Frisur!«

»Quatsch, die muss das aushalten, dich werden heute noch ein paar Leute mehr umarmen. Seid ihr jetzt endlich mal aufgeregt?«

»Ein bisschen …«

»Ach, ihr spinnt doch! Guck mal, ich hab Sekt mitgebracht, ist das überhaupt okay, willst du schon was trinken?«

»Ein Glas zum Anstoßen kann ja nicht schaden.«

»Super!« Sie sprang in die Küche und holte drei Gläser. »Lieber stoßen wir an, bevor wir dir das Kleid anziehen, sonst kleckerst du dich schon vor dem Fotoshooting voll.«

Ich lachte.

»Auf das Brautpaar … wie das klingt!«

»Auf die Hochzeit!«

Die Gläser klirrten.

Während wir tranken, plapperte Lola unaufhörlich. »Ich freue mich schon so auf eure Gesichter, wenn ihr seht, was wir alles vorbereitet haben. Es ist so schön, dass ihr heiratet! Und das Wetter ist auch gut!«

Das war es in der Tat. In den letzten Tagen hatte es geregnet, aber heute schien die Sonne – zum Glück, denn das Fotoshooting sollte in der Hafencity stattfinden.

»Allmählich werde ich tatsächlich etwas nervös«, sagte ich lachend. »Ihr habt euch ja so viel Mühe mit den Vorbereitungen gegeben.«

»Ach nein. Und es war ja auch total lustig. Jetzt müssen wir dir aber das Kleid anziehen.«

Wir gingen ins Wohnzimmer und Lola half mir in mein Brautkleid. Als ich den Reißverschluss zugemacht hatte und alles saß, hatte sie Tränen in den Augen. »Wow, du siehst … echt aus wie 'ne Braut!«

Ich lachte etwas verlegen.

»Darf Nils jetzt reinkommen?«, fragte sie.

»Ja, länger kann ichs eh nicht vor ihm geheim halten.«

Lola holte Nils, der zwar nicht ganz so gerührt, dafür aber umso begeisterter reagierte: »Ich habe definitiv die heißeste Braut aller Zeiten!« Er küsste mich und wollte gar nicht mehr aufhören, bis ich ihn grinsend an meinen Lippenstift erinnerte. Nils hatte sich in der Zwischenzeit seinen Anzug angezogen, und der stand ihm ebenfalls außerordentlich gut.

»Und ich habe den heißesten Bräutigam! Lass uns mal das Taxi rufen.«

Ich griff zum Telefon und setzte mich – das allerdings war gar keine gute Idee, wie mir während des Telefonats auffiel.

»Leute, mir wird gerade ganz anders.«

Beide schauten mich besorgt an.

»Ich weiß nicht, wie ich es sagen soll …« Ich wurde rot. »Ich merke gerade, dass ich zu blöd war, das Kleid auch mal im Sitzen anzuprobieren. Das ist überhaupt nicht elastisch … und ich kriege keine Luft. Clever, was?« Ich probierte ein Lachen, auch wenn ich nun doch leicht panisch wurde. Würde ich jetzt den ganzen Tag nichts essen können? Ich hatte einen schwachen Kreislauf, und wenn ich lange nichts aß, lief ich Gefahr, ohnmächtig zu werden – darauf hatte ich an meinem Hochzeitstag wirklich keine Lust.

»Dann such dir erst einmal einen entspannteren Ort zum Sitzen«, sagte Lola. »Oder sollen wir dir das Kleid wieder ausziehen?«

»Ausziehen auf keinen Fall, ich muss mich dran gewöhnen. So muss das früher Frauen im Korsett gegangen sein, bloß noch viel schlimmer …«

Ich ging ins Badezimmer und versuchte, mich zu beruhigen. Der Blick in den Spiegel half dabei allerdings nicht wirklich, denn eine der Blumen löste sich bereits aus meinen Haaren. Ich versuchte, sie neu festzustecken – mit dem Ergebnis, das sich eine große Beule in meiner Frisur bildete. Hektisch fingerte ich an den Haarnadeln rum, doch dadurch wurde es immer schlimmer.

»Soll ich mal versuchen?« Lola stand im Türrahmen.

»Neeein!«, kreischte ich und fuchtelte mit den Armen. Halb erschrocken, halb belustigt zog Lola ab.

Ich schloss für ein paar Sekunden die Augen und versuchte dann erneut, die Blume festzustecken, diesmal mit Erfolg. Langsam beruhigte ich mich wieder. Jetzt bekam ich auch besser Luft. Vermutlich musste ich mich generell ein bisschen entspannen. Die Sonne schien, bisher lief alles bestens, wir sahen hervorragend aus, die Hochzeit würde super werden. Und ein hysterischer Anfall gehörte doch zu einer echten Braut dazu. Schließlich musste ich über mich selbst grinsen und kehrte zu Nils und Lola zurück.

»Gut, ich habe mich wieder eingekriegt. Sorry.«

Während Lola nach Hause fuhr, um sich umzuziehen, nahmen Nils und ich ein Taxi in die Hafencity. Die Fotografin wartete schon auf uns. Als wir an der gegenüberliegenden Straßenseite standen und auf den richtigen Moment zum Überqueren warteten, lachte sie und rief: »Macht euch keine Gedanken, geht einfach rüber. Ihr werdet sehen, heute hält jedes Auto für euch an.«

Das war tatsächlich so. Wildfremde Menschen lächelten freundlich oder gratulierten sogar. Ein tolles Gefühl. Langsam wurde es ein besonderer Tag.

Nach einer Stunde Fotoshooting fuhr die Fotografin uns zu unserer Party-Location, einem hübschen kleinen Restaurant in einem weißen Altbaugebäude mit Balkon und Terrasse. Wir hatten es den ganzen Tag exklusiv gebucht. Unsere Trauzeugen waren bereits da, nach und nach kamen auch die anderen Gäste. Wir begrüßten sie und wurden dabei immer aufgeregter. Gleich würden wir wirklich Ja sagen.

Als endlich alle da waren, gingen wir ins Trauzimmer. Lola stellte die Musik an. *Für immer und Dich* von Jan Delay hatten wir uns gewünscht. Es war zwar eine standesamtliche Trauung, aber individuell wollten wir es trotzdem haben.

Ich sing für dich, und ich schrei für dich
Ich brenne und ich schnei für dich
Und ich vergesse mich und erinner mich
Und das nur für dich
Für immer und dich

Auf einmal fühlte ich mich total feierlich. Ich nahm die anderen Gäste nicht mehr wahr, hörte nur noch die Standesbeamtin. Sie war ganz jung und sehr engagiert. Als Überraschung hatte sie nach unserem Vorgespräch ein Gedicht über unsere Beziehung geschrieben, das sie jetzt vortrug. Es war zwar ein bisschen holperig, aber trotzdem wunderschön.

Dann folgte der Ringtausch. Als mir die entscheidende Frage gestellt wurde, kamen mir fast die Tränen. Nils hatte offenbar ebenfalls einen Kloß im Hals – denn bei der an ihn gerichteten Frage bekam er nur ein Krächzen heraus. Alle mussten lauthals lachen, sogar die Standesbeamtin. Beim zweiten Versuch brachte er dann doch ein deutliches »Ja« zustande und wir waren verheiratet.

Auf einmal fiel alle Anspannung von mir ab. Jetzt war ich mir sicher: Der Rest des Abends würde eine hervorragende Party werden. Wir stießen mit den nicht enden wollenden Reihen von Gratulanten an und machten Unmengen von Fotos. Was für ein wundervoller Tag!

Als wir nach der Fotosession die Gäste ins Restaurant baten, bestellte Luisa uns zum Geschenketisch. Gemeinsam mit Lola und den anderen Redakteuren übergab sie uns die Hochzeitszeitung. »Mit herzlichen Glückwünschen von der Redaktion. Viel Spaß damit!«

Wir waren sprachlos. Luisa war wirklich die beste Trauzeugin der Welt! Wir fingen sofort an, in der Zeitung zu blättern, und ich schämte mich fast ein bisschen, denn ich hatte auch schon einmal eine Hochzeitszeitung gemacht, die aber wesentlich schmaler ausgefallen war. Zugegebenermaßen war ich allein gewesen, während Luisa ein ganzes Team um sich hatte. Wie viel sie alle gearbeitet haben mussten! Lola offenbar ebenfalls – sie stand nicht nur im Impressum, sondern hatte auch einen rührenden Text geschrieben. Ich wäre ihr am liebsten sofort um den Hals gefallen.

Mit der Zeitung endete es noch lange nicht. Ein Hochzeitsbild hier, ein Lied da, eine Rede dort – wir konnten gar nicht fassen, wie viel Mühe sich alle gegeben hatten. Als wir dachten, das Programm wäre durch, sang Lola tatsächlich noch *Nothing else matters* von Metallica für uns. Ganz alleine. Unseren Song. Sie musste vorher vor Aufregung fast gestorben sein. Bühnen waren eigentlich überhaupt nicht ihr Ding, auch wenn sie eine schöne Stimme hatte. Mit so einem Auftritt hatte ich beim besten Willen nicht gerechnet, wo sie doch schon so viel für die Zeitung gemacht hatte. Wie war das möglich gewesen, in der kurzen Zeit? Lola war ja vor nicht einmal einem Monat aus der Klinik entlassen worden. Ich war wirklich gerührt, ich schaute ihr zu und hatte zum ersten Mal seit einem Jahr das Gefühl, dass nichts mehr zwischen uns stand. Dies war endlich das Zeichen, auf das ich gewartet hatte. Sie bewies mir, dass sie wieder in der Lage war, für mich da zu sein.

Irgendwann fingen wir an zu tanzen. Ich hatte den Eindruck, dass Lola ein Auge auf David, einen Freund von Nils, geworfen hatte – was sich zwei Stunden später bestätigte, als sie zu mir kam und mit mir anstieß.

»Deine Hochzeit ist der Hammer.«

»Danke!«

»Ich bin betrunken.«

»Ich auch, gehört sich doch so, oder?«

»David ist wirklich ein Netter.«

»Das finde ich auch.«

Ich grinste sie an, wir tanzten weiter – und alle mit uns. Nils und ich warfen uns über die Gäste hinweg einen Kuss zu. Hervorragende Party!

Um fünf Uhr morgens, als die meisten Gäste dabei waren, sich zu verabschieden, tauchte Lola auf einmal neben mir auf. Weinend.

»Was ist passiert?«, fragte ich verwirrt.

»Ach, Männer.«

»David?«

»Nicht wirklich – eher Männer im Allgemeinen. Keine Ahnung. Ich hau lieber schnell ab, will dir nicht die Laune verderben.«

Sie umarmte mich kurz und war weg. Ich seufzte. Auch wenn es zwischen uns nun wieder normal wurde, war Lola noch längst nicht stabil.

Langsam packten wir ebenfalls unsere Sachen zusammen und machten uns auf den Weg. Die Geschenke würden wir am nächsten Tag mit dem Auto holen. Nun wollten wir nur noch ins Bett. Arm in Arm humpelten wir nach Hause, während es draußen hell wurde. Der Weg war nicht weit, aber meine Füße taten doch ziemlich weh. Ich war es nicht gewohnt, auf hochhackigen Schuhen zu feiern. Schließlich lief ich barfuß.

Gerade, als Nils mich über die Türschwelle trug und wir ins Bett fallen wollten, klingelte mein Handy. Es war Lola.

»Verdammt noch mal«, motzte sie ins Telefon. »Männer sind alle Idioten, außer Nils. Der nicht. Wie hast du es nur geschafft, den zu finden?«

»Pures Glück! Ist irgendwas passiert?«

»Nee. Ich wollte dich nur darauf hinweisen. Aber ich will euch auch gar nicht von eurer Hochzeitsnacht abhalten. Seid ihr schon im Bett?«

»Nein, aber gleich.«

»Alles klar, ich leg schon auf. Aber Männer sind echt Spacken.«

»Info ist angekommen. Geh du mal lieber ins Bett.«

»Gute Idee.«

Wir beendeten das Telefonat und ich ging ins Schlafzimmer zu Nils, der unser Gespräch mit angehört hatte. »Die Frau hat wirklich einen ganz schönen Knall, oder?«, sagte er.

»Ja«, antwortete ich. So bescheuert der Anruf war: Ich freute mich kolossal darüber. Glücklich lächelte ich Nils an. »Aber sie ist zurück aus ihrer Parallelwelt. Und sie hat recht: Ich hab wirklich den tollsten Mann der Welt.«

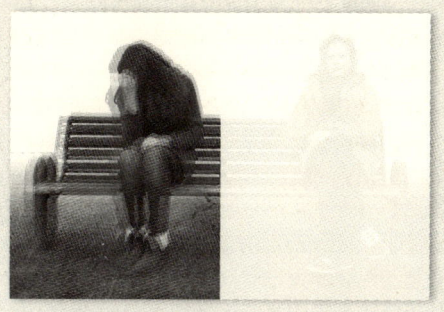

20

WIEDER DA

Das Lied! Wenn Agneta und Nils ins Trauzimmer kamen, sollte ich *Für immer und Dich* von Jan Delay für sie anmachen. Darum hatte mich Luisa gebeten. Sie hatte mir ihren iPod gegeben und den Knopf gezeigt, den ich drücken sollte. Sie selbst konnte sich nicht um die Musik kümmern, sie saß ja neben der Standesbeamtin. Wo man eben sitzt als Trauzeugin.

Ich war dankbar, dass mir Luisa diese wichtige Aufgabe gegeben hatte. Gleichzeitig war ich dermaßen nervös, dass ich ernsthaft fürchtete, den falschen Knopf zu drücken und am Ende ein falsches Lied abzuspielen. Was war noch auf dem iPod? Mehr Lieder von Jan Delay? Was, wenn ich aus Versehen *Wir machen das klar* anstellte oder, noch schlimmer, einen traurigen Song? *Im Arsch* zum Beispiel passte nun wirklich nicht zu einer Hochzeit. Verzweifelt versuchte ich, meine Gedanken in den Griff zu kriegen. Dass mein Kopf immer gleich heiß laufen musste! So schwierig war das doch nicht, ein iPod war keine Hightech-Anlage. Trotzdem ... Ich stupste Nadja an, die mit mir zusammen am Fenster saß. »Hier muss ich drücken, oder?«

Nadja sah mich an, als wäre ich minderbemittelt. »Lola, das ist ein iPod. Du musst nur auf ›Play‹ drücken.«

Ich schämte mich. »Weiß ich ja eigentlich auch. Ich hab einfach Schiss, dass ich etwas falsch mache.«

Nun grinste sie mich aufmunternd an. »Du kriegst das hin. Ich bin ganz sicher.«

Wir verstummten, denn in diesem Moment kamen Agneta und Nils herein. Ich war so ergriffen, dass ich bereits jetzt Tränen in den Augen hatte. Schnell drückte ich auf »Play«. Einen kurzen Moment hatte ich Panik, dass ich etwas falsch gemacht haben könnte, aber dann setzte das Orgel-Intro des Songs ein.

Ich beruhigte mich ein wenig und sah nach vorn. Das Brautpaar – wie schön dieser Begriff klang – nahm vorne Platz und die Standesbeamtin begrüßte alle. Als die Namen der Trauzeugen verlesen wurden, musste ich schlucken. Mein Job. Das wäre mein Job gewesen, verdammt noch mal! Nun saß ich hier hinten zwischen den anderen Gästen. Dabei kannte ich Agneta viel besser. Und ich hatte definitiv das schönere Kleid an!

Aber dieser Anfall von Eifersucht ging schnell vorbei, als die Standesbeamtin weitersprach. Luisa hatte sich als dermaßen würdige Trauzeugin erwiesen, dass ich ihr nicht böse sein konnte. Außerdem war der Moment sowieso zu bewegend.

Beim Ringtausch sahen Nadja und ich uns an. Sie hatte ebenfalls Tränen in den Augen. Gerade deswegen mussten wir lachen, als Nils sein »Ja« nicht so recht herausbekam.

Und dann waren Agneta und Nils verheiratet. Das Paar, das mich immer noch an die wahre Liebe glauben ließ, hatte Ja gesagt. Das konnte nur ein gutes Zeichen sein, auch für mich.

Ich reihte mich in die Schlange der Gratulanten ein und umarmte die beiden so fest ich konnte. Wir stießen mit Champagner auf das Eheleben an und machten Fotos in allen möglichen Konstellationen. Nur ein Zweierfoto von mir und Agneta kam nicht zustande. Keiner von uns beiden fragte danach und die Fotografin ebenso wenig. Ganz so weit waren wir wohl doch noch nicht.

Trotzdem: Je weiter der Tag voranschritt, desto besser ging es mir. Als sich Agneta über die Hochzeitszeitung freute. Als ich sah, dass sie meinen Namen im Impressum entdeckt hatte. Als die beiden lauthals ihren Song *Nothing else matters* mitsangen. Vor meinem Auftritt hätte ich vor lauter Nervosität beinahe einen Herzinfarkt gehabt, aber als ich auf der Bühne stand, fühlte ich mich auf einmal wohl. War das meine histrionische Persönlichkeitsstörung? Egal, Hauptsache, das Lied gefiel dem Brautpaar.

Mir hingegen gefiel David, worüber ich selbst ein bisschen erstaunt war. Schließlich trafen wir uns nicht zum ersten Mal und eigentlich hatte es zwischen uns bislang immer rein freundschaftliche Schwingungen gegeben. Doch heute war es anders – vielleicht lag es an der allgemeinen »Love is in the air«-Atmosphäre. David saß neben mir, zwei Tische von Agneta entfernt. Ein bisschen wurmte es mich, dass ich nicht zu der Gruppe am Brauttisch gehörte, aber mit welcher Begründung hätte ich dort auch sitzen sollen? Als Beinahe-Trauzeugin?

Um den Gedanken abzuschütteln, stieß ich mit David an. »Auf Agneta und Nils!«

»Prost!«

»Großartige Feier, oder?«

»Genial!«

Mit David konnte man wunderbar quatschen. Wir unterhielten uns über die anderen Gäste und das Essen und langsam hatte ich das Gefühl, dass auch er mich gut fand. Ob es für Agneta in Ordnung war, wenn ich einen ihrer Hochzeitsgäste entführte?

Kurze Zeit später stieß ich mit ihr an. »David ist echt ein Netter.«

»Das finde ich auch.« Agneta grinste vielsagend. Natürlich war es in Ordnung für sie, entspannt, wie sie war. Ich sah sie ergriffen an. »Es wird wieder, oder?«

»Ja, Lola. Wir kriegen das hin.«

Ich umarmte sie und wir hielten uns fest. Es war ein wunderbares Gefühl.

»Ich hab dich total lieb.«

»Ich dich auch. Lola, du hast das alles großartig gemacht. Ich bin total glücklich.«

Ich sah sie ein bisschen unsicher an. »Meinst du das wirklich so?«

»Ja. Und wie.«

Sie umarmte mich erneut. Ich fühlte mich auf einmal ganz leicht. Schnell trank ich meinen letzten Rest Bier aus und ging David suchen. Der war an der Bar und holte gerade einen neuen Drink. Als er mich sah, bestellte er ein Getränk für mich dazu.

»Hast du Lust, kurz mal mit mir an die frische Luft zu gehen? Mir ist gerade dermaßen heiß.«

»Gern, mir auch.«

Mit den Bechern in der Hand gingen wir auf die Terrasse. Die Nacht war immer noch recht warm. Wir unterhielten uns über Davids für den Sommer geplanten Urlaub in Asien, was mir allerdings mit der Zeit auf die Nerven ging. Das Thema war mir nicht flirty genug. Während ich noch überlegte, wie ich eine elegante Überleitung hinbekommen könnte, wechselte er selbst das Thema. »Mariko hat mir schon viele gute Tipps für den Urlaub gegeben.«

»Mariko?«

»Ja, das ist eine Japanerin, die ich vor drei Wochen kennengelernt habe.« Er grinste jetzt breit. »Supersüßes Mädel.«

Ich starrte ihn an – und fühlte mich auf einmal total alleine. Jeder hatte jemanden, nur ich nicht. Und das ausgerechnet auf einer Hochzeit! Über diesen Gedanken fing ich an zu weinen.

David schaute mich entsetzt an. »Hab ich was Falsches gesagt?« Hilflos streichelte er meine Schulter. Dabei wirkte er dermaßen überfordert, dass ich schon fast wieder lachen musste.

»Nein, ist schon okay, das hat nichts mit dir zu tun. Ich würde einfach auch gern jemanden kennenlernen, der mich gut findet.«

»Du triffst schon noch jemanden.«

»Ja ja.«

»Du bist so eine tolle Frau!«

Ich seufzte. Immer die gleichen Floskeln. Dabei konnten die Leute nicht einmal etwas dafür – was sollten sie auch sagen? Sie konnten mir ja schlecht einen Mann backen.

»Ich hab einfach zu viel getrunken. Vergiss es, alles klar? Das hier hat nicht stattgefunden.«

»In Ordnung.« David sah immer noch etwas überfordert aus, aber nun mischte sich Erleichterung in seinen Gesichtsausdruck. »Du bist nicht irgendwie böse auf mich?«

»Nein. Du kannst nichts dafür ... ich geh lieber.«

Ich eilte ins Restaurant und holte meine Tasche. Bloß weg. Meine Gedanken fingen schon wieder an, sich im Kreis zu drehen, so war ich auf keinen Fall partytauglich. Ich wollte Agneta und Nils nicht die Stimmung kaputtmachen. Dies war ihr Tag, alles andere war unwichtig. Eilig verabschiedete ich mich von den beiden und verließ das Gebäude. Agneta merkte, dass ich geweint hatte, aber das konnte ich jetzt nicht ändern. João, Michaels Verhalten in der Klinik und Davids Verknalltheit in die Japanerin wurden zu einem diffusen Brei in meinem Kopf. Kein Mann wollte mich haben. Küssen ja, eine kleine Romanze ja, aber dauerhaft haben wollte mich niemand. Ich versuchte mir einzureden, dass mich solche Männer dann eben nicht verdient hatten, aber es gelang mir nicht. Wo war bloß die Zeit hin, in der ich jeden Mann haben konnte? Wieso funktionierte das nicht mehr? Lag es an meiner Ausstrahlung, an meinem Selbstbewusstsein? Ganz nach dem Motto: »Wenn ich dran glaube, dann klappt es, aber wenn nicht, dann nicht?« Ich wusste es nicht.

Als ich im Bett lag, konnte ich lange nicht einschlafen. Mir gelang es zwar schnell, David und Michael aus meinem Kopf zu verbannen, aber João spukte in meinen Gedanken herum. Wann ich wohl endlich über ihn hinweg sein würde ... Manchmal hatte ich das Gefühl, ich hätte ihn schon fast vergessen, aber in Situationen wie dieser kam er immer wieder zurück. Kamen die Erinnerungen an San Francisco zurück. Und daran, wie wir gescheitert waren.

Doch nach und nach mischten sich auch gute Gedanken in das Chaos in meinem Kopf. Ich hatte Agneta wieder. Sie hatte mir verziehen. Ich war zu ihrer Hochzeit gekommen und für sie da gewesen. Vielleicht würde doch noch alles gut werden.

Schließlich tat der schlaffördernde Wirkstoff in meinem Antidepressivum seinen Dienst und mir fielen die Augen zu.

Am folgenden Tag reisten Agneta und Nils für eine Woche nach Barcelona. Obwohl ich mich für die beiden freute, war ich auch ein bisschen unglücklich darüber, denn ich hätte ihre Unterstützung beim Kampf mit der Arbeitsamtsbürokratie sehr gut gebrauchen können. So musste ich mich schon wieder um mehrere Baustellen gleichzeitig kümmern: Zwar bekam ich nun regelmäßig mein Hartz IV bezahlt, was ein Fortschritt im Vergleich zum Winter war, aber der kleine Zuschlag, den ich aufgrund meiner Diagnose bekommen sollte, verursachte ganze Berge an Papierkram.

Noch wichtiger als der Zuschlag war mir aber der Reha-Kurs, den ich belegen sollte. Laut Infoflyer würde er mir dabei helfen, langsam in die Arbeitswelt hineinzufinden. Dazu gehörten beispielsweise konkrete Hilfestellungen bei Bewerbungsschreiben oder ein Trainingscamp für Vorstellungsgespräche. Die Genehmigung zu bekommen war allerdings ein schwieriges Unterfangen. Die Ärzte in der Klinik hatten mir zwar einen Termin beim Arbeitsamt verschafft und in meinem Attest ausdrücklich geschrieben, dass sie den Reha-Kurs empfahlen. Das musste doch eigentlich reichen! Ich wollte ja arbeiten, unbedingt sogar. Nicht nur, weil ich mit Hartz IV keine großen Sprünge machen konnte, sondern viel mehr noch, weil ich wusste, dass es mich stabilisieren würde. So war es während meines Studiums gewesen, ebenso während der Schulzeit. Wenn ich einen ausgefüllten Tag hatte, kam ich morgens aus dem Bett, war abends müde und konnte besser schlafen. Außerdem war es gut für mein Selbstbewusstsein. Kurz: Ich brauchte auf Dauer dringend einen Job, aber noch war ich einfach nicht bereit für die Belastung. Dieser Reha-Kurs war also genau das Richtige.

Doch das Arbeitsamt hatte bereits ein paar Mal den dafür notwendigen Gesprächstermin verschoben, dann kam ein neuer Sachbearbeiter, der noch mehr Formulare ausgefüllt bekommen wollte. Außerdem forderte er eine psychologische Untersuchung, die bestätigte, dass ich wirklich nicht arbeitsfähig war. Ich versuchte, nachsichtig zu sein. Die Kurse kosteten Geld und wurden vom Staat gefördert, natürlich sollten die Plätze nicht wahllos vergeben werden. Aber wieso mein Attest aus einer psychosomatischen Klinik nicht genug Aussagekraft hatte, blieb mir schleierhaft. Zwei- oder dreimal war ich drauf und dran, Agneta anzurufen. Aber ich ließ es. Sie sollte ihre Flitterwochen genießen.

Sofort als Agneta aus dem Urlaub zurück war, schrieb sie mir eine SMS. Ich war gerade erst aufgestanden und auf dem Weg ins Bad, als mein Handy piepte.

Barcelona ist wirklich die geilste Stadt außer Hamburg! Wie siehts bei dir aus? Was machst du am Wochenende, wollen wir feiern gehen?

Auf jeden Fall, ich muss mich vom Arbeitsamt ablenken. Samstag?

Die SMS machte mir sofort bessere Laune. Wir würden feiern gehen. Es würde alles wieder normal werden. Nach einer langen Dusche ging ich in die Küche und machte mir Frühstück, als plötzlich mein Handy klingelte. Ich blickte aufs Display: meine Mutter.

»Lola, gut, dass ich dich erreiche.« Irgendetwas schien ganz und gar nicht zu stimmen. »Oma hat eine Lebensmittelvergiftung. Sie musste ins Krankenhaus eingeliefert werden.«

Sofort war ich hellwach. »Ach du Scheiße! Wie schlimm ist es?«

»Man weiß es noch nicht.« Jetzt weinte meine Mutter. »Sie war bewusstlos, als der Krankenwagen eintraf.«

Ich war völlig geschockt. »Wo liegt sie denn?«

»Im Heidberg-Krankenhaus.«

»Okay, ich komme.«

Ich riss ein paar Klamotten aus dem Schrank und überlegte fieberhaft, was ich über Lebensmittelvergiftungen wusste. Leider war das so gut wie nichts. Ich machte mir ernsthaft Sorgen um meine Oma. Als ich klein gewesen war, hatte sie immer auf mich aufgepasst, wenn meine Mutter arbeiten musste. Daher stand sie mir sehr nahe. Sie war eigentlich noch sehr fit für ihr Alter, ich hatte überhaupt nicht auf dem Schirm gehabt, dass ihr etwas Ernstes passieren könnte.

Wie schlimm war eine Lebensmittelvergiftung bei alten Menschen? Ich war völlig überfordert. Der einzige klare Gedanke, der mir blieb: Agneta anrufen. Ihre Eltern waren Apotheker, daher wusste sie besser über Krankheiten Bescheid als ich. Eine Sekunde zögerte ich. Sie war auf der Arbeit, würde das nicht stören? Und: Durfte ich das jetzt wieder machen, sie in Notfällen anrufen? Aber lange musste ich nicht überlegen. Ich schnappte mir mein Handy, meine Tasche und den Schlüssel, stürzte aus der Tür und wählte ihre Nummer.

»Agneta, hast du ganz kurz Zeit?«

»Was ist passiert?« Offenbar hörte man mir den Schrecken an.

»Ich bin gerade auf dem Weg ins Krankenhaus. Meine Oma hat eine Lebensmittelvergiftung.«

»Wie geht es ihr?«

»Ich weiß nicht genau. Sie war ohnmächtig. Wie schlimm ist das? Wird sie sterben?« Ich merkte, wie ich hysterisch wurde.

»Stopp.« Agnetas Stimme war ruhig und bestimmt. »Deine Oma ist gesund und fit, die stirbt nicht an einer Lebensmittelvergiftung. Womöglich war sie nur bewusstlos, weil sie dehydriert ist. Wenn man ihr etwas Flüssigkeit zugeführt hat, ist sie vielleicht schon wieder wach.«

Das half. Mein Kopf wurde etwas klarer – so klar immerhin, dass ich merkte, dass ich mir gar keine Gedanken darüber gemacht hatte, wie ich in die Klinik kommen sollte.

»Hast du eine Idee, wie viel ein Taxi von hier zum Heidberg-Krankenhaus kostet?«

»Nicht unter vierzig Euro, fürchte ich.«

»Und … kennst du eine Taxinummer? Ich rufe ja nie Taxis.«

»211 211. Lola, mach dich nicht verrückt. Es geht ihr bestimmt schon wieder besser.«

»Okay. Danke.«

»Kein Problem. Meld dich, wenn du mehr weißt.«

Ich legte auf und fuhr schnellstmöglich in die Klinik. Am Eingang kam mir meine Mutter entgegen. An ihrem Gesicht konnte ich ablesen, dass sie gute Nachrichten hatte. »Oma ist aufgewacht. Sie macht schon wieder Witze. Es ist alles nicht so dramatisch, wie es im ersten Moment wirkte.«

Ich umarmte meine Mutter erleichtert. »Puh, jetzt brauche ich erst einmal eine Zigarette.«

Da man im Krankenhaus nicht rauchen durfte, ging ich nach draußen. Vor der Notaufnahme schrieb ich Agneta eine SMS.

Meine Oma wird wieder gesund. Vielen Dank für vorhin!

Nach Abschicken der SMS steckte ich das Handy in die Tasche und war auf einmal fast glücklich. Vor lauter Schreck über den Zustand meiner Oma hatte ich Agneta einfach angerufen, genau wie früher. Und sie hatte mir geholfen. Es stand nichts mehr zwischen uns.

Mein Handy piepte.

Falls du nachher einen beruhigenden Gesprächspartner brauchst: Ich habe ab acht Uhr Zeit.

Das nehme ich doch glatt in Anspruch, bis heute Abend!

Ein paar Stunden später klingelte ich bei Agneta. Sie öffnete die Tür und sah mich prüfend an, dann lächelte sie und umarmte mich. »Du siehst schon wieder viel besser aus, als du dich vorhin angehört hast.«

»Ja, ist wirklich nicht so schlimm. Oma ist Gott sei Dank robust. Was für ein Schreck am Morgen das war!«

»Komm erst mal rein. Willst du was trinken?«

»Gern. Hast du vielleicht ein Brot für mich? Ich habe den ganzen Tag nichts gegessen.«

»Na klar. Ich habe Käse und Kräuteraufstrich. Bedien dich!«

Wir setzten uns in die Küche und ich schmierte mir ein Brot.

»Ich war schon bei ihr im Zimmer«, erzählte ich. »Sie hat Scherze über ihren Bettnachbarn gemacht, so schlecht kann es ihr also nicht gehen. Und dass sie jetzt eine Weile nur bestimmte Sachen essen kann, nimmt sie auch mit Humor. Sie sagt, sie wiegt ohnehin zu viel.«

»Na, das klingt doch gut. Wann wird sie entlassen?«

»Ist noch nicht ganz klar, vermutlich in einer Woche.«

Agneta stellte mir ein Bier hin, und ich nahm einen Schluck. Dann sagte ich: » Genug über Krankheiten geredet. Wie war eure Reise?«

»Großartig! Ich liebe Barcelona so sehr. Dieses Mal hat es noch viel mehr Spaß gemacht.« Agneta war schon einmal als Studentin in Barcelona gewesen. »Ich gebe zu, wenn man ein bisschen Geld hat und sich entsprechend auch Restaurants und Tickets für die ganzen Sehenswürdigkeiten leisten kann, dann ist es netter. Willst du Fotos sehen?«

»Na klar!«

Agneta startete ihren Laptop. Mit jedem Foto wurde mein Fernweh größer. »Ich will auch reisen«, sagte ich. »Sofort. Ich brauche dringend Geld. Diese Jobsache muss jetzt losgehen.«

»Eins nach dem anderen. Du hast schon so viel erreicht, überleg mal.«

»Findest du?« Ich sah sie zweifelnd an.

»Ja. Du bist bereits mit dem Arbeitsamt in Kontakt. Dafür, dass die so trödeln, kannst du ja nichts. Du warst schon bei deiner neuen Therapeutin. Du hast mit vielen deiner Freunde geredet. Und hey, du hast eine hervorragende neue Frisur!«

Wir lachten.

»Grüne Strähnchen sind schon ein großer Erfolg, was?«

»Im Ernst. Setz dich jetzt bloß nicht zu sehr unter Druck. Du weißt doch: erreichbare Ziele.«

»Hast ja recht.«

Ich schaute auf die Uhr. »Ich muss mal los, ich wollte heute unbedingt noch die Wohnung sauber machen.«

»Na dann will ich dich natürlich nicht aufhalten. Wir sehen uns schließlich schon Samstag wieder.«

»Genau. Samstag gehen wir feiern. Wollen wir schon eine Uhrzeit festlegen oder sollen wir noch mal telefonieren?«

»Lass uns lieber kurz telefonieren. Ich bin bei meiner Familie zu Besuch und weiß noch nicht, wie lange das dauern wird.«

»Okay. Rufst du mich an?«

Agneta lächelte. »Ja. Das geht jetzt ja wieder. Du gehst an dein Handy.«

Ich lächelte ebenfalls. »Zwar nicht immer, aber wenn nicht, dann rufe ich zurück.«

Agneta umarmte mich. »Du bist wieder da, Lola!«

»Ja. Ich bin wieder da.«

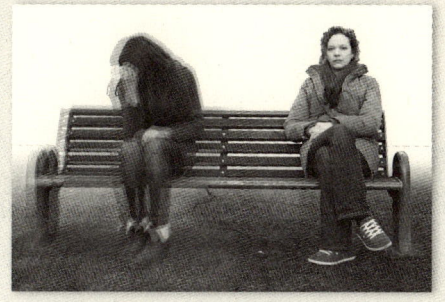

DANKSAGUNG

Mein Dank geht in allererster Linie an Nils und Markus, die beiden besten Korrekturleser und Berater der Welt. Ohne sie wäre das Buch nicht geworden, was es ist.

Danke außerdem an den Schwarzkopf & Schwarzkopf-Verlag und sein ebenso nettes wie konstruktives Team, insbesondere meine Lektorin Caro, sowie an meinen Agenten Carsten Wittmaack, der das Projekt mit angestoßen hat.

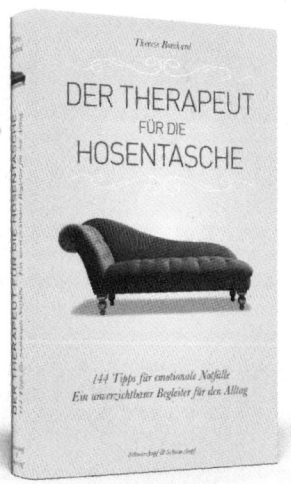

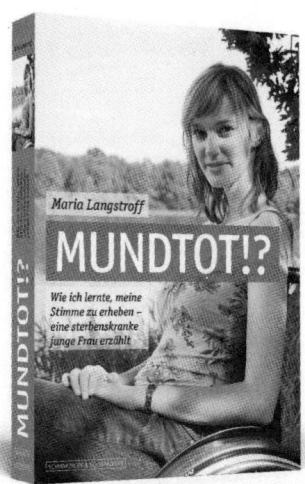

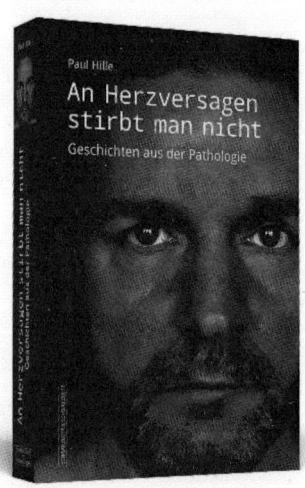

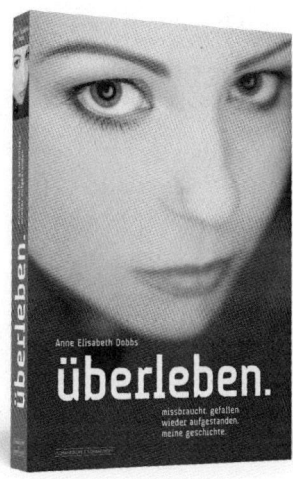

DIE AUTORIN

Agneta Melzer wurde 1982 in Hamburg geboren. Sie studierte Kulturwissenschaften in Lüneburg und arbeitete parallel in Elmshorn als freie Journalistin. Heute ist sie Redakteurin und lebt mit ihrem Mann in Hamburg. Von der psychischen Erkrankung ihrer besten Freundin weiß sie schon seit Jahren – die Probleme, die das mit sich bringen kann, sind hingegen immer wieder neu für sie.

Agneta Melzer
BORDERLINE – EIN JAHR MIT OHNE LOLA
Die Geschichte einer besonderen Freundschaft

ISBN 978-3-86265-167-2
© Schwarzkopf & Schwarzkopf Verlag GmbH, Berlin 2012
Alle Rechte vorbehalten. Dieses Werk ist urheberrechtlich geschützt.
Jede Verwendung, die über den Rahmen des Zitatrechtes bei korrekter
und vollständiger Quellenangabe hinausgeht, ist honorarpflichtig und
bedarf der schriftlichen Genehmigung des Verlages.
Lektorat: Carolin Stanneck
Coverfoto: Stefanie Heider

KATALOG
Wir senden Ihnen gern kostenlos unseren Katalog.
Schwarzkopf & Schwarzkopf Verlag GmbH
Kastanienallee 32, 10435 Berlin
Telefon: 030 – 44 33 63 00
Fax: 030 – 44 33 63 044

INTERNET | E-MAIL
www.schwarzkopf-schwarzkopf.de
info@schwarzkopf-schwarzkopf.de